Être végétarien
POUR
LES NULS

Être végétarien POUR LES NULS

Suzanne Havala Hobbs
Alcyone Wemaëre

FIRST Editions

Être végétarien pour les Nuls

Éditions First, un département d'Édi8
12, avenue d'Italie
75013 Paris – France
Tél. : 01 44 16 09 00
Fax : 01 44 16 09 01
Courriel : firstinfo@editionsfirst.fr
Site internet : www.pourlesnuls.fr

ISBN : 978-2-7540-6483-5
Dépôt légal : juillet 2015

Imprimé en Italie par «La Tipografica Varese Srl» Varese
Direction éditoriale : Aurélie Starckmann
Préparation de copie : Christine Cameau
Relecture et correction : Émeline Bénéteau-Guibert
Couverture et mise en page : KN Conception
Production : Emmanuelle Clément

À propos des auteurs

Suzanne Havala Hobbs est une experte américaine, reconnue internationalement, des questions d'alimentation et de nutrition.

Diététicienne diplômée d'État et membre honoraire de l'Association américaine de diététique, elle enseigne et fait de la recherche à la Gillings School of Global Public Health (GSGPH) de l'université de Chapel Hill en Caroline du Nord – l'une des trois plus grandes écoles américaines de santé publique avec Harvard et John Hopkins Bloomberg et l'équivalent, en France, de l'École des hautes études en santé publique (EHESP).

Végétarienne à tendance végane depuis l'âge de 16 ans, elle a écrit plus d'une dizaine d'ouvrages sur le végétarisme et la nutrition (tels que *Vegetarian Cooking for Dummies*, *Living Vegan for Dummies* ou encore *Living Dairy-free for Dummies*, la version américaine de la collection « Pour les Nuls »).

Membre du comité de rédaction du *Vegetarian Times*, elle écrit régulièrement pour ce magazine et pour d'autres titres de presse. Elle a notamment tenu, pendant plus de dix ans, une chronique hebdomadaire sur la nutrition et la gastronomie, « On the table », dans le journal *The News & Observer*, l'un des deux grands quotidiens régionaux de Caroline du Nord.

Alcyone Wemaëre est journaliste. Elle est l'auteur d'un guide des restaurants végétariens de Paris, où elle vit (*Paris végétarien*, éditions Parigramme, 2012).

Dédicace

Ce livre est dédié à toutes les personnes qui, un peu partout, cherchent à s'alimenter sainement pour rester en bonne santé, mais aussi pour protéger l'environnement et les autres créatures avec lesquelles nous partageons notre belle planète.

Sommaire

Introduction

Que vous soyez végétarien depuis vingt ans ou que vous y songiez simplement depuis quelques jours, que votre alimentation soit quasiment végétalienne ou seulement semi-végétarienne, *Être végétarien pour les Nuls* peut vous aider. Ce livre vous propose une approche didactique qui vise à accompagner chacun d'entre vous quel que soit votre degré de pratique et de connaissance du végétarisme.

Au fil des pages, vous trouverez toutes les réponses à vos interrogations sur le mode de vie végétarien et sur le végétarisme en général. Cette somme d'informations et de conseils pratiques n'a qu'un seul but : vous permettre de savourer pleinement votre choix de vie.

Que ce soit par envie de préserver sa santé… ou celle des animaux, les raisons qui mènent au végétarisme sont différentes et très personnelles. Pour certains, le passage à une alimentation sans viande se fait naturellement tandis que, pour d'autres, il prendra plus de temps. Tout le monde, c'est sûr, connaîtra des sorties de route, mais il faut aussi compter sur les plaisirs liés à la découverte d'une autre façon de vivre et, au bout du compte, l'immense satisfaction de se sentir sur la bonne voie.

Changer de manière de s'alimenter est un défi, surtout lorsque cette façon de se nourrir reste minoritaire dans la société. Mais c'est un défi porté par un tel idéal – protéger sa santé, celles de la planète et des animaux – qu'il donne des ailes.

Au fond, c'est tout un monde qui s'ouvre à vous, et à vos papilles… Quelle chance !

Bonne nouvelle

En France plus encore que dans les autres pays occidentaux, le végétarisme revient de (très) loin.

Sans aller jusqu'à crier victoire, disons que, désormais, le mode de vie végétarien semble susciter davantage de curiosité que de circonspection (ou, disons-le, d'hostilité). La preuve ? Plus un été sans que les magazines ne consacrent un dossier à ce « phénomène de société » naissant, pas un éditeur qui ne cherche à surfer ce qui est devenu un « phénomène de librairie ».

Pourquoi cet intérêt grandissant du grand public pour le végétarisme ? La réponse se décline au pluriel. Tout d'abord, alors que l'excès de consommation de viande est dénoncé par les plus grands professionnels de santé, l'alimentation végétarienne intrigue et séduit. Ensuite, les scandales alimentaires à répétition ont marqué l'opinion, tout comme les révélations sur le traitement des animaux dans l'industrie agroalimentaire. Il y a, enfin, la montée en puissance des problématiques environnementales et écologiques. Si l'on est encore loin de la prise de conscience générale, les yeux et les esprits s'ouvrent, petit à petit.

Oui, les clichés sur les végétariens et les idées reçues sur le végétarisme sont encore nombreux. Mais, pour avancer, mieux vaut voir le verre à moitié plein. Ces dernières années, la perception du mode de vie végétarien a évolué positivement et l'image d'Épinal du végétarien aux cheveux longs, portant des espadrilles et vivant dans une communauté a vécu.

Cap sur l'avenir. Il appartient aussi, plus que jamais, aux végétariens.

À propos de ce livre

Ce livre est destiné aux végétariens d'aujourd'hui, aux futurs végétariens mais aussi à toute personne curieuse de savoir ce qu'est un végan, aux gens qui se demandent encore comment les végétariens couvrent leurs besoins en protéines, aux parents qui se rongent les ongles parce que leur fille de 15 ans a décidé de devenir végétarienne et à l'adolescente elle-même qui ne sait plus quoi faire pour convaincre papa et maman qu'ils se font du souci pour rien.

Ce livre est autant destiné aux végétariens qu'aux non-végétariens. Que vous cherchiez à contrôler ou à prévenir des problèmes de santé comme le diabète ou les maladies coronariennes, que vous souhaitiez garder la ligne, faire des économies ou préserver la planète et les animaux, ce guide est le livre qu'il vous faut. Pourquoi ? Tout simplement parce que le secret d'une vie saine est de manger sainement. Or, pour manger sainement, les produits d'origine végétale doivent être la base de votre alimentation.

C'est aussi simple que cela.

Si vous tenez ce livre entre vos mains, c'est que vous – ou l'un de vos proches – avez acheté ou emprunté ce guide pour mieux comprendre le mode de vie végétarien.

En tant que lecteur, vous avez forcément des attentes vis-à-vis de cet ouvrage. Avant de poursuivre plus avant, voici ce que vous devez savoir :

- Les auteurs de ce livre savent de quoi elles parlent. Suzanne Havala Hobbs est une diététicienne américaine diplômée d'État. Ses ouvrages et ses travaux sur la nutrition humaine sont reconnus. De plus, elle est elle-même végétarienne depuis… 1976 ! Alcyone Wemaëre est journaliste indépendante. Intéressée par les sujets de société, elle a écrit le premier guide sur les restaurants végétariens de Paris.

- Les conseils sont avant tout d'ordre pratique. Ils sont nourris par la propre expérience des auteurs : Suzanne Havala Hobbs est végétarienne depuis bientôt quarante ans et son métier l'a régulièrement amenée à dispenser des conseils diététiques tant à des végétariens qu'à des non-végétariens.
- N'espérez pas trouver ici des conseils personnalisés. Les guides ne sont pas l'endroit approprié pour des conseils individualisés d'ordre médical ou diététique. Vous lirez au fil des pages des informations générales qui vous donneront des bases solides sur le sujet. Mais, si vous avez des questions spécifiques – si par exemple votre état de santé nécessite un régime alimentaire particulier –, mieux vaut consulter un diététicien. Lui seul sera en mesure d'appréhender votre condition dans son ensemble et de vous donner des conseils individualisés.

Ce livre peut servir à toutes sortes d'usages, tels que :

- **Mettre le nez dans le sujet**. Si vous cherchez simplement à obtenir un peu plus d'informations parce que vous songez à devenir végétarien, ce guide vous conviendra.
- **Aller plus loin**. Vous avez peut-être déjà une vue d'ensemble des implications du mode de vie végétarien mais vous souhaitez savoir comment sauter le pas en disposant d'informations et de conseils solides.
- **Partager les informations**. Si vous connaissez quelqu'un qui songe à devenir végétarien – ou quelqu'un qui est simplement curieux et cherche à en savoir plus –, ce livre est une source fiable.
- **Rafraîchir vos connaissances**. Les végétariens de longue date bénéficieront dans ce guide d'informations à jour et qui, peut-être, pour certaines, leur avaient échappé.
- **Avoir une référence sous la main**. Les professionnels de santé sont souvent amenés dans le cadre de leur travail à rencontrer des végétariens et à leur faire des recommandations médicales ou diététiques. Si vous travaillez dans le secteur de la santé et que vous n'avez aucune expérience personnelle du mode de vie végétarien, ce livre constituera peut-être un appui utile et précis dans votre pratique.

Les conventions utilisées dans ce livre

Pour faciliter la lecture de ce livre, voici les conventions et les règles qui ont été utilisées :

- Lorsque le mot *végétarien* est employé, c'est au sens général. En d'autres termes, il recouvre alors les différentes sous-catégories – végans, lacto-végétariens, lacto-ovo-végétariens et autres variations dans la pratique du végétarisme. Lorsqu'une information particulière concerne un certain type de végétarisme, la sous-catégorie spécifique est alors mentionnée. Le chapitre 1 définit et explique les différentes formes de végétarisme.

- Les textes en *italique* introduisent de nouveaux termes. Leur définition suit généralement peu après.
- Le **gras** vous aide à repérer rapidement les mots clés dans les énumérations.
- Les adresses de sites internet sont indiquées en police `courier new`.
- Dans la plupart des recettes données, le type d'ingrédient – bio, traditionnel, à faible teneur en sel ou autres – n'est pas précisé. Lorsque vous ferez vos courses, ce sera à vous de choisir ce qui vous convient.
- Certaines recettes indiquent comment modifier les ingrédients pour rendre le plat végan. Si ce n'est pas le cas, n'hésitez pas à vous lancer et à adapter vous-même la recette. Vous trouverez de nombreuses informations sur les ingrédients de substitution possibles dans le chapitre 12.
- Pour toutes les recettes préconisant de la margarine, utilisez de la margarine sans acides gras trans, votre système cardio-vasculaire vous dira merci.

Comment ce livre est organisé

Être végétarien pour les Nuls est divisé en six parties, dont chacune contient plusieurs chapitres traitant chacun un sujet précis. Même s'il peut être entamé par n'importe quel bout, ce livre est organisé selon une progression logique : il s'ouvre sur une partie théorique destinée à bien expliquer le concept même du végétarisme avant de poursuivre avec des parties plus pratiques visant à accompagner concrètement, et pas à pas, toute personne souhaitant devenir végétarienne.

Dans la première partie, vous découvrirez tout ce que vous avez toujours voulu savoir sur le végétarisme (les différentes formes de végétarisme, son histoire, les raisons de devenir végétarien…). Les deuxième et troisième parties vous feront, elles, entrer dans le concret avec des informations pratiques pour devenir végétarien (les connaissances à acquérir en matière de nutrition, les conseils pour gérer sa vie sociale…) et pour cuisiner végétarien (connaître les ingrédients de base, équiper sa cuisine, savoir où faire ses courses…). Ce sera alors le moment de passer derrière les fourneaux en expérimentant les recettes proposées dans la quatrième partie. La cinquième partie vous livrera ensuite tous les conseils pour être un végétarien épanoui quels que soient votre âge et votre façon de vivre. Enfin, la sixième partie, la fameuse partie des Dix, vous ouvrira de nouveaux horizons en vous suggérant des films et des lectures en lien avec le végétarisme.

Comme vous allez le voir, chaque partie s'intéresse à un aspect différent du végétarisme. Ensemble, les six parties d'*Être végétarien pour les Nuls* posent les bases pour comprendre ce qu'est le végétarisme et le mode de vie végétarien et donnent toutes les clés pour que chacun puisse s'adapter à cette alimentation.

Voici un résumé de chaque partie :

Première partie : À la découverte du végétarisme

Cette partie vise à dissiper le mystère qui entoure le végétarisme afin d'établir clairement de quoi il retourne. Vous y découvrirez ainsi les différentes façons d'être végétarien et comprendrez enfin ce que signifie exactement le mot « végan », par exemple. Ce sera aussi l'occasion d'acquérir quelques repères historiques sur le végétarisme.

Cette partie examine aussi les grandes raisons qui motivent le choix d'un mode de vie végétarien. Et puis, comment ne pas faire un point, d'emblée, sur toutes les idées reçues qui circulent sur le végétarisme, la cuisine végétarienne et les végétariens eux-mêmes ?

Deuxième partie : Devenir végétarien, mode d'emploi

Après la théorie, place à des conseils plus pratiques. Cette partie vous aidera à identifier les connaissances de base à acquérir sur le plan de la nutrition afin de passer sans souci à une alimentation végétarienne. Lorsque l'on change ainsi de mode d'alimentation, mieux vaut avoir en tête les erreurs à ne pas commettre, elles font l'objet d'un chapitre dans cette partie. Enfin, vous découvrirez comment gérer au mieux votre nouvelle vie de végétarien, chez vous, avec vos proches, ou à « l'extérieur », en société (au restaurant, en voyage…).

Troisième partie : Cuisiner végétarien

Cette partie vous explique à quoi, dans l'idéal, devrait ressembler votre cuisine pour préparer facilement des plats végétariens. Vous y découvrirez les ingrédients phares de la cuisine végétarienne et les endroits où vous les procurer. Cette partie s'intéresse aussi aux ustensiles à avoir sous la main et aux techniques élémentaires à apprivoiser avant de passer derrière les fourneaux. Cuisiner végétarien, lorsqu'on ne l'a jamais fait, peut, de prime abord, sembler insurmontable, mais grâce à quelques astuces et en substituant certains aliments à d'autres, vous verrez qu'il n'en est rien.

Quatrième partie : Recettes végétariennes

Votre tête et votre cuisine sont prêtes : c'est le moment de passer à l'action ! Vous trouverez dans cette partie toutes sortes de recettes pour le petit déjeuner, le dessert ou encore l'apéritif. Ces recettes sont simples : vous ne trouverez ni liste d'ingrédients à rallonge, ni instructions obscures. La plupart de ces recettes peuvent être modifiées pour ajouter ou enlever facilement les ingrédients d'origine animale afin de convenir aux végétariens comme aux végans.

Cinquième partie : Être végétarien tout au long de la vie

Cette partie couvre les différentes périodes de la vie d'un végétarien. Quels que soient votre âge et votre mode de vie, vous y trouverez donc des conseils pertinents pour vous ou vos proches. Il y est question du végétarisme durant la grossesse, pendant la petite enfance, l'enfance et l'adolescence, mais aussi à l'âge adulte pour les sportifs et les seniors.

Sixième partie : La partie des Dix

Ces sélections sont incontournables dans tous les ouvrages de la collection « pour les Nuls ». Celles qui sont présentées dans ce guide visent à élargir votre connaissance du végétarisme. Vous y découvrirez dix films et dix livres qui, chacun à leur manière, sont susceptibles de piquer votre curiosité. Et puis, à l'ère d'Internet, impossible de ne pas finir ce livre sur la liste des dix sites web à connaître lorsque l'on s'intéresse au végétarisme.

Les icônes utilisées dans ce livre

C'est une des marques de fabrique de la collection « Pour les Nuls » : au fil de l'ouvrage, en marge du texte principal, vous trouverez de drôle de petites icônes. Ces balises ne sont pas là pour la décoration : elles visent à attirer votre attention sur certains passages.

Voici la signification de chacune de ces icônes :

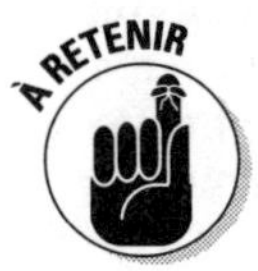

Voilà des informations à graver absolument dans votre mémoire. Si vous n'arrivez pas à mémoriser toutes les informations que vous lisez, retenez au moins celles-là.

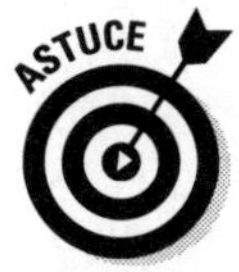

Il s'agit ici de petits trucs destinés à vous faciliter la vie si vous avez une alimentation végétarienne.

Si vous voyez cette icône, c'est que l'information qui suit est essentielle : elle vous évitera de tomber dans un écueil ou de mettre votre santé en danger.

Cette icône marque des passages un peu plus ardus et qui, s'ils sont intéressants, ne sont pas essentiels pour comprendre de quoi il est question. Autrement dit, rien ne vous empêche de les zapper. Mais si vous voulez en savoir plus, ces informations sont à votre disposition.

Et maintenant, par où commencer ?

Si l'organisation de ce livre répond à une certaine logique – passer de la théorie à la pratique – rien ne vous oblige à le lire de manière linéaire.

Ne vous sentez pas obligé de lire les chapitres les uns après les autres du premier jusqu'au dernier. Ce guide a été conçu pour être lu comme bon vous semble : même si vous ne commencez pas au début, il restera compréhensible. Si, par exemple, vous avez un centre d'intérêt particulier pour une problématique spécifique – « Être sportif et végétarien », par exemple –, vous pouvez simplement lire le chapitre qui vous intéresse sans vous soucier du reste du livre. De même, si vous avez un enfant ou un adolescent qui songe à devenir végétarien, consultez directement le chapitre 22. Vous êtes impatient de passer en cuisine ? Rendez-vous à la quatrième partie, au rayon desserts, par exemple (promis, cela reste entre nous !).

Mais vous pouvez aussi très bien choisir de lire l'ouvrage en entier… dans l'ordre qui vous plaît.

Rien ne vous empêche de commencer, par exemple, par la sixième partie, la fameuse partie des Dix, histoire de regarder quelques films et de faire quelques lectures avant de vous immerger plus avant dans le sujet. Si tous les chapitres de ce guide sont consacrés à des thèmes précis, vous trouvez, dans chaque chapitre, des renvois réguliers à d'autres parties de l'ouvrage.

Laissez-vous emporter, et naviguez d'une partie à l'autre au gré de vos envies.

Si vous avez le temps de lire ce livre en entier, tant mieux. Vous ne laisserez passer aucune information utile et ne négligerez aucune subtilité. D'un autre côté, les informations détaillées dans ce guide ne sont pas toutes aussi cruciales.

Si vous disposez de peu de temps, voici quelques conseils qui vous permettront d'aller plus vite sans manquer l'indispensable :

- Les passages avec l'icône « Technique » : ces paragraphes contiennent des informations intéressantes mais qui ne sont pas essentielles pour comprendre de quoi il retourne.
- Les encadrés : ces passages insérés dans des blocs grisés apportent généralement un éclairage complémentaire ou inattendu. Là encore, si vous manquez de temps, leur lecture n'est pas indispensable.
- Les recettes : certains chapitres de la partie recettes ne vous seront pas forcément utiles d'emblée dans votre vie de tous les jours (les recettes d'apéritifs, de boissons, de repas de fête notamment). Laissez-les de côté si vous êtes pressé, rien ne vous empêchera d'y revenir le jour où l'occasion se présentera.

La nutrition est une science complexe… mais bien se nourrir est, au fond, assez simple. Et c'est encore plus vrai lorsque vous avez une alimentation riche en aliments d'origine végétale.

C'est là que ce livre entre en piste.

Que vous deveniez végétarien ou que vous ne fassiez qu'un bout du chemin, dites-vous qu'adopter une alimentation plus riche en produits d'origine végétale est déjà, en soi, une des meilleures choses que vous puissiez faire… pour votre santé et celle de la planète.

Bonne lecture, et bonne chance !

Première partie

À la découverte du végétarisme

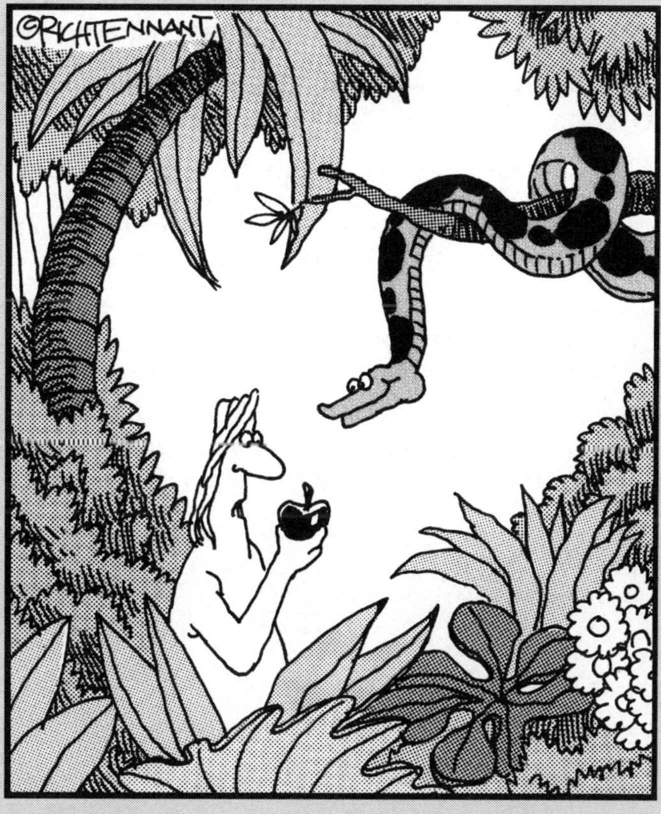

« Ce n'est pas un de ces régimes tendance au moins ? »

Dans cette partie…

Devenir végétarien ? L'idée vous trotte dans la tête depuis un certain temps mais vous vous posez encore des questions, beaucoup de questions. C'est bien normal : changer sa façon de manger est un bouleversement, une petite révolution même ! Dans l'assiette, bien sûr, mais aussi… dans la tête.

Dans cette partie, vous trouverez ce que tout aspirant végétarien désire savoir avant de se lancer. Définir ce que veut dire « être végétarien » est un préalable. Il sera aussi question des différents types de régimes végétariens – car ce ne sont pas les options qui manquent !

Le saviez-vous ? Dès l'Antiquité et au fil des siècles suivants, la consommation de viande a régulièrement été remise en question par des groupes d'individus aux motivations très diverses. C'est ce que nous verrons en retraçant l'histoire du végétarisme avant de faire un état des lieux de la pratique actuelle en France et dans le monde.

Devenir végétarien, d'accord, mais pourquoi ? La question est légitime et nous explorerons les différentes raisons qui conduisent de plus en plus de gens à sauter le pas.

Même si les mentalités évoluent, les *a priori* sur le végétarisme – et parfois sur les végétariens – ont la vie dure. Alors, autant faire le point d'emblée sur certaines idées reçues.

Prêts à relever le défi ? C'est parti !

Chapitre 1

Tout ce que vous avez toujours voulu savoir sur le végétarisme

Dans ce chapitre :

- Se familiariser avec les différentes façons d'« être végétarien »
- Acquérir des repères historiques et philosophiques sur le végétarisme
- Évaluer la pratique du végétarisme dans le monde

Devenir végétarien est le genre de choix qui compte dans une vie. Qu'il s'agisse d'un coup de tête ou d'une décision mûrement réfléchie, lorsqu'on se lance, la soif de connaissances sur le sujet est généralement immense… à la mesure des interrogations qui se posent. Cette curiosité bien naturelle n'a souvent d'égale que celle d'un entourage parfois – il faut bien le dire – assez circonspect.

En France, le végétarien reste, en effet, pour beaucoup un être mystérieux mangeant à longueur de journée de la salade et des carottes râpées – *énormément* de salade et de carottes râpées. La réalité est toute différente : non seulement l'alimentation végétarienne est riche et variée mais il y a, en plus, une multitude de façons d'être végétarien.

Ce chapitre entend vous familiariser avec le végétarisme. Avoir une vision juste de ce que signifie « être végétarien » est une entrée en matière incontournable. La découverte des différents régimes végétariens qui s'offrent à vous et de leurs implications s'impose aussi. Et puis, comment être végétarien sans s'intéresser à l'histoire même du végétarisme et à l'ampleur du phénomène, tant en France que dans le monde ?

Que signifie « être végétarien » ?

Il y a des qualificatifs qui interpellent, et d'autres moins. Le terme « végétarien » appartient définitivement à la première catégorie.

« Merci, pas de poisson pour moi, je suis végétarienne. »

« Pour mon anniversaire, on a dîné dans un restaurant végétarien. »

Il est rare que ces phrases, glissées sans y penser au fil d'une conversation avec un collègue ou une voisine, ne suscitent aucune réaction chez votre interlocuteur. Le qualificatif « végétarien » intrigue et pique la curiosité des gens. Bien souvent, tous ont leur petite idée – positive ou négative, juste ou fantaisiste – de ce que le terme recouvre. Car qu'on le veuille ou non, le mot « végétarien » convoque l'imaginaire de chacun. Son appréhension est très subjective : pour l'un, cela désignera strictement le régime alimentaire d'un individu qui ne consomme pas de chair animale tandis que pour un autre, cela fera référence à son mode de vie tout entier.

Cette impression de flou et de confusion n'est pas étonnante : elle reflète une vraie diversité de pratiques. Car, oui, on peut être végétarien à des degrés variables : un lacto-ovo-végétarien, par exemple, ne s'alimentera pas comme un végan.

Essayons d'y voir plus clair !

Mettons-nous d'accord sur les termes

Se dire végétarien et être *vraiment* végétarien sont parfois deux choses différentes. Plusieurs enquêtes ont révélé ce décalage : certaines personnes qui mangent pourtant, de temps à autre, du poulet ou du poisson, voire deux à trois fois par mois de la viande rouge, se déclarent – en toute bonne foi – « végétariennes ».

Plus couramment encore, beaucoup de gens se disent « végétariens » simplement pour signifier qu'ils ont sensiblement réduit leur consommation de viande. Il faut dire que le mot a une connotation positive à l'oreille de tous ceux qui connaissent les bénéfices de l'alimentation végétarienne pour la santé et qui se prévalent d'un mode de vie éthique.

Mais *quid* des « vrais » végétariens ? Qui sont-ils et que mangent-ils (et aussi que ne mangent-ils pas) ?

Définition a minima

Il faut savoir que la plupart des associations végétariennes ne considèrent pas les mangeurs occasionnels de viande ou de poisson comme des végétariens à proprement parler. Ceux-là peuvent toujours, cela dit, se revendiquer comme des flexitariens (voir définition un peu plus loin dans ce chapitre).

La définition la plus partagée par les associations végétariennes est la suivante : un végétarien est une personne qui ne consomme pas de chair animale (qu'il s'agisse de viande rouge, de poisson ou de poulet).

En théorie, donc, les « je mange de la dinde à Noël » ou autres « je mange du poisson de temps à autre » ne rentrent pas dans le cadre du végétarisme. Un végétarien strict doit normalement exclure de son alimentation non seulement toute chair animale mais aussi tous les dérivés de celle-ci. *Exit*, selon cette définition, le potage avec un fond de poulet, la salade avec des lardons et encore les aliments à base de gélatine comme certains bonbons.

Bien plus qu'une impasse sur la viande

Devenir végétarien implique non seulement d'éliminer viande et poisson de son alimentation mais également tous les ingrédients qui en contiennent. Les végétariens ne consomment pas de soupe contenant du bouillon de viande. Lorsqu'ils dégustent un plat de pâtes, ils évitent aussi les sauces toutes faites parfumées à la viande. Ils ne mangent pas non plus de Chamallows ou autres bonbons contenant de la gélatine puisque celle-ci est fabriquée à partir de la peau et des os bouillis de porcs, de bœufs ou de poissons.

Du végan au flexitarien : les différents degrés du végétarisme

Il y a divers degrés dans la pratique du végétarisme. Tous les végétariens ne mettent pas, en effet, le curseur au même niveau dans l'exclusion des produits d'origine animale.

Entre les flexitariens – qui mangent essentiellement végétarien mais qui s'autorisent tout de même ponctuellement à manger du poisson ou de la viande – et les végans – qui vont jusqu'à faire une croix sur le lait et les œufs que les végétariens ordinaires consomment sans problème –, il existe tout un spectre de profils et de régimes variés.

Les trois grands profils : lacto-ovo-végétarien, lacto-végétarien, et végan

Traditionnellement, on considère qu'il y a trois grands profils de végétariens. La différence entre ces régimes ? Elle se situe au niveau du degré de consommation des produits d'origine animale, comme le lait ou les œufs. Voyez plutôt :

- **Lacto-ovo-végétarien :** c'est LE végétarien type. Il ne mange ni viande, ni poisson mais consomme des œufs et des produits laitiers (fromages, yaourts, crème fraîche, glaces…). Dans les pays occidentaux, la plupart des gens se revendiquant comme végétariens appartiennent généralement à la catégorie des lacto-ovo-végétariens.
- **Lacto-végétarien (et ovo-végétariens) :** ces deux profils-là n'ont rien à voir sinon que leur régime se situe à mi-chemin entre celui des végétariens « ordinaires » et celui des végans. Le lacto-végétarien, en plus

d'exclure viande et poisson de son alimentation, ne consomme ni les œufs, ni les préparations qui en contiennent. Au restaurant ou chez des amis, par exemple, un lacto-végétarien ne prendra pas de crêpes parce qu'elles contiennent des œufs. *Idem* pour la plupart des gâteaux faits de manière traditionnelle. Le lacto-végétarien, en revanche, ne dit pas non au lait et à tous ses dérivés, des yaourts aux fromages. Moins connus et moins nombreux, les ovo-végétariens, eux, en plus de ne consommer ni viande ni poisson, font l'impasse sur les produits laitiers… alors qu'ils ne disent pas non aux œufs.

Être végan : plus qu'une façon de s'alimenter, un mode de vie

Si être végétarien n'est pas toujours facile à vivre au quotidien dans la société française, être végan relève carrément du défi ! Faire ses courses, aller au restaurant, accepter une invitation à dîner chez des amis… toutes ces situations parfois compliquées, mais somme toute gérables, lorsque l'on est végétarien, peuvent vite devenir vraiment problématiques pour un végan. Il en faut plus toutefois pour décourager les végans, portés qu'ils sont par leur idéal éthique d'une vie menée sans faire souffrir les animaux. L'une des clés pour adopter durablement un mode de vie végan est de disposer des informations adéquates. Comment, en effet, exclure tous les produits d'origine animale si l'on n'a même pas conscience qu'il est possible de les retrouver dans les aliments *a priori* les moins suspects (comme le sucre blanc raffiné ou le vin, on l'a vu) ? Identifier les produits totalement exempts d'ingrédients d'origine animale peut être un vrai casse-tête. Les associations végétariennes et de défense des animaux peuvent s'avérer utiles pour obtenir des informations pertinentes et des conseils sur les alternatives possibles aux produits de consommation courante. Il peut, toutefois, arriver à un végan d'utiliser ou de consommer, malgré lui, un produit qui contient des produits dérivés d'origine animale. Que faire alors, sinon relativiser et garder à l'esprit que ces écarts ne sont pas intentionnels ? Tout nouveau mode de vie est un apprentissage. Et c'est souvent au fil du temps, des rencontres et des lectures que le végan découvre que de nombreuses crèmes pour les mains contiennent de la lanoline, un dérivé de la laine, ou que la margarine contient de la caséine, une protéine de lait. Ce choix de vie tourne aussi forcément, par moments, au jeu de piste avec les industriels : il faut apprendre à lire les étiquettes (y compris entre les lignes) pour identifier, entre autres, les produits cosmétiques non testés sur les animaux.

- **Végan** : c'est un végétarien jusqu'au-boutiste. Le terme, d'ailleurs, qualifie bien plus qu'un régime alimentaire. La motivation du végan étant de vivre sans exploiter les animaux et sans les faire souffrir, il ne consomme ni produit animal, ni sous-produit animal, ni produit d'origine animale. Pas de viande ni de poisson donc, mais pas non plus d'œufs, de lait, de yaourts, de beurre ou même de miel. Certains végans ne consomment pas non plus de sucre blanc raffiné à cause de l'éventuel blanchiment du jus de betteraves sur du « noir animal », ce charbon composé de débris d'os calcinés d'animaux. Les vrais végans boudent aussi le vin à cause des agents de collage utilisés pour le purifier et qui sont majoritairement issus de produits animaux (gélatine, blanc d'œuf...). Au-delà de l'alimentation, le végan évite aussi, par choix moral, de porter du cuir, de la soie ou encore de la laine. Il n'achète pas non plus de produits cosmétiques fabriqués à partir de lait, d'œufs, de miel ou testés sur des animaux.

Pour les nutritionnistes, les personnes qui ont une alimentation strictement végétale sont des végétaliens ou des « végétariens stricts ». Cela inclut donc les végans. La différence entre un végétalien et un végan se situe, en fait, au-delà du champ alimentaire.

A contrario des végans, **les végétaliens** ne vont pas forcément jusqu'à exclure les produits d'origine animale de tous les champs de leur vie. Leur choix se limite à la nourriture (pas d'œufs, pas de lait, pas de miel...). Ainsi, contrairement aux végans, les végétaliens ne s'interdisent pas de porter du cuir ou de la laine, ou d'utiliser des cosmétiques à base de produits d'origine animale. Voilà pour la théorie et l'approche académique, dans la pratique, cependant, de nombreux végans et végétaliens utilisent indistinctement les deux termes.

Les petits nouveaux : les semi-végétariens et les autres

Les lacto-ovo-végétariens, les lacto-végétariens et les végans sont les trois grands profils végétariens... mais ce ne sont pas les seuls ! Ces dernières années, au gré des scandales alimentaires et de la médiatisation croissante du végétarisme, on a vu apparaître des végétariens d'un nouveau genre. Sensibilisées aux problèmes environnementaux, éthiques et sanitaires posés par la consommation de viande, ces personnes adoptent, en fait, une alimentation végétarienne « à la carte ». Le phénomène n'est pas anecdotique et, sans surprise, ces différentes catégories de végétariens dilettantes ont désormais leurs appellations :

- **Semi-végétarien :** il s'agit de quelqu'un qui, sans être complètement végétarien, tend à réduire sa consommation de poisson et de viande (rouge, en particulier).
- **Pesco-végétarien :** celui-là ne mange jamais de viande, mais il lui arrive de consommer de temps en temps du poisson.
- **Pollo-végétarien :** cet autre néologisme, formé lui aussi à partir du latin, désigne quelqu'un qui ne mange ni viande rouge, ni poisson mais qui ne dit pas non au poulet.
- **Pesco-pollo-végétarien :** si vous avez suivi, vous l'avez compris, le seul renoncement de ce végétarien peu orthodoxe est la viande rouge, car il ne s'interdit ni poisson, ni poulet.

Ne nous racontons pas d'histoires : certaines de ces appellations, très formelles et peu attrayantes, sont rarement employées. La plupart des personnes qui appartiennent à ces catégories se présentent souvent simplement comme « semi-végétariennes »... un terme qui a l'avantage d'être compréhensible par le plus grand nombre !

Qu'est-ce qu'un flexitarien ?

Le terme est apparu il y a quelques années et il a immédiatement fait mouche, sans doute parce que beaucoup se sont reconnus dans cette approche « flexible » du végétarisme dans la lignée du semi-végétarisme. S'il mange, en effet, essentiellement végétarien et cuisine veggie à la maison, le flexitarien ne refusera pas, à l'occasion, un plat avec de la viande, lors d'un dîner chez des amis ou d'une sortie au restaurant par exemple. Le grand théoricien du flexitarisme – le journaliste gastronomique américain Mark Bittman – voit dans cette approche un compromis idéal entre les considérations éthiques et environnementales inhérentes au végétarisme et les contraintes sociales de la vie moderne.

Et aussi : les crudivoristes, les frugivoristes, la macrobiotique

On peut encore allonger la liste en incluant les variantes les plus originales du régime végétarien. **Le crudivorisme** en est une puisque ce régime consiste à se nourrir essentiellement d'aliments crus, tels que les fruits, les légumes, les graines germées, les huiles végétales… Bien que les crudivoristes ne cuisent rien au four, certains consomment des ingrédients qui ont été séchés au soleil.

Si manger cru n'implique pas nécessairement de ne pas manger de poisson ou de viande, dans la pratique, la grande majorité des crudivoristes sont végétariens ou végétaliens. La plupart aspirent à manger 100 % cru, mais exclure tout aliment cuit est un objectif difficile à atteindre et, dans les faits, « l'alimentation vivante » représente plutôt entre 50 et 80 % de leurs apports alimentaires.

Autre variation du régime végétarien : **le frugivorisme**. Comme son nom l'indique, ce régime consiste à se nourrir essentiellement de fruits et de légumes considérés comme des fruits sur le plan botanique, ce qui est le cas des tomates, des avocats, des courgettes et des aubergines. Cette « alimentation vivante » inclut, elle aussi, des graines et des noix. Sur le plan nutritionnel, l'équilibre est difficile à trouver avec un tel régime.

Le régime macrobiotique, bien qu'incluant la consommation de poisson, est souvent apparenté à une forme de végétarisme. Il faut dire que ce régime exclut toute consommation de viande. Le sucre raffiné, les fruits exotiques et légumes de la famille des solanacées (pommes de terre, tomates, aubergines, piments…) sont également proscrits.

La macrobiotique : plus qu'un régime, une philosophie de vie

Le régime macrobiotique n'est que le volet alimentaire d'un mouvement plus large, porté dans les années 1950 par un Japonais, Georges Ohsawa. Ses principes s'inspirent de la tradition thérapeutique extrême-orientale fondée sur la recherche de l'équilibre entre le Yin et le Yang. Ainsi, il y aurait des aliments Yin (ce qui est cru, gras…) et des aliments Yang (ce qui est chaud, salé…) dont le dosage équilibré serait la clé de la santé et du fameux « zen ».

Le régime macrobiotique fait la part belle aux ingrédients issus de la culture asiatique comme les algues, le *daikon* ou le *miso*. Pour de nombreuses personnes, la macrobiotique est davantage une philosophie de vie qu'un simple régime alimentaire. Les bénéfices « thérapeutiques » du régime macrobiotique, contre le cancer notamment, sont souvent mis en avant par ses adeptes, mais ils ne sont pas formellement étayés sur le plan scientifique.

Au-delà des étiquettes, le continuum végétarien

Interrogation surprise : comment appelleriez-vous quelqu'un qui ne mange ni viande, ni poisson et qui ne consomme œufs et produits laitiers que lorsque ceux-ci sont les ingrédients secondaires d'un gâteau, d'un cookie ou d'un veggie burger ?

Techniquement, cette personne est lacto-ovo-végétarienne. Mais son alimentation est à la limite du véganisme, n'est-ce pas ?

Ce genre de nuances et de variations sont extrêmement courantes.

La même appellation « lacto-ovo-végétarien » peut ainsi désigner des profils très différents : quelqu'un qui consomme énormément de fromage et d'œufs avec l'apport en graisses saturées que l'on sait est, de fait, un lacto-ovo-végétarien… tout comme celui ou celle qui consomme œufs et laitages avec une modération proche du véganisme.

À RETENIR

Les étiquettes ne sont qu'un point départ… forcément un peu réducteur. Même si vous vous reconnaissez dans tel ou tel profil végétarien, rien n'est gravé dans le marbre. Changer, d'un jour à l'autre ou tout au long de la vie, de degré d'exclusion ou d'inclusion des produits d'origine animale est très commun.

La plupart des végétariens voient leur alimentation évoluer au fil du temps. Au tout début, par exemple, recourir en force aux œufs et au fromage pour remplacer la viande est un classique. Avec les années, cependant, les végétariens apprennent généralement à cuisiner avec succès céréales, légumineuses et légumes. Ils découvrent aussi la richesse de la cuisine végétarienne, et ses recettes venues du monde entier. Petit à petit, la dépendance aux produits d'origine animale s'amenuise, et ils consomment moins d'œufs et de produits laitiers. Certains finissent même par avoir une alimentation quasi végane.

En fait, il faut imaginer les différents régimes végétariens comme les éléments d'un continuum ayant pour point de départ le régime omnivore traditionnel centré sur la viande et pour régime ultime le véganisme (voir figure 1-1). La plupart des végétariens se situent quelque part entre ces deux « extrémités ». Certains végétariens se satisferont de rester au stade où ils ont commencé sur ce continuum tandis que d'autres auront envie d'évoluer et de passer, par exemple, du semi-végétarisme au lacto-végétarisme.

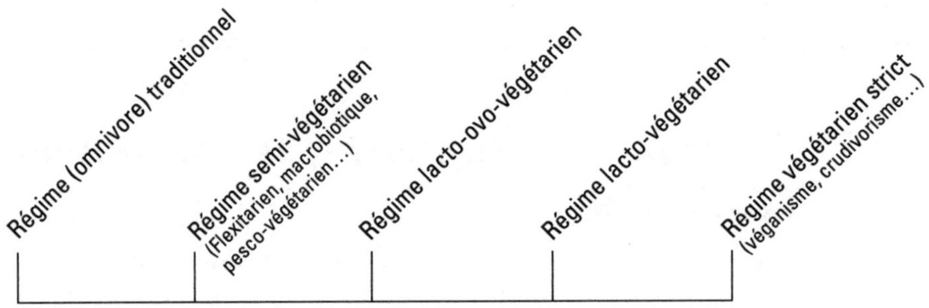

Figure 1-1 : Le continuum végétarien.

Un peu d'histoire

Quand est né le végétarisme ? Demandez un peu autour de vous et vous verrez que la réponse à cette question est souvent une question de génération : les plus vieux vous diront qu'il a fait son apparition avec le mouvement hippie dans les années 1960-1970, tandis que les plus jeunes évoqueront plutôt les années 1990 au moment de la crise de la vache folle.

Ni les uns, ni les autres n'ont raison, mais le fait que la plupart des gens fassent naître le végétarisme au XXe siècle est révélateur : parce qu'il découle d'une prise de conscience de la souffrance animale, le végétarisme est associé à une forme de modernité. Ses origines sont pourtant très anciennes : elles remontent à l'Antiquité.

À RETENIR

Le phénomène végétarien n'a pas traversé les époques de manière linéaire : il émerge à un moment donné dans un certain milieu pour s'évanouir et repartir de plus belle dans un contexte totalement différent. Cette histoire fragmentée n'est pas surprenante : si, de tout temps et dans toutes les sociétés, il y a toujours eu des individus ou des groupes qui ne mangeaient pas de viande, leurs motivations n'étaient pas les mêmes. À telle époque pour certains, le choix était avant tout religieux ou éthique tandis qu'à une autre période, c'est l'aspect sanitaire ou la dimension politique qui l'a emporté.

Au fil des siècles, le végétarisme a rarement été, dans les pays occidentaux, un phénomène de masse, mais l'extrême diversité des fractions de la population qui ont tenté cette expérience à telle ou telle période est intéressante. Si une histoire exhaustive du végétarisme reste à écrire, vous trouverez dans cette section quelques repères historiques éclairants.

De l'Antiquité aux Lumières : la naissance d'une conscience

Végétarisme. Longtemps, très longtemps – pendant des siècles ! –, le terme même n'a pas existé. D'ailleurs, ce n'est qu'*a posteriori* que l'on qualifie aujourd'hui de « végétariens » des figures historiques comme Pythagore ou Léonard de Vinci. Leurs contemporains, eux, disaient simplement à leur propos qu'ils ne mangeaient pas de viande. Car, vous allez le voir, les interrogations sur la consommation de chair animale ne datent pas d'hier…

Sous l'Antiquité : la consommation de chair animale en question

Plusieurs grands philosophes de la Grèce antique se sont interrogés sur la consommation de viande (la notion de végétarisme comme on l'entend aujourd'hui n'existait pas encore). Tous sont arrivés à la même conclusion : éviter de consommer la chair des animaux est un idéal. Mais chaque Ancien avance des raisons différentes de tendre vers ce but.

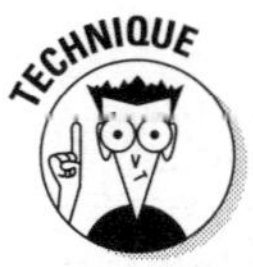

Ainsi, si Pythagore refusait que soit versé le sang des animaux, c'est parce qu'il les considérait comme trop proches des hommes. Ses disciples n'avaient pas non plus le droit de porter de laine. Son enseignement a marqué les esprits : jusqu'au XIXe siècle et l'émergence du terme végétarien, on appelait « pythagoriciens » les personnes ne consommant pas de viande.

Chez Platon, la cité idéale est peuplée d'habitants qui ne mangent pas de viande. Pour lui, en effet, la consommation de chair animale conduit à une mauvaise utilisation des ressources agricoles et entraîne l'insalubrité de la cité.

Souvent cité par les végétariens d'aujourd'hui, Plutarque place, lui, les animaux au centre de sa réflexion. Pour lui, ces derniers « usent de la raison » et les tuer et consommer leur chair s'apparentent à un meurtre. « Comment l'homme peut-il jouir de manger de la chair ? », s'interroge-t-il en jugeant la consommation de viande à la fois amorale et contre-nature physiologiquement pour l'homme.

À RETENIR

Bien sûr, la question de tuer des animaux et de consommer leur chair n'a pas intéressé la seule Grèce antique. En Inde, au IIIe siècle av. J.-C., l'empereur Ashoka décide, à l'issue d'une victoire particulièrement sanglante, de se convertir au bouddhisme et de promouvoir la non-violence dans ses édits. Il établit alors des listes d'animaux à protéger et instaure des jours où la chasse est interdite, la consommation de viande à la table royale est aussi considérablement réduite.

Au Moyen Âge : une affaire de moines et de Cathares

La sobriété alimentaire est une des grandes caractéristiques des communautés religieuses médiévales. Du Ve au XVe siècle, en Europe, le choix de renoncer à consommer de la viande est, en effet, avant tout le fait de moines et d'ermites aspirant à l'ascétisme. Au VIe siècle, saint Benoît édicte sa règle de vie incitant les moines vivant en communauté à respecter les principes de modération, de gravité, d'austérité et de douceur. Concrètement, la Règle bénédictine engage notamment les moines à ne pas manger de viande (sauf en cas de maladie) pour s'alimenter comme des pauvres. Un principe suivi aujourd'hui encore par les moines cisterciens et trappistes.

Vers le XIIe siècle, les Cathares, ces chrétiens dissidents jugés hérétiques par l'Église catholique, s'implantent en Italie et dans le Midi languedocien de la France. Leurs préceptes alimentaires sont très stricts : ils ne doivent consommer ni viande, ni œufs, ni laitages, et même leurs ustensiles de cuisine ne doivent pas être souillés par la graisse animale. La règle est absolue : un chrétien cathare qui consommerait de la viande perdrait aussitôt le bénéfice de son baptême. Pourquoi cet interdit ? Les Cathares refusaient de faire preuve de violence envers une créature « ayant du sang ». Ils se nourrissaient donc de légumes, de fruits, d'huile végétale mais aussi de poissons.

À la Renaissance : l'éthique de Léonard de Vinci

« J'ai très tôt renoncé à la viande et un jour viendra où les hommes tels que moi proscriront le meurtre des animaux comme ils proscrivent aujourd'hui le meurtre de leurs semblables. » On attribue souvent cette citation à Léonard de Vinci… à tort : rien n'atteste que le grand maître italien l'ait prononcée, et il ne l'a, en tout cas, jamais écrite. La réputation de « végétarien » de Léonard de Vinci n'est pas infondée pour autant. Le respect de Léonard de Vinci pour la nature et les animaux est manifeste dans ses dessins. La légende rapporte d'ailleurs qu'à Florence, l'artiste achetait régulièrement des oiseaux en cage pour leur rendre la liberté. On sait aussi que Léonard de Vinci prônait une alimentation « sobre et saine » pour se maintenir en bonne santé. Mais tout cela ne fait pas de Léonard de Vinci un végétarien. Si l'on sait qu'il ne mangeait pas de viande, c'est grâce à une lettre de 1515 adressée par le navigateur Andrea Corsali à Julien de Médicis pour lequel Léonard de Vinci travaillait alors. L'explorateur italien, de passage à Goa, y décrit ce qu'il découvre de la culture indienne et relève notamment : « Certains infidèles [c'est-à-dire des non-chrétiens] nommés Hindous ne mangent rien qui contienne du sang, et ne permettent aucune blessure faite à un être vivant, comme notre Léonard de Vinci. » Cinq cents ans plus tard, cette approche fondée sur des considérations éthiques semble étonnamment familière et moderne.

XVIIIe siècle : les « lumières » de Voltaire et Rousseau

« Qu'y a-t-il de plus abominable que de se nourrir continuellement de cadavres ? », écrit Voltaire en 1772. *A contrario* d'un Diderot, le philosophe manifeste dans ses écrits une vraie sensibilité pour la souffrance des animaux… mais sans chercher à trouver de solutions. Dans la pratique, le philosophe des Lumières semblait, en effet, peu disposé à se passer de viande*. Une attitude ambivalente partagée, semble-t-il, par nombre de ses contemporains.

Au XVIIIe siècle, cependant, les arguments en faveur du végétarisme se développent. Sur le plan médical, le régime favorise, dit-on, la digestion. Mais il n'est pas seulement question des vertus diététiques du « régime de Pythagore » et des prêtres de l'Inde, les brahmanes : les arguments philosophiques et moraux avancés par certains auteurs témoignent d'une réelle empathie pour les animaux. Rousseau défend ainsi l'idée qu'il est dans la nature même de l'homme de ne pas manger de viande. Pire, consommer de la chair animale rendrait, selon lui, l'être humain cruel.

À la même époque, outre-Manche et outre-Atlantique, le végétarisme se développe surtout *via* les courants religieux : le révérend John Wesley – l'un des fondateurs de l'Église méthodiste – voit, en effet, dans le régime végétarien une dimension chrétienne.

* Pour en savoir plus : Renan Larue, « Le Végétarisme dans l'œuvre de Voltaire (1762-1778) », revue *Dix-huitième siècle*, n° 42, 2010, p. 19-34.

Du XIXe siècle à nos jours : l'affirmation d'un végétarisme revendiqué

Même s'il est nourri des fondements philosophiques des siècles passés, le végétarisme tel qu'on le connaît aujourd'hui ne naît vraiment qu'au XIXe siècle. Depuis, il ne cesse de gagner du terrain dans les pays occidentaux.

XIXe siècle : la naissance du végétarisme moderne

C'est en Grande-Bretagne, au XIXe siècle, que voient le jour les premières véritables sociétés végétariennes. C'est le cas de la *Vegetarian Society* qui lance le mot « végétarien » tiré du terme anglais « *vegetable* » (légume, plante), lui-même inspiré du latin *vegetus* (sain, frais, vivant). Ses fondateurs sont proches du patronat manufacturier et de l'Église chrétienne biblique, une église évangélique protestante : ils ont une conception hygiéniste du végétarisme*. À leurs yeux, c'est un moyen efficace pour améliorer la société et l'individu. Ils voient dans le végétarisme l'opportunité de promouvoir la sobriété, la morale et la discipline dans les cités industrielles de Manchester, Liverpool ou Sheffield. *Last but not least*, le végétarisme a, pour eux, des vertus économiques : les ouvriers végétariens ne sont-ils pas des travailleurs plus sains et plus ardents à la tâche ?

S'alimenter de manière naturelle pour avoir un corps vigoureux… on retrouve cette approche sanitaire et diététique à la fin du XIXe siècle dans d'autres pays marqués par le protestantisme comme les États-Unis, la Suisse, l'Allemagne.

À RETENIR

Le XIXe siècle est aussi le siècle de l'essor des mouvements de protection des animaux : peu à peu, l'animal cesse d'être « une bête ». À Paris, les combats d'animaux sont interdits et, en 1845, la Société protectrice des animaux (SPA) voit le jour, pour protéger les chevaux à l'origine. Suivra la loi Grammont, en 1850, qui punit les auteurs de mauvais traitements envers les animaux.

* Pour en savoir plus : Arouna P. Ouédraogo, « De la secte religieuse à l'utopie philanthropique. Genèse sociale du végétarisme occidental », *Annales, Histoire, sciences sociales*, vol. LV, nº 4, 2000, p. 825-843.

Végétarisme et anarchisme : des liens méconnus

On l'a vu, l'histoire du végétarisme est tortueuse et pleine de surprises. Elle croise ainsi, en France, entre la fin du XIXe siècle et le début du XXe siècle, celle des communautés libres issues des courants anarchistes*. Ces groupes de vingt à trente personnes rassemblent des ouvriers las de travailler quatorze heures par jour pour rien. En rupture avec le courant anarchiste dominant, eux ne croient pas à l'idée de progrès. La révolution ? Au lieu d'attendre les lendemains qui chantent, ils préfèrent appliquer le communisme *hic et nunc*, ici et maintenant. Dans ces petites communautés, *exit* les « faux besoins » : le dépouillement et le rapprochement avec la nature sont de mise. C'est ainsi que certaines communautés viennent à tenter l'expérience du végétarisme, du végétalisme et même du crudivorisme. Certains groupes pratiquent aussi le naturisme. Des revues de sensibilité naturienne voient le jour, leur tirage est anecdotique mais leurs noms annoncent la couleur : *Le Végétalien*, *Le Flambeau*, *Le Néo-naturien*… Pas d'intellectuel ou de bourgeois dans les communautés naturiennes : les ouvriers sont portés par leur aspiration naïve de retour au paradis perdu… comme le seront, finalement, les communautés hippies des années 1960. Les idées et les organisations de ces courants naturiens survécurent à la Première Guerre mondiale, avant de s'éteindre durant la seconde. Dans *Le Bocage à la nage* paru en 2013 (Balland), l'écrivain Olivier Maulin ressuscite ce rêve libertaire et communautaire dans le bocage mayennais.

* Pour en savoir plus : Aurore Méry, « Éléments d'histoire du végétarisme en France », *Cahier nº 2*, Association végétarienne de France, 1998.

Du XXe siècle à nos jours : pas seulement une utopie hippie

À l'aube du XXe siècle, alors que le phénomène des communautés anarchistes végétariennes de la Belle Époque reste marginal (voir encadré), la Société végétarienne de France (SVF) voit le jour. Les médecins y jouent un rôle actif, mais la SVF recrute aussi chez les enseignants, les ingénieurs… Tous s'inquiètent des méfaits de « la vie moderne » et voient dans le végétarisme un rempart à la dégénérescence de la société et de l'individu. Pour eux, la réforme sociale passe par une réforme hygiénique des mœurs (pas de viande, pas d'alcool, pas de tabac). Si elle est influente, la Société végétarienne de France reste modeste : avant la Première Guerre mondiale, elle compte moins de 1 000 adhérents*.

Après la guerre de 1914-1918, le végétarisme séduit surtout les déçus de la médecine traditionnelle en quête de traitements alternatifs. C'est le cas d'Henri-Charles Geffroy, le fondateur des magasins diététiques La Vie Claire : exposé au gaz moutarde durant la Grande Guerre et « condamné », il devient végétarien. Le quadragénaire, condamné d'après les médecins à une mort prochaine, s'éteignit finalement à l'âge de 86 ans.

Au sortir de la Seconde Guerre mondiale, la consommation de viande explose. Après les années de privation, manger de la viande est, en effet, présenté comme un progrès. Ce discours dominant, parfaitement en phase avec l'apologie ambiante de la société de consommation, a inévitablement des réfractaires. De la Californie au Larzac ou à l'Ardèche, ce rejet fera le lit des communautés hippies des années 1960-1970. Les acteurs de cette contre-culture prônent le retour à la terre et à la nature : soucieux de consommer local, ils font pousser leurs propres légumes. Sans surprise, beaucoup sont végétariens.

Cette vague verte végétarienne post-soixante-huitarde va de pair avec un intérêt croissant pour la condition animale. C'est dans les années 1970 qu'émerge la notion d'antispécisme qui affirme que l'espèce d'un être vivant ne doit pas conditionner ses droits. En 1975, paraît un livre qui fera date pour les défenseurs des animaux : *La Libération animale* de Peter Singer. L'intellectuel australien y pointe la capacité des animaux à ressentir la souffrance et pose donc le végétarisme comme un impératif éthique pour les défenseurs des animaux. Il inscrit aussi la lutte pour la cause animale dans la lignée des grands combats d'émancipation concernant les humains comme la lutte contre l'esclavage ou pour l'émancipation des femmes (voir encadré). L'ouvrage est considéré comme une « bible » par ceux qui optent pour le végétarisme par éthique et par sensibilité face à la souffrance animale.

Depuis les années 1990 et les scandales alimentaires récurrents – à commencer par celui de la vache folle –, la question de la consommation de viande mais aussi les problématiques d'élevage et d'abattage industriels des animaux ont mis en lumière les avantages du végétarisme. Un intérêt renforcé par le fait que les diététiciens préconisent désormais de consommer moins de viande. Ainsi, sans être encore un phénomène de masse, le végétarisme est bel et bien devenu un phénomène de société dans les pays occidentaux.

* Pour en savoir plus : Arnaud Baubérot, « Un projet de réforme hygiénique des modes de vie : naturistes et végétariens à la Belle Époque », *French Politics Culture & Society*, n° 11, 2008, p. 1-22.

Végétarisme et féminisme : même combat ?

Au milieu des années 1970, plusieurs intellectuels anglo-saxons vont établir un parallèle entre les discriminations subies par les femmes (et par les populations noires et les minorités en général) et l'exploitation des animaux. L'auteur féministe Carol J. Adams, militante revendiquée de la cause animale, publie ainsi en 1975 un article qui fera couler de l'encre : « The Feminist-Vegetarian Connection ». La même année, l'Australien Peter Singer publie *La Libération animale*... dont le titre est explicitement calqué sur l'expression « la libération des femmes ». Pour ces auteurs, le mépris pour la condition animale procède du même mécanisme discriminant que celui qui a prévalu pendant des siècles à l'égard des femmes en raison de leur sexe (ou envers les Noirs du fait de leur prétendue « race »). Ces essais ont fait polémique, certains jugeant dégradant de comparer les femmes et les animaux. Dans *The Sexual Politics of Meat*, paru en 1990, Carol J. Adams ira pourtant encore plus loin en dénonçant « l'érotisation » de la chair animale réduite à un morceau de viande... à l'instar du corps féminin tel qu'il est représenté et nommé dans la pornographie. La féministe voit aussi des similitudes entre l'exploitation animale et la prostitution féminine. Sa conclusion est sans appel : « Non seulement la défense des animaux est la théorie et le végétarisme la pratique, mais le féminisme est la théorie et le végétarisme la pratique. »

État des lieux du végétarisme

À quoi ressemblerait une carte des pratiques végétariennes dans le monde ? Difficile de le dire tant les données font défaut. Ce manque de chiffres fiables sur le nombre de végétariens dans les différents pays du monde ne s'explique pas seulement par un manque d'intérêt pour le végétarisme comme sujet d'étude sociologique : le recensement du nombre de végétariens est un défi difficile, car il repose sur les déclarations des sondés. Or, se dire végétarien et l'être effectivement sont parfois deux choses différentes. Ainsi, par méconnaissance ou par approximation, une personne qui ne mange pas de viande rouge mais consomme du poulet pourra, par exemple, en toute bonne foi, se déclarer végétarienne... alors qu'elle ne l'est pas.

Fondées sur des estimations, des tendances se dessinent toutefois clairement à l'échelle du monde et il ne viendrait à l'idée de personne de nier que la pratique du végétarisme en Inde est bien supérieure à celle que l'on observe dans les pays occidentaux.

Dans le monde

Reflet d'une histoire et d'une culture, l'analyse du degré de pratique du végétarisme ici ou là ouvre des horizons et relativise notre condition de végétarien occidental « ultra-minoritaire ». Petit tour d'horizon de la pratique végétarienne dans le monde…

En Asie, en Afrique et en Amérique latine

Toutes les régions du monde ne sont pas des terres végétariennes, mais il est rare, exception faite peut-être de l'Amérique latine, que l'on y consomme autant de viande que dans les pays occidentaux. L'explication est souvent économique : dans bien des pays, *a fortiori* en Afrique, la consommation de viande n'a rien de quotidien, cela reste un luxe réservé aux occasions festives. C'est d'ailleurs ce qui explique que beaucoup de cuisines du monde soient riches en recettes végétariennes : nécessité a fait loi. Dans les pays de l'Est et du Sud-Est asiatique, on observe une tradition végétarienne diffuse. Elle est liée au bouddhisme. Sans poser le végétarisme en principe, le bouddhisme encourage sa pratique, ponctuellement au moins. Cela correspond à un idéal : ne pas prendre la vie. LE pays végétarien par excellence est bien évidemment l'Inde, avec ses 300 millions de végétariens. Dans cet État-continent, la population serait végétarienne pour 40 % – une proportion unique à l'échelle mondiale. Les raisons de ce phénomène ? Elles sont religieuses et civilisationnelles : dans l'hindouisme, la non-violence est l'expression d'une pureté traditionnellement réservée aux plus hautes castes de la société. Ainsi les membres de ces hautes castes se doivent d'être végétariens. *A contrario*, la caste dite « inférieure » des Intouchables pouvait manger du bœuf et du porc parce qu'elle était considérée comme « impure ». Voilà qui bouleverse singulièrement nos perspectives occidentales.

En Occident

À RETENIR

Dans les pays occidentaux, pour des raisons historiques, la proportion de végétariens est plus importante dans les sociétés marquées par le protestantisme, telles que l'Angleterre, les États-Unis et l'Allemagne. Dans ces pays, le nombre de végétariens déclarés avoisine ainsi les 10 % de la population. Un pourcentage bien en deçà des 40 % de végétariens recensés en Inde… mais bien au-delà des 2 % estimés en France.

Ceux qui ont un peu voyagé s'en sont forcément rendu compte : dans les pays anglo-saxons, nul besoin, comme dans l'Hexagone, d'aller dans un restaurant végétarien pour se voir proposer des options veggie. Dans ces pays, le végétarisme est culturellement mieux accepté… voire plébiscité. C'est d'ailleurs aux États-Unis qu'est née, en 2003, la campagne *Meat Free Monday*, un « lundi sans viande ». Popularisée en 2009 par l'ex-Beatles Paul McCartney et sa fille Stella, cette journée sans viande pour « sauver la planète » atteste et participe d'un climat veggie-friendly général.

En France

En France, les végétariens représenteraient moins de 2 % de la population… soit environ 1 million de personnes – contre 25 millions aux États-Unis et 8 millions en Allemagne. Dur, dur d'être végétarien dans un pays où la viande est (presque) de tous les plats… et toujours au centre de l'assiette. Ultra-minoritaires dans l'Hexagone, les végétariens sont encore souvent regardés avec circonspection. Ce n'est d'ailleurs pas un hasard si la toute première Veggie Pride, la marche de la fierté végétarienne, a vu le jour à Paris en 2001. Au pays du bœuf bourguignon, même si les mentalités évoluent, l'affirmation de ce choix de vie ne va toujours pas de soi. Nombreux sont les végétariens, d'ailleurs, à s'être heurtés à l'incompréhension de leur entourage au moment de leur « *coming out* ». De même, les initiatives veggie-friendly soutenues par l'Association végétarienne de France comme le *Tofu Thursday* (« jeudi tofu » ou « jeudi veggie ») et le « lundi sans viande » restent méconnues du grand public. Très médiatisé, le phénomène végétarien gagne toutefois du terrain, et la tendance est là : les Français sont de plus en plus nombreux à renoncer à la viande en réaction à l'industrie agroalimentaire ou pour des questions de santé, par préoccupations environnementales ou, tout simplement, par goût.

Le végétarien, cet inconnu

Largement minoritaires dans les pays occidentaux, les végétariens, on l'a dit, sont difficiles à dénombrer. Tenter de dresser un profil socio-démographique du végétarien « type » relève donc de la gageure. Les études réalisées sur la répartition par âge, sexe, origine sociale et catégorie socioprofessionnelle des végétariens reposent sur des échantillons si faibles qu'il vaut mieux parler d'indices que de données. À la lecture des diverses études menées dans différents pays, une constante revient toutefois : le végétarisme concerne en majorité les femmes. L'histoire du végétarisme montre aussi que le phénomène a souvent davantage concerné les franges les plus aisées et les fractions les plus intellectuelles de la population. Une tendance qui semble se vérifier si l'on en croit une enquête menée auprès de clients d'un magasin biologique de la région parisienne entre 1997 et 2007 : les catégories sociales les plus élevées (professions intermédiaires, cadres et professions intellectuelles) étaient en effet surreprésentées. Quant aux motivations qui conduisent un individu à devenir végétarien, toutes les études font état d'une même tendance : la motivation « éthique » pèse plus lourd que la motivation « santé ». Cela dit, entre une bonne raison et une autre, personne ne vous demande de choisir !

Chapitre 2

Être végétarien : les raisons de sauter le pas

Dans ce chapitre :

- Devenir végétarien a des effets positifs sur la santé
- Faire une croix sur la viande est bon pour la planète
- Être végétarien est éthique par rapport aux animaux

Une bonne raison peut en cacher plusieurs autres. C'est souvent ce qui se passe lorsque l'on décide de devenir végétarien. À l'origine, il y a toujours une motivation spécifique, propre à chacun qui prend le dessus – pour l'un, ce sera le souci de sa santé, pour un autre, le rejet de l'industrie de la viande. Et puis, peu à peu, au gré des lectures ou des discussions, d'autres raisons vont venir renforcer ce choix initial. Ce n'est pas un hasard : quelle que soit la façon dont on y vient, le régime végétarien est riche de sens.

À RETENIR

Les choix alimentaires relèvent d'une décision personnelle. De nombreux facteurs, d'ordres culturels, sociaux ou psychologiques, peuvent avoir un impact sur votre capacité à changer de mode de vie. Pour toutes ces raisons, de nombreux végétariens voient leur régime évoluer au fil du temps. Vous aussi, soyez pragmatique dans votre approche du végétarisme. Faire ce que vous pouvez au rythme qui vous convient est essentiel.

Dans ce chapitre, vous découvrirez comment manger végétarien améliore non seulement votre santé mais aussi la santé de la planète. Vous verrez aussi que le souci de la condition animale est une des grandes raisons qui amènent les gens à sauter le pas.

Chouchouter sa santé

« Rien ne peut être aussi bénéfique à la santé humaine et augmenter les chances de survie de la vie sur Terre que d'opter pour une diète végétarienne », martelait en son temps Albert Einstein. L'assertion fait plus que jamais consensus.

Qu'il s'agisse d'une motivation décisive ou secondaire dans le choix de devenir végétarien, la question de l'impact du végétarisme sur la santé suscite toujours un vif intérêt. Qu'en est-il ? De nombreuses études scientifiques comparant la condition physique des végétariens à celle de personnes mangeant viande et poisson sont arrivées à la même conclusion : manger végétarien est bon pour la santé. C'est notamment la position de l'Association américaine de diététique, qui l'a écrit noir sur blanc dans un rapport fondé sur plus de 200 études portant sur l'alimentation végétarienne.

En France, sans aller jusqu'à formellement prôner le végétarisme, les recommandations officielles encouragent une alimentation plus riche en produits végétaux aux dépens des produits animaux. Les dernières campagnes du ministère de la Santé engagent ainsi à consommer davantage de fruits et légumes et à lever le pied sur les produits riches en graisses animales. L'Organisation mondiale de la santé (OMS) pointe, de son côté, l'impact négatif sur la santé de la consommation croissante d'aliments transformés, riches en gras et en sucre, et impute 2,8 % des décès dans le monde à une trop faible consommation de fruits et légumes.

À RETENIR

Une alimentation végétarienne n'est pas, en soi, une fontaine de jouvence ou une immunité à toute épreuve contre tous les soucis de santé. D'ailleurs, si votre régime végétarien consiste à vous nourrir de frites, de pizzas au fromage et de soda, vous ne risquez pas d'en tirer quelque bénéfice que ce soit. Il ne s'agit pas seulement de ne pas manger de viande : pour profiter des bienfaits du végétarisme, il est important d'adopter une alimentation saine et équilibrée.

Se prémunir contre les maladies

Il y a quelques années, l'Agence française de sécurité sanitaire des aliments (AFSSA) a reconnu, dans un rapport, qu'un régime végétarien n'excluant pas les produits laitiers et les œufs couvrait les besoins nutritionnels de tout un chacun, en quantité et en qualité. Les autorités américaines et canadiennes, entre autres, n'ont, elles, pas attendu si longtemps pour reconnaître les bienfaits d'une alimentation végétarienne bien conçue. Les sites gouvernementaux anglo-saxons abondent d'ailleurs de conseils pour ceux qui ont fait ce choix.

L'Association américaine de diététique, la plus grande association de nutritionnistes du pays avec ses 72 000 professionnels de santé, souligne même qu'une alimentation végétarienne peut prévenir certaines maladies.

Les végétariens sont, en effet, moins sujets à certaines affections et maladies chroniques, comme le diabète de type 2, les maladies coronariennes, l'hypertension artérielle, l'excès de cholestérol, l'obésité ou encore certains types de cancer.

L'explication est simple : les végétariens font des repas bien plus pauvres en graisses saturées que les non-végétariens. Il faut dire que les graisses saturées se trouvent essentiellement dans les produits d'origine animale, comme les produits laitiers gras et la viande.

À RETENIR

Les graisses saturées se solidifient généralement au froid, comme le fait le beurre. Cet indice peut vous aider à identifier les aliments les plus susceptibles de nuire, à terme, à vos artères. Les viandes rouges, la peau des volailles, le beurre, les crèmes glacées, la crème fraîche, le fromage, les yaourts au lait entier font, par exemple, partie des produits les plus riches en graisses saturées.

Les graisses saturées stimulent l'organisme pour produire davantage de cholestérol. Certes, tout le monde a besoin de cholestérol : en aidant à fabriquer la membrane des cellules, celui-ci participe au bon fonctionnement de l'organisme. Mais notre corps produit déjà naturellement du cholestérol ! Du coup, la consommation de graisses saturées peut vite conduire à un taux de cholestérol excessif dans le sang. C'est alors que survient le danger : la substance huileuse se dépose en plaques sur la paroi des artères, celles du cœur notamment, augmentant le risque d'infarctus ou encore d'accident vasculaire cérébral (AVC).

ASTUCE

Le cholestérol est produit par le foie. On en trouve donc seulement dans les produits d'origine animale. Tout ce qui est d'origine végétale ne contient pas de cholestérol. Vous avez déjà vu une pomme de terre avec un foie, vous ?

ATTENTION !

Le régime lacto-ovo-végétarien est potentiellement le régime végétarien qui a la plus haute teneur en cholestérol si vous ne surveillez pas votre consommation d'œufs et de produits laitiers gras. Si vous optez pour un tel régime, veillez donc à ne pas abuser de ces produits pour remplacer les portions de viande que vous mangiez auparavant. La première section du chapitre 1 propose une définition des différents régimes végétariens, dont le régime lacto-ovo-végétarien.

Manger davantage ce dont votre corps a besoin (et moins du reste)

Vous avez remarqué ? Les végétariens sont généralement plutôt minces. Lorsque l'on opte pour une alimentation végétarienne, on a d'ailleurs tendance à maigrir. Rien de magique là-dedans : en mangeant davantage de fruits et légumes que les non-végétariens, les végétariens consomment plus de fibres alimentaires. Les fibres sont seulement digérées partiellement par l'organisme. Si l'on consomme des aliments riches en fibres, on a donc tendance à être rassasié plus rapidement. Grâce à cet effet de satiété, on mange moins et, cela va de soi, on ingurgite moins de calories. C'est par ce mécanisme que les aliments riches en fibres peuvent vous aider à contrôler votre poids. Lisez la suite pour avoir plus d'informations sur les bienfaits des fibres mais aussi ceux des composés phytochimiques. Autant de nutriments qui jouent un rôle clé dans le maintien et l'entretien de votre santé.

Les fibres

Les fibres alimentaires font bien plus que vous aider à contrôler votre poids. Leurs bienfaits sur la santé sont multiples. Elles participent, par exemple, à l'élimination des toxines. Elles peuvent aussi se lier aux polluants environnementaux facilitant ainsi leur évacuation de l'organisme. Les fibres améliorent aussi, tout simplement, l'efficacité du système digestif : le bol alimentaire restant moins longtemps dans l'estomac, le contact des substances potentiellement néfastes avec la muqueuse intestinale reste limité.

En consommant plein de fibres, il y a de bonnes chances pour que vous soyez moins sujet à la constipation, aux hémorroïdes et aux varices. Faire le plein de fibres (et d'eau) augmente le volume des selles et les rend plus molles. Les intestins sont ainsi libérés plus facilement et plus rapidement.

ASTUCE

Un régime alimentaire riche en fibres peut prévenir l'apparition d'une diverticulose. Cette affection assez courante se caractérise par la présence de petites protubérances – les *diverticules* – sur la paroi du gros intestin. L'inflammation de ces diverticules peut ensuite provoquer une maladie pénible et douloureuse : la diverticulite.

Les régimes riches en fibres contribuent à réduire les risques de cancer du côlon et du rectum. C'est aussi vrai pour les maladies coronariennes (les fibres font baisser le taux de cholestérol dans le sang). Si vous êtes diabétique, une alimentation riche en fibres vous aidera à mieux contrôler votre taux de sucre dans le sang.

À RETENIR

En moyenne, en France, les apports en fibres observés sont d'environ 20 grammes par jour chez les hommes et 18 grammes par jour chez les femmes, ce qui est bien en deçà des recommandations. Les végétariens, eux, consomment jusqu'à deux fois plus de fibres. L'apport en fibres passe par la consommation de légumes, de fruits, de pain, de légumineuses et d'aliments complets comme le riz complet. Voici quelques exemples d'aliments riches en fibres : une tasse de flocons d'avoine contient 8 grammes de fibres, une poire de taille standard avec la peau contient 4 grammes de fibres, une tranche de pain complet contient 2 grammes de fibres et un petit bol de brocoli cuit à la vapeur contient 6 grammes de fibres.

Il est recommandé de consommer 30 grammes de fibres par jour, le seuil minimum étant de 25 grammes par jour. Mission impossible ? Pas vraiment : en mangeant tous les jours les fameux « cinq fruits et légumes », on atteint déjà, en moyenne, un seuil de 16 à 20 grammes de fibres. À noter que plus l'apport en fibres est important, plus il faut *boire* de l'eau ou d'autres liquides en grande quantité.

Les protéines

Contrairement aux idées reçues (voir chapitre 3), les végétariens s'alimentant de façon équilibrée absorbent suffisamment de protéines. Cet apport en protéines, cependant, n'est pas excessif. C'est précisément cette modération qui est bénéfique pour la santé. Lorsque la quantité de protéines absorbée reste raisonnable, l'organisme conserve davantage ses réserves de calcium. Les régimes trop riches en protéines, et tout particulièrement en protéines d'origine animale, conduisent les reins à évacuer davantage de calcium dans les urines. Les protéines de viande sont plus riches en acides aminés soufrés qui, une fois métabolisés, augmentent l'acidité de l'organisme. Pour neutraliser ou limiter cet excès d'acidité, le corps libère du calcium de l'intérieur des os *via* les urines. À long terme, un régime trop riche en acides peut donc entraîner une perte osseuse.

Un apport raisonnable en protéines préserve aussi vos reins : les végétariens souffrent moins de maladies rénales que le reste de la population. Dans une étude menée en 1982 auprès de l'ensemble des Britanniques, les végétariens étaient environ deux fois moins touchés par les calculs que les non-végétariens.

Les besoins quotidiens en protéines varient selon le sexe et l'âge. Mais le déterminant clé est le poids de l'individu : ainsi, il est recommandé d'ingérer 0,8 à 0,9 gramme de protéines par kilogramme de poids idéal et par jour. Cela représente en moyenne entre 9 et 12 % de l'apport calorique total. Par exemple, pour une femme pesant 60 kilos, l'apport de protéines recommandé est de 54 grammes par jour. Manger à volonté des protéines animales fait grimper le taux de cholestérol dans le sang et augmente le risque de maladies coronariennes, un lien avec certains types de cancers est aussi à l'étude.

Les composés phytochimiques

L'alimentation végétarienne est riche en composés organiques. Ces composés phytochimiques que l'on trouve dans les aliments d'origine végétale entretiennent et protègent la santé. *A contrario*, une alimentation riche en viande apporte peu de composés phytochimiques bénéfiques tels que les antioxydants. Surtout, elle est riche en oxydants, ce qui amène l'organisme à produire des « mauvais » radicaux libres.

Plus vous mangez de produits d'origine animale, moins vous avez de « place » pour les aliments d'origine végétale. Que vous passiez ou non à un régime complètement végétarien, vous pouvez vraiment profiter des bénéfices des composés phytochimiques en augmentant significativement votre ratio d'aliments d'origine végétale par rapport à ceux d'origine animale. (La figure 2-1 ci-dessous compare le ratio typique de l'alimentation européenne à celui de l'alimentation végétarienne.)

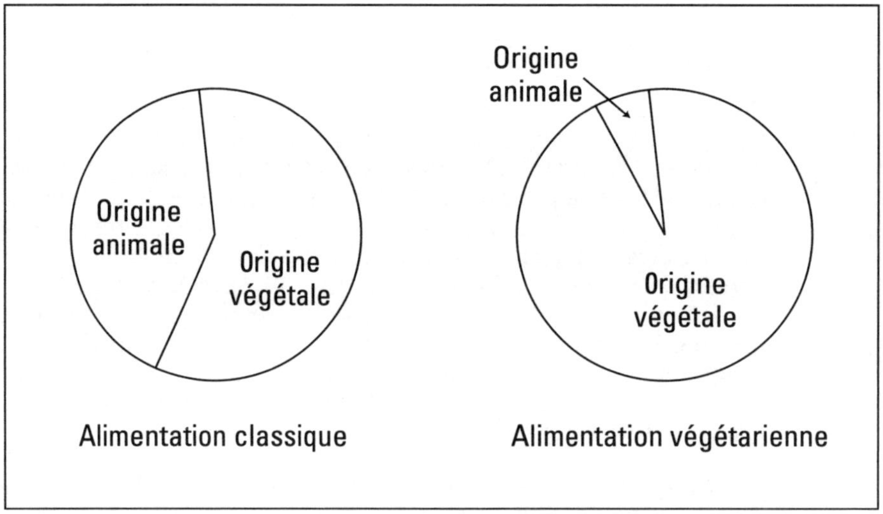

Figure 2-1 : Les ratios produits d'origine animale/produits d'origine végétale dans l'alimentation.

ASTUCE

Dissipons tout malentendu : non, les radicaux libres ne sont pas un parti politique composé d'héritiers de Mai 68 ! Il s'agit de molécules instables produites en faible quantité par le corps. Mais la production de ces molécules chimiques ne résulte pas du seul fait de notre organisme : plusieurs éléments extérieurs influent aussi sur leur fabrication. C'est le cas de la pollution atmosphérique, de la lumière du soleil et des rayons X, du tabac et de l'alcool, du stress mais aussi d'une alimentation déséquilibrée (notamment trop grasse ou trop riche en fer tel qu'on le trouve dans la viande).

En endommageant les cellules, les radicaux libres accélèrent le vieillissement, de la peau notamment. À long terme, ils peuvent affaiblir le système immunitaire et engendrer un certain nombre de maladies et même favoriser le développement d'un cancer.

Sécurité alimentaire : moins de sueurs froides

Vache folle, tremblante du mouton, poulet à la dioxine ou aux hormones, grippe aviaire, viande de cheval à l'origine douteuse, viande de bœuf bourrée d'antibiotiques, poissons pollués au mercure et aux PCB (polychlorobiphényles)... Voilà des dizaines d'années que les scandales alimentaires, plus ou moins dramatiques mais toujours glaçants, se succèdent dans l'Union européenne comme ailleurs. Et force est de constater que ces crises touchent presque exclusivement les produits d'origine animale, à commencer par la viande. En n'en consommant pas, les végétariens s'épargnent bien des soucis. Ils ont aussi, c'est mathématique, moins de risques de contracter certaines maladies relativement récurrentes comme la listériose ou la salmonellose qui peuvent contaminer l'homme *via* des aliments crus ou peu cuits tels que la viande ou le lait.

Sauver la planète à petites bouchées

Opter pour une alimentation végétarienne n'est pas seulement bon pour votre organisme. Lorsque l'on adopte un mode de vie végétarien, c'est la santé de la planète tout entière qui en profite.

À RETENIR

Exploitation de l'eau des sols, recours aux énergies fossiles... en tous points, l'alimentation végétarienne procède d'une meilleure utilisation des ressources naturelles qu'une alimentation riche en viande et en produits d'origine animale.

L'exploitation des sols

« Nous n'héritons pas de la terre de nos parents, nous l'empruntons à nos enfants », a écrit Antoine de Saint-Exupéry. Plus prosaïquement, il va de soi que si l'on ne prend pas soin des sols et des champs, ils ne pourront plus, par la suite, prendre soin de nous. Or, l'élevage à grande échelle d'animaux met les sols à rude épreuve.

La quantité de ressources agricoles nécessaires à l'élevage d'animaux pour leur viande est bien plus grande que celle qu'il faut pour cultiver des végétaux pouvant nourrir le même nombre de personnes.

Le surpâturage du bétail provoque la désertification en érodant la couche arable des sols. Privé de cette couche située entre l'humus, en surface, et le sous-sol, le sol perd sa capacité à résister au stress hydrique et toute culture devient impossible. La couche arable s'érode bien plus vite qu'elle ne se régénère. Or une couche arable pleine d'éléments nutritifs et gorgée d'une humidité adéquate est ce qui nous permet de faire pousser les plantes dont nous avons besoin pour nous nourrir.

L'appétit pour la viande et les produits d'origine animale consume aussi des arbres et des forêts, même si ce ne sont pas celles à côté de chez nous. Depuis les années 1970, la déforestation dévore l'Amérique centrale et l'Amérique du Sud. Là-bas, des centaines de milliers d'hectares de forêt tropicale ont été déboisés pour faire place à d'immenses pâturages pour le bétail. Plus du cinquième de la forêt amazonienne a déjà été détruit.

Coût de la viande : c'est encore pire que ce que vous pensez

Si ce que coûte réellement la production de viande à la société était à la charge des consommateurs, les gens seraient bien moins nombreux à pouvoir mettre ce type d'aliments dans leur assiette. En tout cas, pas aussi souvent que c'est le cas à présent. Heureusement pour les amateurs de steaks et de jambon, les politiques agricoles gouvernementales et européennes subventionnent et protègent la production d'un grand nombre de ces produits en assurant des prix bas. Les consommateurs sont satisfaits, les éleveurs et les industriels également. Ovins, caprins, bovins… tous les secteurs bénéficient, à un stade ou à un autre, d'aides de l'État et/ou de l'Union européenne (plus de 3 milliards d'euros d'aides directes à la filière animale en 2009 !). Comme on peut le lire dans ce chapitre, la production et la distribution de produits animaux entraînent un usage intensif de ressources naturelles non renouvelables et la création de dérivés qui contaminent notre eau, notre air, nos sols et qui menacent notre santé. Le coût de la viande pour la société s'apparente, d'une certaine façon, à celui du tabac – des dizaines de milliards d'euros par an pour la collectivité : chacun, consommateur de viande ou non, en paie indirectement le prix, souvent à son insu.

Les forêts tropicales sont, en quelque sorte, le poumon de la planète. Pour croître, elles ont besoin de gaz carbonique – nous en produisons – avant de rejeter de l'oxygène – nous en respirons – dans l'atmosphère par le biais de la photosynthèse. Certains scientifiques estiment que les forêts tropicales produisent 20 % de l'oxygène de la planète. Il faut être conscient que perdre une partie des forêts tropicales a des répercussions aux quatre coins de la Terre.

Les forêts tropicales abritent plus de la moitié des espèces animales et végétales de la planète. Mais, lorsqu'il y a déforestation, de nombreuses espèces d'animaux et de plantes sont rayées de la carte. Ces espèces détiennent pourtant peut-être la clé de découvertes scientifiques susceptibles de profiter à l'humanité tout entière. Les animaux et les plantes de la forêt tropicale sont en première ligne, mais nous ne sommes pas si loin derrière.

Le gaspillage de l'eau

En jetant un œil sur une carte du monde, on voit beaucoup de bleu. Au point qu'il est difficile d'imaginer que la Terre puisse manquer d'eau dans un futur proche. La Planète bleue regorge d'eau salée, celle des océans : ainsi, 97 % de l'eau de surface est salée. Les quantités d'eau douce, elles, sont moindres, et surtout elles sont menacées par l'agriculture animale.

Et l'eau salée n'est pas potable. Enfouis profondément en deçà de la surface de la Terre, les aquifères stockent l'eau douce dont nous avons besoin pour irriguer les champs et, tout simplement, pour boire. Ces immenses gisements d'eau douce diminuent rapidement. Une grande quantité de ces réserves d'eau douce est, en effet, utilisée pour irriguer d'immenses étendues de terres dédiées au fourrage des animaux. Toute cette eau utilisée pour nourrir des bêtes produira finalement relativement peu de nourriture pour l'homme. C'est là une utilisation pour le moins peu optimale de nos précieuses ressources en eau douce !

Mais ce n'est pas tout : l'agriculture animale pollue à la fois l'eau douce et l'eau salée de la planète. Les pesticides, les herbicides et les engrais utilisés pour faire pousser la nourriture des animaux contaminent les provisions d'eau. Les déjections des animaux d'élevage rejettent aussi du protoxyde d'azote dans les cours d'eau, les rivières, les lacs et les golfes. L'eau de la Terre n'est plus aussi pure qu'elle l'a été, et les animaux qui y vivent sont de plus en plus contaminés, voire tués, par la pollution.

L'impact des combustions fossiles

L'agriculture animale pille notre planète de ses combustibles fossiles. La production de viande et de produits d'origine animale nécessite un recours intensif aux combustibles fossiles – le pétrole, le charbon, la tourbe et le gaz naturel. Ils sont utilisés pour transporter la nourriture des animaux et les animaux eux-mêmes et pour faire tourner les engins agricoles ou les *étables industrielles* où sont élevés les animaux. Les combustibles fossiles servent aussi dans les fermes industrielles pour produire des engrais artificiels, également appelés engrais chimiques.

Contrairement aux énergies renouvelables – éolienne, solaire et géothermique –, les combustibles fossiles ne sont pas des énergies inépuisables. Une fois qu'un gisement de pétrole ou de charbon a été utilisé, il n'y en a plus. Le dioxyde de carbone et le protoxyde d'azote générés par la combustion des énergies fossiles contribuent, par ailleurs, au réchauffement climatique. D'autres polluants tels que le méthylmercure dégagé par les centrales thermiques au charbon finissent par se retrouver dans l'eau que nous consommons, l'air que nous respirons et les sols que nous cultivons menaçant notre santé et celles des autres êtres vivants.

Devenir végétarien pour des motivations éthiques

Bien sûr, on opte rarement pour un régime végétarien pour son seul bien-être. La motivation première est souvent éthique.

Aspirer au mieux-être de l'humanité

Ce n'est pas un hasard si, depuis l'Antiquité, les plus grands penseurs et philosophes du monde (Pythagore, Jean-Jacques Rousseau…) ont critiqué la consommation de viande (voir chapitre 1).

Ce n'est pas un hasard non plus si certaines grandes religions comme le bouddhisme ou l'hindouisme encouragent un mode de vie végétarien. Contrairement aux idées reçues, on retrouve cette recommandation ailleurs que dans les philosophies orientales : chez les protestants, les membres de l'Église adventiste du septième jour sont encouragés à manger végétarien ; de même, chez les catholiques, les moines trappistes ne doivent pas manger de viande conformément à la règle édictée par saint Benoît qui souhaitait que ses moines s'alimentent comme les pauvres… lesquels n'avaient pas les moyens de s'acheter de la viande (voir chapitre 1).

Dans un monde où tous les êtres humains ne mangent pas à leur faim, cette aspiration à une alimentation sobre et frugale des moines – trappistes ou bouddhistes – est une façon de manifester une forme de solidarité.

La question de la faim dans le monde est un sujet complexe. Les leviers d'action sont, bien sûr, avant tout politiques et économiques, mais un mode de vie éthique et une alimentation végétarienne peuvent contribuer, dans une certaine mesure, à combattre ce fléau.

Quel est le rapport ? L'explication est toute simple : se nourrir de produits « sortis de terre » – les fruits, les légumes, les noix et les graines – permet de nourrir bien plus de monde que si tout cela avait d'abord servi de nourriture à des animaux qui seulement ensuite peuvent nourrir des gens. En consommant directement ce qu'offre la nature, le « circuit » est, pour ainsi dire, raccourci et optimisé.

L'appétit des pays riches pour la viande et les autres produits animaux crée un marché dans les pays pauvres pour produire là-bas de quoi nourrir les animaux. Résultat ? Dans ces pays émergents, ceux qui ont le pouvoir favorisent les cultures fourragères destinées à l'export… au lieu de faire pousser des cultures moins rentables mais qui pourraient nourrir les populations locales.

Comprendre les droits des animaux

En France, un sondage réalisé en 2012 par Opinion Way pour le magazine *Terra Eco* a montré que 75 % des végétariens interrogés l'étaient devenus « pour ne pas faire souffrir les animaux ». Une raison qui arrive devant les considérations environnementales et les questions de santé.

Les chiffres sont glaçants : environ 60 milliards d'animaux sont tués chaque année dans le monde pour l'alimentation, selon la FAO (Organisation des Nations unies pour l'alimentation et l'agriculture). Et, en 2050, la FAO prévoit 110 milliards d'animaux tués par an. En France, à l'heure actuelle, plus de 3 millions d'animaux sont tués chaque jour pour être mangés.

Tout le monde en est plus ou moins conscient : les barquettes d'ailes de poulet ou de côtes de bœuf soigneusement recouvertes de plastique que l'on trouve sur les étals des supermarchés ne sont que la partie édulcorée d'une réalité insoutenable. L'envers du décor, ce sont les élevages intensifs et les abattoirs.

Poules pondeuses élevées en batterie, bovins dépecés à la chaîne dans des bâtiments sordides… Plusieurs reportages et documentaires diffusés ces dernières années (voir chapitre 25) ont montré des scènes de souffrance animale dont il est difficile de se défaire après les avoir vues.

C'est souvent par réaction à ce traitement inhumain des animaux dans le secteur agroalimentaire que naît l'intérêt pour un mode de vie végétarien. Le choix d'une alimentation sans viande apparaît alors comme une forme de compassion envers les bêtes.

Soucieux de l'exploitation des animaux au sens large, certains végétariens, en plus de ne pas manger de viande ou de poisson, boycottent tous les autres produits d'origine animale. Certains refusent ainsi d'acheter des vêtements en cuir ou en laine tandis que d'autres ne consomment ni œufs, ni miel, ni lait (et ses dérivés : beurre, fromages, laitages…). On les appelle « végétaliens » ou « végans ».

ASTUCE

Pour obtenir plus d'informations, vous pouvez vous rendre sur les sites internet des associations défendant les droits des animaux :

- L'association Pour une éthique dans le traitement des animaux (PETA) : `www.petafrance.com`
- La fondation Brigitte Bardot : `www.fondationbrigittebardot.fr`
- La fondation 30 Millions d'amis : `www.30millionsdamis.fr`
- Le Groupe d'action dans l'intérêt des animaux (GAIA) : `www.gaia.be/fr`

Chapitre 3

En finir avec les idées reçues

Dans ce chapitre :

- Évacuer la question des carences
- Prendre conscience de la créativité de la cuisine végétarienne
- Tordre le cou aux idées fausses sur les végétariens

Un individu maigre, au teint livide, ayant l'air de sortir tout droit d'une secte et se nourrissant d'aliments bizarres et insipides. Voilà, à peine exagérée, l'idée que se font certains Français du végétarien type. Ces *a priori* sidèrent toujours les étrangers de passage dans notre pays : ailleurs dans le monde, les végétariens ont plutôt la cote. Leur choix de vie est perçu comme sain et éthique et, dans les pays anglo-saxons, ils sont même auréolés d'un certain glamour.

Mais faire son *coming out* végétarien, en France, c'est passer pour un bobo-bio doux-dingue… dans le meilleur des cas. Et au pire ? Préparez-vous à ce que certains voient en vous un extrémiste illuminé ou inconscient jouant avec sa santé, rien de moins.

Devenir végétarien amène souvent à se confronter au scepticisme de son entourage. Ce chapitre vise à la fois à dédramatiser le choix du végétarisme et à tordre le cou aux idées fausses qui circulent sur le sujet. Vous verrez ainsi qu'être végétarien n'engendre pas de carences particulières et que la cuisine végétarienne n'a rien de fade ou de compliqué. Enfin – si vous en doutiez encore ! –, vous réaliserez que les végétariens ne sont évidemment pas des gens bizarres au mode de vie sectaire.

Non, ce n'est pas dangereux pour la santé

En France, la viande occupe une place centrale dans les repas : la plupart des grands plats traditionnels de notre patrimoine gastronomique, de la blanquette de veau au gigot d'agneau, sont élaborés autour d'une pièce de boucherie. Supprimer la viande de votre assiette revient, dans l'esprit de beaucoup, à créer un vide… propice aux carences. Dans l'imaginaire des non-végétariens, ne pas manger de viande c'est *forcément* manquer de quelque chose et mettre sa santé en péril. En réalité, une alimentation végétarienne équilibrée ne génère aucune carence d'aucune sorte et est même associée à une longue liste de bénéfices pour la santé (voir chapitre 2). Faisons le point.

Des carences ? Quelles carences ?

« Tu ne manges pas de viande ? Mais alors tu dois manquer de fer et de protéines ! » Quel végétarien n'a pas entendu ce genre de réflexion ? À écouter la plupart des gens, la viande rouge serait la seule et unique source de fer et de protéines. En réalité, une alimentation végétarienne équilibrée couvre parfaitement ces besoins.

Les protéines

S'il y a bien un nutriment qui n'inquiète pas les végétariens, ce sont les protéines. Le problème, c'est que l'on a tous été abreuvés, à l'école ou dans les magazines, de ces illustrations où le mot « protéines » était associé à des images de steaks, de saucisses, de bacon… sans jamais une photo de riz complet ou de flageolets. Vitales pour l'organisme, les protéines se retrouvent pourtant dans la plupart des aliments d'origine végétale : les légumes, les céréales, les noix contiennent des protéines. Ainsi, même en ayant une alimentation végétalienne (sans viande, ni œufs, ni produits laitiers), il est presque impossible de manquer de protéines. Dans le chapitre 4, vous trouverez des explications détaillées sur le rôle des protéines et une liste complète des principales sources de protéines végétales.

Le fer

Si vous demandez à quelqu'un de vous citer des aliments riches en fer, il y a de grandes chances que sa réponse se limite à « la viande rouge ». Pourtant, du brocoli aux oignons et aux céréales en passant par les tomates et les oranges, les sources de fer sont partout dans le monde végétal. Les végétariens ne sont pas plus susceptibles que les non-végétariens à avoir des carences en fer.

À RETENIR

Il est vrai, en revanche, que les végétariens ont besoin d'un apport en fer plus significatif que les non-végétariens. En effet, le fer d'origine végétale est moins bien assimilé par l'organisme que le fer que l'on trouve dans la viande. Ce n'est cependant pas un problème, car l'alimentation des végétariens est souvent, de fait, plus riche en fer que celle des non-végétariens. Le chapitre 4 liste les aliments d'origine végétale riches en fer et rappelle tout ce qui est susceptible d'augmenter (la vitamine C…) ou d'inhiber (le thé, le café…) l'absorption du fer par l'organisme.

La vitamine B12

La vitamine B12 est essentielle au bon fonctionnement de l'organisme. On ne la trouve que dans les produits d'origine animale. Ainsi, si vous êtes végétarien et consommez des œufs et des produits laitiers, vous n'avez pas de souci à vous faire. Si vous consommez régulièrement ces aliments, vous absorberez suffisamment de vitamine B12. En revanche, si vous êtes végan, vous risquez potentiellement de manquer de vitamine B12. Le sujet est sérieux, reportez-vous au chapitre 4 pour plus d'informations.

Des risques pour la santé… en moins

Moins sujets aux maladies coronariennes, les végétariens ont généralement un taux de cholestérol et une tension artérielle plus faibles et moins de risques de développer un cancer ou un diabète de type 2. Ils sont aussi souvent plus minces.

Moins de mauvaises graisses

L'alimentation végétarienne a tendance à être plus pauvre en graisses, en graisses saturées et en cholestérol que l'alimentation non végétarienne. En effet, moins il y a de produits d'origine animale dans une assiette, moins elle contient de graisses saturées et de cholestérol. Cette alimentation moins riche en mauvaises graisses contribue probablement au fait que les végétariens sont moins sujets aux maladies coronariennes que les non-végétariens.

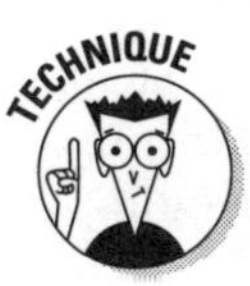

L'alimentation végane est généralement encore plus pauvre en graisses saturées que l'alimentation lacto-ovo-végétarienne. Par ailleurs, elle ne contient pas du tout de cholestérol.

Le plein de fibres et de vitamines

À moins d'être un adepte de la junk food végétarienne (veggie burgers, frites…), vous consommerez davantage de fibres en devenant végétarien. Or, une alimentation riche en fibres prévient la constipation, les hémorroïdes, les varices et la diverticulite.

Consommer davantage de fibres est aussi un atout pour la ligne : on a tendance à être rassasié plus rapidement et donc à manger moins. C'est ce qui explique que la plupart des végétariens sont plus minces que les non-végétariens. Qui a besoin de régimes amaigrissants quand on peut tout simplement être végétarien et rester mince de la façon la plus saine qui soit ?

Une alimentation riche en fruits et légumes et en céréales contribue, par ailleurs, à faire le plein de vitamines, minéraux et composés phytochimiques comme les vitamines E et C, le sélénium, le bêta-carotène, le lycopène et les isoflanoves. Autant de substances qui protègent votre santé et sont associées à certains des nombreux avantages de l'alimentation végétarienne (moins de risque de cancer ou de maladie coronarienne par exemple).

Cet effet protecteur de l'alimentation végétarienne fait que les végétariens jouissent généralement d'une meilleure santé et vivent plus longtemps que les non-végétariens. Comparés à ces derniers, les végétariens sont aussi moins enclins à développer des maladies chroniques et dégénératives.

Une alimentation adaptée à tous les âges de la vie et à tous les modes de vie

En France, le végétarisme a tendance à être considéré comme un mode de vie réservé aux seuls adultes… et encore. Une femme enceinte végétarienne doit souvent faire face, tout au long de sa grossesse, à des jugements désobligeants tandis qu'un végétarien qui ambitionne de faire du sport de haut niveau ferait plutôt sourire. Les seniors ? Ce choix de vie est perçu comme mauvais et fragilisant pour eux. Mais c'est lorsque l'on aborde le sujet du végétarisme chez les enfants, bébés ou adolescents que les réactions deviennent épidermiques… et irrationnelles. L'Agence française de sécurité sanitaire des aliments (Afssa) entre autres, l'a pourtant écrit dans un récent rapport : un régime végétarien comprenant œufs et produits laitiers couvre les besoins nutritionnels quantitatifs et qualitatifs de tout un chacun. La cinquième partie de ce guide fait le point de manière détaillée sur toutes les questions qui se posent aux végétariens à tous les stades de leur vie : lors d'une grossesse (voir chapitre 20), lorsque l'on a un bébé et qu'on souhaite lui donner une alimentation végétarienne (voir chapitre 21), lorsque l'on élève un enfant ou un adolescent végétarien (voir chapitre 22). Cette partie offre aussi des recommandations aux sportifs (voir chapitre 23) et aux seniors (voir chapitre 24) qui ont opté pour une alimentation végétarienne.

Non, ce n'est pas une alimentation fade ou compliquée

« Mais si tu ne manges pas de viande, qu'est-ce que tu manges ? » s'entendent souvent dire les végétariens. Si les mangeurs de viande savaient… Contrairement à ce qu'ils semblent croire, l'alimentation végétarienne est loin d'être triste ou frugale. Quant aux aspirants végétariens, ils se font souvent toute une montagne à l'idée de passer en cuisine. Qu'ils se rassurent : cuisiner végétarien ne nécessite pas de connaissances exceptionnelles et ne fait pas appel à des ingrédients introuvables. Petite introduction à la gastronomie végétarienne…

Une cuisine délicieuse, copieuse, variée et créative

C'est au royaume des fruits et légumes que l'on trouve l'alimentation la plus colorée et la plus savoureuse. Ce n'est pas un hasard si la plupart des cultures du monde offrent des plats copieux et gourmands sans viande. Si vous n'avez jamais eu l'eau à la bouche devant un curry, des falafels ou un couscous aux légumes préparés avec des aliments frais et sans viande, c'est qu'à coup sûr, vous n'en avez jamais mangé.

La cuisine végétarienne est une invitation à la créativité. Une fois que vous serez libéré du principe qu'un plat doit être centré sur la viande, le ballet de la diversité pourra commencer. Le végétarisme offre une possibilité de combinaisons infinies et vous pouvez décliner un même plat de mille et une façons en remplaçant simplement un légume ou un fruit par un autre. En jouant avec les saisons et la diversité de textures, de saveurs et de couleurs des fruits et légumes, la variété et la qualité des repas végétariens vont vous surprendre. Et une fois que vous aurez un peu de pratique, vous verrez que vous n'aurez plus de place pour de la viande dans votre assiette et dans votre estomac. La gastronomie végétarienne est une aventure passionnante et toujours en mouvement.

Cuisiner végétarien ? Un jeu d'enfant

Passer à un mode de vie sans viande peut être angoissant. Ne croyez pas qu'il vous faut une licence en nutrition pour bien manger végétarien. Faites-vous confiance : vous en savez plus que vous ne le pensez. Vous n'êtes sans doute pas capable de compter le nombre de calories qu'il vous faut mais, si vous lisez ce livre, vous aurez acquis sous peu suffisamment de jugeote pour bien faire.

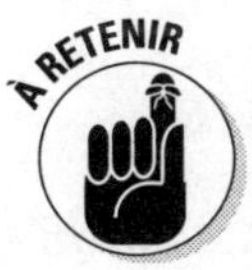

La nutrition est une science complexe mais bien se nourrir est relativement simple. Il n'y a pas lieu de s'inquiéter lorsque l'on opte pour une alimentation végétarienne : vous ne manquerez pas des nutriments essentiels. Une mauvaise alimentation est avant tout une question de mode de vie – végétarien ou pas. Les pires menaces ? La junk food (pizzas, frites…) mais aussi le manque de temps pour se préparer des plats bons pour la santé – et riches en fruits, légumes, céréales complètes et légumineuses.

Si la perspective de vous préparer des plats sans viande vous affole, rassurez-vous : seuls les non-végétariens croient que cuisiner végétarien nécessite d'acheter toutes sortes de produits spécifiques et de passer des heures aux fourneaux.

Manger et cuisiner végétarien vous facilitera, au contraire, grandement la vie. Vous aurez moins de poêles pleines de gras à laver et votre four s'encrassera moins vite. Sur le plan sanitaire, vous aurez moins de souci à vous faire avec des aliments végétariens qu'avec des ingrédients contenant de la viande.

À moins de s'approvisionner dans les épiceries fines et aux rayons gourmets, être végétarien revient moins cher que de manger de la viande. Si vous prenez la plupart de vos repas à la maison et que vous faites vos courses en gardant un œil sur les prix, le végétarisme est un mode de vie économique. Des repas végétariens simples et complets composés de fruits et légumes, de pains complets et de céréales, de légumineuses et d'une poignée de noix, voilà tout ce dont vous avez besoin. Comme les ingrédients de base de l'alimentation végétarienne sont généralement peu coûteux et faciles à cuisiner, cuisiner végétarien revient souvent à gagner du temps et de l'argent. Bien sûr, vous êtes entièrement libre de dépenser autant d'argent que vous le souhaitez pour vous nourrir. Mais gardez en tête que l'alimentation végétarienne se compose surtout d'ingrédients simples préparés simplement.

Gastronomie végétarienne : une reconnaissance tardive mais unanime

En France comme ailleurs, les critiques gastronomiques ont longtemps fait les fines bouches devant la cuisine végétarienne. Un chef ne s'intéressant qu'aux légumes et ne cuisinant ni viande ni poisson était vu comme un hurluberlu n'ayant pas sa place parmi « les grands ». Désireux de prouver que la cuisine végétarienne est une cuisine de couleurs, de parfums et de saveurs, Jean Montagard ouvre, en 1978, à Menton, L'Artisan Gourmand. Deux ans plus tard, le Gault et Millau se rend à l'évidence : L'Artisan Gourmand devient le premier restaurant végétarien à faire son entrée dans le guide de référence. Du côté du Guide Michelin, il faudra attendre 1996 pour qu'une première étoile soit – enfin ! – décernée à un chef végétarien en Europe : il s'agit de Pietro Leemann, le chef suisse de Joia, à Milan. Paradoxalement, c'est un chef non végétarien qui va le plus contribuer à faire tomber les clichés sur la cuisine végétarienne : Alain Passard a deux étoiles lorsqu'il décide, en 2001, de ne plus cuisiner de viande rouge pour mieux se consacrer à « l'exploration des légumes ». Une prise de risque récompensée : non seulement le chef de l'Arpège ne perdra pas ses deux étoiles, mais il en décrochera une troisième quelques années plus tard. Le monde compte d'autres pionniers reconnus de la grande cuisine végétarienne : Denis Cotter en Irlande, Tal Ronnen aux États-Unis, Christian Wrenkh en Autriche et Rolf Hiltl en Suisse. Et puis, il y a désormais toute cette génération de chefs qui, inspirés par ces exemples et pressés par les attentes de leur clientèle, font de la place dans leur menu pour des plats végétariens gourmands et raffinés. C'est ce qui s'appelle être sur la bonne voie…

Non, ce n'est pas sectaire

L'histoire montre que le végétarisme (voir chapitre 1) a parfois été, dans les siècles passés, le fait de groupes plus ou moins en marge de la société et à connotation religieuse ou idéologique (les Cathares et certains moines au Moyen Âge, les dissidents anarchistes à la Belle Époque…). Cette image « radicale » est toujours présente dans l'esprit de certains qui tendent à assimiler le végétarisme à une pratique sectaire. Communautaristes, les végétariens ? Pas vraiment : ils pratiquent peu l'entre-soi, car les occasions de se rencontrer entre végétariens ne sont pas encore si nombreuses. Et puis, il suffit de connaître quelques végétariens pour le savoir : ils ne sont ni associables, ni austères, ni bizarres (pas plus que le reste de la population en tout cas !). D'ailleurs, bien des personnalités que vous ne soupçonneriez pas sont végétariennes.

Vous êtes en bonne compagnie : les végétariens célèbres

Compte tenu du petit nombre de personnes effectivement végétariennes, la proportion de célébrités contemporaines et historiques qui ont fait le choix du végétarisme apparaît significative. La liste est longue et elle comporte des philosophes, des artistes, des intellectuels, des leaders politiques mais aussi des sportifs. Certains revendiquent leur végétarisme haut et fort comme les chanteurs Paul McCartney et Moby tandis que d'autres personnalités sont plus discrètes sur le sujet. Qui sait, par exemple, que Christine Lagarde, l'ancienne ministre de l'Économie promue à la tête du Fonds monétaire international, est végétarienne ? C'est aussi le cas de l'Israélienne Tzipi Livni, ancienne ministre des Affaires étrangères, sensible à la cause animale. L'ex-président américain Bill Clinton, mangeur notoire de hamburgers, a, lui aussi, viré végétarien… pour sauver ses artères. Chaque année, l'association de défense des droits des animaux PETA désigne la « célébrité végétarienne la plus sexy ». Parmi les lauréats de ces dernières années figurent le chanteur Prince, l'actrice Natalie Portman, le comédien Tobey Maguire *alias* Spiderman et le chanteur de Coldplay Chris Martin. Autres « peoples » végétariens (ou qui l'ont longtemps été) : Madonna, Angelina Jolie, Gwyneth Paltrow, Pamela Anderson, Penelope Cruz, Dustin Hoffman, Anne Hathaway, David Bowie et Tom Yorke de Radiohead. Le fondateur d'Apple, Steve Jobs, était également un végétarien revendiqué : voilà qui explique pourquoi il avait choisi une pomme pour emblème ! Si les Anglo-Saxons trustent la liste des végétariens les plus connus de la planète, la France compte aussi quelques personnalités végétariennes, comme Arielle Dombasle, Marie-Claude Pietragalla et, paraît-il, Brigitte Bardot et Mylène Farmer. Chez les hommes, le designer Philippe Starck se dit végétarien tout comme le journaliste et écrivain Franz-Olivier Giesbert. Qui a dit que le végétarisme était incompatible avec le sport de haut niveau (voir chapitre 23 pour en savoir plus) ? La tenniswoman Martina Navratilova était végétarienne.

Quant à Carl Lewis, il aime répéter qu'il était végétarien depuis un an lorsqu'il a décroché deux médailles d'or aux JO de Barcelone en 1992. Côté français, l'ancienne patineuse artistique Surya Bonaly et l'ex-judoka Djamel Bouras seraient, eux aussi, veggie. Signe que les temps changent, des personnages végétariens ont fait leur apparition à la télévision dans les années 1990 : dans la série *Friends*, la fantasque Phoebe est végétarienne, c'est aussi le cas de l'espiègle Lisa Simpson dont les (més)aventures veggie sont inspirées par celles de l'un des producteurs de la série, lui-même végétarien.

Certains végétariens ont laissé leur empreinte dans l'histoire : ainsi, Albert Einstein fut végétarien la dernière année de sa vie après avoir longtemps été un sympathisant du végétarisme. Parmi ses contemporains qui ont fait le choix du végétarisme, comment ne pas citer le leader spirituel indien Gandhi ? Les végétariens ont aussi leurs moutons noirs, à commencer par Adolf Hitler qui aurait été végétarien par intermittence pour des raisons de santé. Chez les intellectuels, on peut citer Léonard de Vinci, Alphonse de Lamartine, Léon Tolstoï ou encore Marguerite Yourcenar qui disait joliment qu'il lui déplaisait de « digérer des agonies ». Dans l'Antiquité (voir chapitre 1), on pense que Platon, Socrate et surtout Pythagore ne mangeaient pas de viande. Ce dernier est d'ailleurs considéré comme le « père du végétarisme » : jusqu'à l'invention du terme « végétarien », à la fin du XIXe siècle, on parlait de « pythagoricien » pour désigner quelqu'un ne consommant pas de viande.

Vous n'êtes pas seul

Les non-végétariens imaginent souvent les végétariens comme un collectif composé de personnes se retrouvant régulièrement, portées par un mode de vie et des centres d'intérêts communs. C'est loin d'être le cas. Il existe tellement de façons de décliner le végétarisme dans sa vie quotidienne (voir chapitre 1) que la singularité de chacun l'emporte parfois. Surtout, les occasions de rencontres entre végétariens ne sont pas si nombreuses. Bien sûr, il y a les rendez-vous incontournables de l'année (voir encadré) comme la Veggie Pride, la marche de la fierté végétarienne, mais globalement, il faut bien le dire : on ne croise pas encore, en France, des végétariens à tous les coins de rue. Pourtant, quoi de plus légitime lorsqu'on saute le pas du végétarisme que d'avoir envie de partager ses bons plans et d'échanger ses expériences – bref, de rencontrer d'autres végétariens ?

À RETENIR

Le plus simple pour faire connaissance avec d'autres végétariens est sans doute de prendre contact avec l'Association végétarienne de France (AVF). Sorties culturelles ou sportives, organisations d'ateliers de cuisine végétarienne… l'AVF relaie ou organise régulièrement des événements pour favoriser les rencontres entre végétariens. Comme toute association, l'AVF est aussi toujours à la recherche de bénévoles pour tenir des stands sur les salons, faire de la compta, distribuer des tracts… à Paris, bien sûr, mais aussi en province, car l'association dispose dans l'Hexagone de tout un réseau de délégués et de correspondants. Un maillage qui devrait vous permettre de tisser des liens près de chez vous. Si ce n'est pas le cas, jetez un œil sur leur site internet : pour être au courant des bons plans, la rubrique « petites annonces » et le forum de discussion sont des mines d'or. À vous les discussions passionnées entre militants… ou simples sympathisants, car plus de la moitié des adhérents de l'AVF ne seraient pas strictement végétariens.

Pour en savoir plus :

Association végétarienne de France (AVF) : www.vegetarisme.fr

Partager un bon repas est toujours une belle façon de faire connaissance. En fréquentant les restaurants végétariens, vous serez amenés à faire des rencontres : la plupart de ces restos organisent souvent des événements liés au végétarisme et sont, en tout cas, des lieux où les informations circulent. Le site Restovege est un formidable annuaire à la fois pratique et critique de tous les restaurants végétariens de France. Dans un esprit plus militant, l'association Mangez végétarien ! organise tous les ans, aux beaux jours, à Paris mais aussi occasionnellement en province, des pique-niques végétaliens où chacun apporte un petit quelque chose. L'hiver, les rencontres ont lieu dans des restaurants végétariens.

Autre astuce pour rencontrer des végétariens : les cours de cuisine. Une bonne manière d'apprendre à cuisiner le tofu et le seitan à toutes les sauces tout en sympathisant avec d'autres végétariens débutants. Les occasions festives sont une autre option : chaque fin d'année, l'association Paris Vegan Days (voir encadré) organise ainsi à Paris un réveillon végan.

Pour en savoir plus :

www.restovege.fr

www.mangez-vegetarien.com

Les grands rendez-vous de l'année

La Veggie Pride

De plus en plus médiatisé, c'est peut-être LE rendez-vous de l'année. Cette marche de la fierté végétarienne a lieu en France chaque année depuis plus de dix ans, généralement au printemps. C'est même dans l'Hexagone qu'elle est née avant d'être déclinée à l'étranger. La plupart du temps, elle se déroule à Paris mais, les années passant et le succès grandissant, elle a déjà eu lieu à Lyon ou à Marseille. La « VP », comme disent les initiés, est axée sur le refus de manger des animaux par éthique.

Pour en savoir plus : `www.veggiepride.fr`

Les Journées mondiales végétariennes

Les « JMV » nous viennent des États-Unis où elles ont vu le jour à la fin des années 1970. En France, il a fallu attendre la fin des années 1990 pour qu'elles soient relayées par l'Association végétarienne de France. Ces journées ont lieu chaque première semaine d'octobre : des conférences mais aussi des repas végétariens sont alors organisés à Paris et sur tout le territoire. C'est un moment convivial et idéal pour faire découvrir en douceur l'alimentation végétarienne à votre entourage non végétarien.

Pour en savoir plus : `www.vegetarisme.fr`

Les Paris Vegan Days

Si vous êtes végan, vous en avez forcément entendu parler : né seulement en 2009, ce salon s'est imposé, en quelques éditions, comme le principal salon européen dédié au véganisme. À chaque édition, il accueille des milliers de visiteurs en quête de renseignements pointus mais aussi d'animations bon enfant (démonstrations culinaires, « éco-défilé »...). La dernière édition a eu lieu à la Cité de la mode et du design, dans le 13e arrondissement de Paris, quai d'Austerlitz.

Pour en savoir plus : `www.parisveganday.fr`

Deuxième partie

Devenir végétarien, mode d'emploi

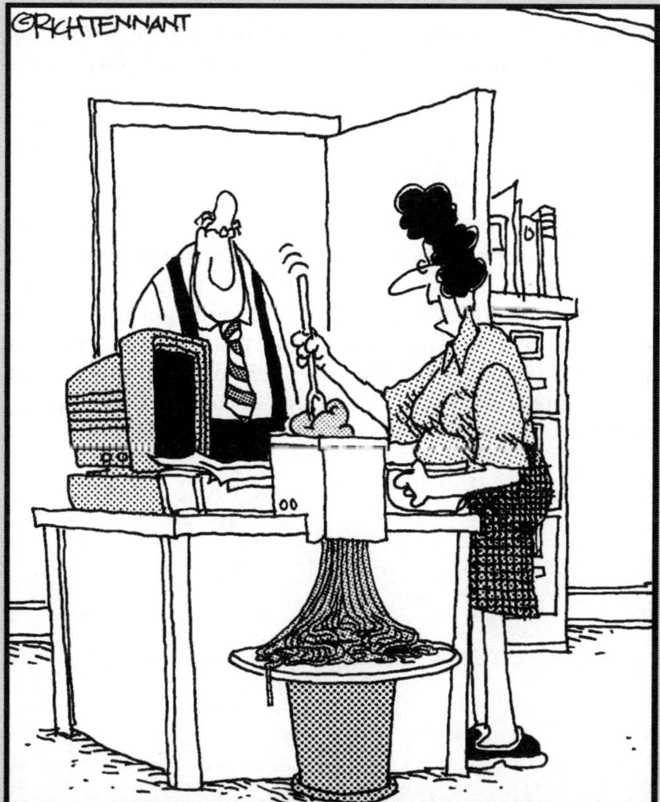

« Détends-toi, encore un plat de vermicelles et j'en aurai fini avec ta chère déchiqueteuse. »

Dans cette partie...

Vous savez, à présent, tout ce qu'il faut savoir sur le végétarisme... en théorie. Avant de passer en cuisine, le moment est venu de faire le plein d'informations pratiques.

Changer de manière de manger demande, en effet, des connaissances et des compétences nouvelles. Le voilà, votre défi !

Dans cette partie, vous allez acquérir toutes les informations en matière de nutrition, histoire d'avoir tous les repères nécessaires pour optimiser votre alimentation végétarienne. Vous apprendrez aussi à éviter les écueils des végétariens débutants. Pour compléter votre préparation à un mode de vie végétarien, vous verrez comment gérer votre nouveau statut de végétarien chez vous (surtout si vous êtes le seul végétarien de la maison) mais aussi en société : chez des amis, au restaurant ou en voyage. Et puis, vous allez le voir, quelques astuces existent pour assumer plus facilement le label « végétarien » dans un monde qui ne l'est pas. En route ! Il y a du chemin à faire...

Chapitre 4

Nutrition : trouver ses marques

Dans ce chapitre :

- Mettre en perspective les besoins en protéines
- Tirer parti des sources végétales de calcium
- Cerner les tenants et les aboutissants de l'apport en fer
- Absorber suffisamment de vitamines B12
- Identifier les sources d'oméga-3
- Gérer les apports en vitamines et minéraux complémentaires
- S'interroger sur la prise de compléments alimentaires

Les grandes familles de nutriments sont probablement gravées dans votre mémoire depuis votre enfance. Et depuis cette époque, lorsque quelqu'un vous demande de citer des aliments riches en protéines, en fer, en lipides ou en calcium, vous vous surprenez à voir surgir dans votre cerveau des images de steak saignant, de motte de beurre et de brique de lait.

Rien d'étonnant.

Vous avez certainement suffisamment de jugeote pour savoir, à présent, que tous ces nutriments clés ne se trouvent pas exclusivement dans la viande ou les produits laitiers. Il n'est pas simple, cependant, de se défaire d'une culture et d'une éducation qui, depuis des générations, ont mis les produits d'origine animale au centre de l'alimentation.

C'est pourquoi ce chapitre est entièrement dédié aux connaissances nutritionnelles de base. Ces informations vont vous aider à évacuer vos éventuelles inquiétudes liées au passage à une alimentation végétarienne.

Consommer suffisamment de protéines lorsque l'on mange végétarien

L'alimentation végétarienne suscite toujours beaucoup d'interrogations chez les personnes qui ne sont pas familières de ce mode de vie. Et la question de l'apport en protéines arrive presque toujours en tête. « Mais où trouves-tu tes protéines ? », s'entendent souvent dire les végétariens. Que tout le monde se rassure : les végétariens n'ont pas de raison particulière de manquer de protéines.

Dans la plupart des pays développés, un préjugé culturel veut que les protéines d'origine animale soient plus « qualitatives ». Les industriels du secteur agroalimentaire pèsent sur le pouvoir politique pour entretenir cet *a priori* avantageux sur le plan économique.

Les protéines d'origine végétale n'ont pourtant rien à envier aux protéines d'origine animale.

Cette section va vous aider à discerner le vrai du faux sur le rôle des protéines pour la santé. Vous y apprendrez aussi tout ce qu'il faut savoir sur les protéines dans le cadre d'une alimentation sans viande.

Examiner les faits

Pour bien comprendre comment l'alimentation végétarienne offre toutes les protéines dont vous avez besoin, il faut, au préalable, savoir ce que sont les protéines et comment l'organisme les utilise. Cela aura le mérite de dissiper le malentendu persistant qui circule sur l'alimentation végétarienne et les protéines.

Le mot « protéine » vient d'un mot grec signifiant « de première importance ». Les protéines ont été la première substance identifiée par les Anciens comme vitale pour les êtres vivants. Elles constituent la structure de base de toutes les cellules vivantes et elles sont l'une des composantes des hormones, des enzymes et des anticorps.

La plupart des protéines de votre organisme se trouvent dans vos muscles, mais vos os, vos dents, votre sang et vos autres fluides corporels en contiennent également. Le collagène de vos tissus conjonctifs est une protéine, à l'instar de la kératine de vos cheveux. La caséine du lait, l'alumine des œufs, l'albumine et l'hémoglobine du sang sont d'autres exemples de protéines.

Les protéines jouent un rôle vital dans tous les tissus vivants. Elles sont constituées d'atomes d'azote qui se décomposent en acides aminés durant la digestion. Les acides aminés sont les blocs de construction des protéines et ont d'autres fonctions dans l'organisme également. Les acides aminés essentiels sont des acides aminés que le corps ne peut pas produire. Il en existe neuf et tous doivent être fournis par l'alimentation.

La plupart des végétaux contiennent des protéines et certains constituent même d'excellentes sources. Les légumes, les céréales, les légumineuses, les graines et les noix contiennent tous des protéines.

Voici quelques exemples de nourritures végétariennes riches en protéines :

- une salade de pois chiches,
- une soupe de lentilles,
- des flocons d'avoine,
- des haricots rouges et du riz,
- des lasagnes au tofu,
- des brochettes de seitan,
- des falafels,
- un veggie burger,
- un bol de céréales avec du lait de soja,
- des pâtes au pesto avec des pignons de pin,
- une pizza végétarienne,
- un chili végétarien.

Tous les végétaux contiennent des acides aminés essentiels, mais en quantités variables, certaines plantes beaucoup et d'autres moins. Même si vous ne mangez que des aliments d'origine végétale et que votre alimentation ne comprend ni viande, ni œufs, ni produits laitiers, absorber suffisamment de ce dont vous avez besoin n'a rien de compliqué.

En fait, du moment que vous consommez suffisamment de calories pour couvrir vos besoins énergétiques, il est presque impossible de manquer de protéines. Quand bien même vous ne vous alimenteriez qu'avec des pommes de terre, en quantité suffisante bien sûr, vous absorberiez malgré tout tous les acides aminés qu'il vous faut. De là à recommander un régime exclusivement à base de pommes de terre néanmoins…

Vous avez besoin d'autres nutriments que les protéines dans votre alimentation et aucun aliment n'est en mesure, seul, de tous les fournir.

À RETENIR

Ce qu'il faut garder en tête à propos des protéines et des acides aminés essentiels est que, si vous mangez suffisamment de légumes, de céréales, de légumineuses et de graines, vos besoins en acides aminés essentiels seront couverts, voire dépassés.

Oublier la vieille règle des protéines complémentaires

En dépit de ce que vous avez pu lire ou entendre ici ou là, il n'est pas nécessaire de mélanger plusieurs types d'aliments et d'associer plusieurs types de protéines pour avoir un bon apport en mangeant végétarien. Cette vieille théorie des « protéines complémentaires » qui incitait à toujours associer protéines végétales et céréales au cours d'un même repas a fait long feu. Les nutritionnistes ne donnent plus ce genre de recommandations, non que le principe des protéines complémentaires n'existe pas en tant que tel, mais il ne fonctionne pas tout à fait comme on le pensait.

La théorie des protéines complémentaires est la suivante :

Comme les aliments d'origine végétale ne contiennent qu'un ou plusieurs acides aminés essentiels, les végétariens étaient encouragés à mélanger de la nourriture dépourvue d'un acide aminé particulier avec des aliments contenant, au contraire, en abondance cet acide aminé en question. La théorie consistait ainsi à assembler comme un puzzle l'acide aminé d'un légume avec l'acide aminé d'une céréale par exemple. Vous obteniez ainsi des protéines complémentaires aux niveaux adéquats d'acides animés à disposition au même moment pour l'organisme

Pour appliquer cette théorie, les nutritionnistes ont élaboré des tableaux complexes détaillant les aliments à mélanger pour obtenir ces fameuses protéines complémentaires. Il était ainsi recommandé aux végétariens de manger leurs haricots rouges avec du riz ou du maïs ou d'agrémenter leurs céréales de lait ou de fromage. S'ils ne respectaient pas ces contraintes, les végétariens étaient, croyait-on alors, menacés de déséquilibre nutritionnel majeur.

Mais une page a été tournée.

Mélanger au cours d'un repas certains aliments pour combiner leurs acides aminés n'est plus quelque chose dont doivent se soucier les végétariens. Votre organisme peut faire ces associations pour vous, comme cela se passe pour de nombreuses autres interactions nutritionnelles qui n'ont pas besoin de votre intervention.

En fait, vous avez seulement deux choses à faire :

- veiller à avoir un apport calorique à la hauteur de vos besoins énergétiques ;
- manger des aliments suffisamment variés tout au long de la journée.

Voilà tout ce dont il faut se préoccuper.

Même s'il n'est pas nécessaire d'absorber tous les acides aminés essentiels en une seule fois, il est intéressant de signaler que le soja (ou tofu) contient absolument tous les acides aminés essentiels. Si cela était nécessaire, le tofu pourrait donc parfaitement être la seule source de protéines dans l'alimentation d'une personne.

Couvrir ses besoins en protéines ? Facile

Il n'y a vraiment pas de quoi s'inquiéter pour ce qui est de votre apport en protéines.

Évidemment, si vous vous nourrissez exclusivement de barres chocolatées et ne buvez que du soda, vous risquez quand même de finir par manquer de protéines. Mais vous développerez aussi, par la même occasion, des carences en vitamines, en minéraux et en autres composés phytochimiques.

Ceci dit, même si vous n'avez pas de souci à vous faire, vous avez peut-être envie de savoir précisément quelle est la quantité de protéines dont vous avez besoin. Il y a une manière assez simple de le savoir :

Votre apport recommandé en protéines est de 0,8 gramme par jour pour chaque kilo de votre masse corporelle. Ainsi, votre poids en kilos multiplié par 0,8 gramme = le nombre de grammes de protéines dont vous avez besoin. Cette équation généreuse laisse une bonne marge d'erreur. En réalité, votre organisme n'a pas besoin d'une telle quantité de protéines. Une exception pourrait toutefois être faite pour les végans : bien qu'il n'y ait pas de consensus sur le sujet, beaucoup de nutritionnistes estiment que les végans devraient utiliser un coefficient de 0,9 gramme, voire d'1 gramme, pour compenser la digestibilité moindre des protéines d'origine végétale.

Pour revenir au coefficient des végétariens, prenons un exemple : si vous pesez 54,5 kilos, il vous faut multiplier 54,5 par 0,8, ce qui donne approximativement 44 grammes de protéines. Voilà la quantité de protéines dont votre organisme a besoin chaque jour, et ces 44 grammes ne sont pas bien difficile à atteindre.

Pour voir à quel point il est simple de consommer la quantité de protéines dont vous avez besoin, jetez un œil à la liste des aliments notés avec leur teneur en protéines dans le tableau 4-1. Pensez à ce que vous mangez chaque jour. Calculez la quantité de protéines que vous consommez un jour moyen puis, à l'aide de la formule suivante, calculez votre besoin quotidien en protéines :

Votre poids en kilos____ x 0,8 gramme de protéines =____ vos besoins quotidiens en protéines

Tableau 4-1 : Teneur en protéines d'aliments courants

Aliments	*Grammes de protéines*
Produits d'origine animale	
30 grammes de n'importe quelle viande	7
30 grammes de fromage	7
1 œuf	7
1 verre de lait	8
1 royal cheese burger	28
120 grammes de blanc de poulet	28
300 grammes de faux-filet	70
1 omelette avec 3 œufs et 60 grammes de fromage	35
Produits alternatifs	
1 veggie burger	5-25
120 grammes de tempeh	20
120 grammes de tofu	5-9
1 verre de lait de soja	10
Légumineuses	
½ bol de légumineuses (selon le type)	5-9
1 bol de soupe de haricots noirs	16
1 bol de chili végétarien	24
½ bol de flageolets en salade	6
Noix et graines	
30 grammes de noix (selon le type)	4-7
30 grammes de graines (selon le type)	4-11
2 cuillerées à soupe de tahini (beurre de graines de sésame)	6
2 cuillerées à soupe de beurre de cacahuètes, d'amandes ou de noix de cajou	8
Produits céréaliers	
1 tranche de pain complet	2-3
½ bol de céréales complètes	2
½ bol de flocons d'avoine cuits	3
½ bol de pâtes	7
½ bol de riz	4

Tableau 4-1 : Teneur en protéines d'aliments courants (suite)

Aliments	*Grammes de protéines*
Fruits et légumes	
1 bol de légumes (tomates, salade, brocoli, haricots verts...)	4
Fruits (la plupart)	traces

L'exemple (ci-dessous) de menu type pour une journée procure environ 1 600 calories et 53 grammes de protéines. Comme vous allez le constater, il est facile, même sans inclure de produits d'origine animale, d'atteindre chaque jour la quantité de protéines dont vous avez besoin.

Petit déjeuner :

- 1 bol de flocons d'avoine avec du lait de soja chaud, de la cannelle et des grains de raisin,
- 1 tranche de pain complet toastée avec de la margarine et de la confiture,
- 1 jus d'orange frais.

Déjeuner :

- 1 salade mixte avec de la vinaigrette,
- 1 bol de soupe de lentilles,
- 1 morceau de pain à la farine de maïs,
- ½ bol de salade de fruits frais,
- De l'eau.

Dîner :

- 4 grammes de tofu avec un sauté de légumes chinois,
- 1 bol de riz vapeur,
- ½ bol de légumes verts parsemés de graines de sésame,
- Des quartiers d'oranges,
- 1 tisane.

En-cas optionnel :

- 1 petit sandwich au fromage végétal,
- 1 smoothie aux fruits.

Ne pas tomber dans l'excès de protéines

Compte tenu de l'attention portée aux protéines dans le discours nutritionnel ambiant, il y a de quoi finir par croire que chacun à tout moment risque de manquer de protéines. En réalité, le vrai risque pour la plupart des gens est de consommer trop de protéines.

Un apport excessif en acides aminés soufrés peut entraîner une perte de calcium dans les os. Les nourritures riches en acides aminés soufrés sont les œufs, la viande, le poulet, les produits laitiers, le poisson, les noix et les céréales.

Manger de la viande rouge et des viandes transformées est associé à un risque accru de cancer colorectal, et la consommation de viande augmenterait aussi, selon certaines études, le risque de cancer du sein. Ingérer trop de protéines entraîne également un stress excessif pour les reins.

L'alimentation végétarienne contient suffisamment de protéines sans que cela soit excessif. Ne pas consommer des quantités exagérées de protéines – et de produits animaux riches en protéines – présente bel et bien des avantages pour la santé.

La question du fer

Comme pour les protéines, la plupart des gens associent le fer à la viande. Pourtant, comme pour les protéines, le fer est largement disponible dans les produits d'origine végétale.

Dans cette section, vous verrez comment couvrir vos besoins en fer dans le cadre d'une alimentation végétarienne.

Savoir de quoi il retourne

Le fer est un minéral que l'on retrouve dans l'hémoglobine des globules rouges et qui aide à transporter l'oxygène dans l'ensemble de l'organisme. On trouve également du fer dans la myoglobine qui apporte de l'oxygène aux muscles du corps. Lorsque vos réserves de fer sont réduites, vous n'êtes plus en mesure d'apporter suffisamment d'oxygène aux cellules de votre organisme. Il en résulte une forme d'anémie qui se manifeste par une sensation de fatigue intense.

Les végétariens ne sont toutefois pas plus exposés à une carence en fer que les non-végétariens. L'anémie ferriprive (c'est-à-dire par manque de fer) est l'une des carences nutritionnelles les plus courantes dans le monde. Elle est toutefois plus répandue dans les pays en voie de développement à cause de parasites, et non en raison de l'alimentation. Dans les pays développés, le manque de fer touche surtout les enfants et les jeunes, de même que les femmes enceintes et les femmes réglées.

Si les végétariens ont besoin de consommer au quotidien davantage de fer que les non-végétariens, c'est parce que le fer d'origine végétale est moins bien assimilé par l'organisme que le fer que l'on trouve dans la viande. Cela ne pose pas de problème en soi puisque l'alimentation végétarienne est naturellement riche en fer – plus même que celle des non-végétariens.

Le fer héminique et le fer non héminique : présentations

Le fer que l'on trouve dans les aliments se présente sous deux formes : *le fer héminique* et le *fer non héminique*. On trouve le premier dans la volaille, la viande rouge et le poisson. Lorsque votre alimentation inclut de la viande rouge, cela augmente la quantité de fer d'origine animale absorbé par votre organisme. Cette caractéristique ne fait pas nécessairement du fer héminique une meilleure source de fer, et elle pourrait même avoir des inconvénients.

Le fer est potentiellement antioxydant, car il peut transformer le cholestérol pour le rendre plus facilement assimilable par les artères, ce qui contribue à les durcir et donc à favoriser les maladies coronariennes. C'est précisément pour cette raison qu'il est recommandé aux hommes – qui ont davantage de risques que les femmes de déclarer une maladie coronarienne – de ne pas prendre de suppléments en vitamines et minéraux contenant du fer.

Le fer que l'on trouve dans les végétaux est le fer non héminique. Celui-ci est moins efficacement absorbé par l'organisme que le fer héminique. Toutefois, certains composants alimentaires très courants peuvent améliorer de manière radicale l'absorption du fer non héminique par le corps. Ces exhausteurs de fer aident les végétariens à absorber tout le fer dont ils ont besoin (voir la section à suivre « Trouver l'équilibre entre les inhibiteurs et les exhausteurs de fer »).

Les recommandations sur les apports en fer sont variables suivant l'âge et le sexe. Elles sont généralement plus élevées pour les femmes réglées que pour les hommes ou les femmes après la ménopause, car les femmes qui ont leurs règles perdent davantage de fer que les femmes qui ne sont plus réglées. Les recommandations pour les hommes adultes et les femmes après la ménopause sont seulement de 8 milligrammes par jour tandis que les femmes qui ont leurs règles devraient ingérer 18 milligrammes de fer par jour.

Il n'est guère pratique pour le commun des mortels de compter chaque milligramme de fer caché dans son alimentation. Plutôt que de vivre avec une calculatrice dans la main, pensez à inclure régulièrement dans vos repas des aliments riches en fer en faisant en sorte d'optimiser son absorption par votre organisme. Poursuivez votre lecture pour découvrir comment procéder.

Dénicher le fer dans les végétaux

Dans le monde végétal, le fer est partout. Les céréales et les pains complets, les légumineuses, les noix et les graines, certains fruits secs et les légumes verts à feuilles sont, par exemple, de bonnes sources de fer.

À RETENIR

Beaucoup de végétaux riches en calcium sont également riches en fer. Dans la section suivante sur le calcium, vous trouverez des idées de plats qui vous aideront à faire à la fois le plein de calcium… et de fer.

Voici, par ailleurs, quelques aliments riches en fer :

- le brocoli,
- les choux de Bruxelles,
- le chou,
- le chou-fleur,
- les poivrons verts,
- les oignons,
- les oranges,
- les tomates,
- les fraises.

Trouver l'équilibre entre les inhibiteurs et les exhausteurs de fer

Vous n'en êtes sûrement pas conscient, mais une guerre sans merci a lieu dans votre corps. L'enjeu de cette bataille acharnée ? Le fer. En effet, certaines substances dans les aliments que vous consommez améliorent l'absorption du fer par votre corps tandis que d'autres inhibent, au contraire, son assimilation par votre organisme. Rassurez-vous, la plupart du temps, tout s'équilibre naturellement et tout se passe pour le mieux. Il est néanmoins intéressant de connaître ce processus pour veiller à ce que votre organisme absorbe ce qu'il faut.

Les inhibiteurs de l'absorption du fer

L'acide tannique du thé est l'une des substances qui inhibe l'aptitude de votre organisme à absorber le fer. Dans les pays sous-développés où l'alimentation est généralement pauvre en fruits et légumes à forte teneur en vitamine C (vitamine qui booste l'absorption du fer), la coutume de boire du thé à longueur de journée peut entraîner une carence en fer. Cela arrive moins souvent dans les pays développés où les gens ont une alimentation variée riche en fruits et légumes de toutes sortes.

Certaines épices, le café, le cacao, les phytates des céréales complètes et le calcium des produits laitiers réduisent également les capacités d'assimilation du fer par l'organisme. Inutile de se priver de ces produits pour autant : en consommant un mélange raisonnable de ces nourritures, inhibiteurs et exhausteurs de fer se neutralisent mutuellement sans effets néfastes pour la santé.

Si vous êtes un grand buveur de thé, prenez garde. Plus encore que le café, le thé est un ennemi redoutable de l'assimilation du fer par votre organisme. Pour les personnes buvant « des litres » de thé par jour, une telle quantité de tanins peut poser problème. De nombreuses tisanes contiennent également des tanins, mais ce n'est pas le cas de la camomille ou des tisanes aux agrumes. Si vous buvez plusieurs tasses de thé par jour, buvez-les de préférence bien avant ou bien après un repas et surtout pas au moment des repas. Cela atténuera l'effet inhibiteur des tanins.

Les exhausteurs de l'absorption du fer

La vitamine C est l'un des exhausteurs les plus efficaces de l'absorption du fer. Or, l'alimentation végétarienne regorge de vitamine C. En consommant au cours de votre repas un aliment riche en vitamine C, vous pouvez augmenter jusqu'à 20 fois l'absorption de fer par votre organisme.

Vous mangez déjà probablement des aliments gorgés de vitamine C au cours de vos repas sans même y prêter attention. Dans les menus végétariens suivants, un aliment riche en vitamine C aide le corps à absorber le fer de ce repas :

- une soupe de haricots noirs avec du pain ; une salade mixte avec des tomates, des poivrons verts, des oignons ; un morceau de melon ;
- un bol de flocons d'avoine avec du lait de soja chaud et quelques fraises fraîches ;
- des pâtes aux légumes cuits vapeur (brocoli, chou-fleur, carottes, poivrons verts, oignons) avec une sauce à base de tomates, ail et huile d'olive ;
- un sandwich au pain complet tartiné de beurre de cacahuètes et de confiture, quelques quartiers d'orange ;
- un chili végétarien accompagné de riz complet et de brocoli ou de choux de Bruxelles cuits vapeur ;
- un veggie burger avec des tomates et de la laitue accompagné de quelques frites maison.

D'autres substances dans les végétaux améliorent l'absorption du fer, mais la puissance de la vitamine C est incomparable. Utiliser des poêles et des casseroles en fonte améliore aussi la quantité de fer que vous ingérez, surtout si vous cuisinez dedans des aliments acides tels que des tomates.

Faire ses réserves de vitamine B12

Notre corps a besoin de vitamine B12 pour que les enzymes qui aident au métabolisme des acides aminés et des acides gras fonctionnent correctement. Une carence en vitamine B12 peut entraîner une forme d'anémie et affecter les nerfs des mains, des jambes, des pieds, de la colonne vertébrale et du cerveau.

La chose n'est pas à prendre à la légère, mais notre corps n'a besoin que de quantités minuscules de cette vitamine. L'apport quotidien recommandé en vitamine B12 s'élève à un tout petit 2,4 microgrammes. En théorie, donc, une demi-pincée de vitamine B12 suffirait pour le reste de notre existence.

Mais alors, pourquoi ce ramdam autour de cette vitamine lorsque l'on est végétarien ?

S'instruire sur la vitamine B12

Si les végétariens doivent se montrer vigilants quant à leurs apports en vitamine B12, c'est parce que cette vitamine n'est présente que dans les produits d'origine animale. Les végétariens qui mangent régulièrement des œufs ou des produits laitiers n'ont donc pas de souci à se faire. En revanche, les végans risquent potentiellement de manquer de vitamine B12.

La question de la vitamine B12 est très importante lorsque l'on est végétarien – et *a fortiori* lorsque l'on est végan. Une carence peut en effet atteindre les nerfs sévèrement et de manière irréversible. Bien que les besoins recommandés en vitamine B12 puissent sembler anecdotiques, ne pas les couvrir peut être dramatique.

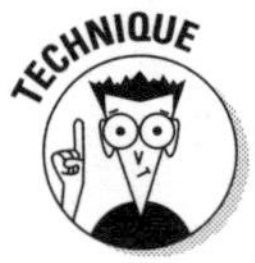

Une carence en vitamine B12 ne se déclare pas du jour au lendemain. Votre organisme fait des provisions de vitamine B12 lorsque vous en ingérez. La plupart des gens ont, dans leur foie et dans d'autres tissus, des ressources pour trois ans. Certaines personnes sans source de vitamine B12 dans leur alimentation mettent ainsi vingt ans avant d'épuiser leurs réserves et de développer les symptômes d'une carence.

En fait, la cause la plus courante d'une carence en vitamine B12 est rarement en soi un apport insuffisant par l'alimentation mais plutôt une dégradation de la capacité du corps à absorber cette vitamine. C'est quelque chose qui peut arriver à n'importe qui et qui n'est pas, en soi, un problème de santé exclusivement réservé aux végétariens. Les seniors sont plus exposés, car la capacité de leur corps à produire le facteur intrinsèque, cette substance nécessaire à l'absorption de la vitamine B12, diminue avec l'âge. Pour cette raison, les apports recommandés en vitamine B12 sont plus élevés pour les personnes de plus de 50 ans que pour les adultes plus jeunes.

En dépit du risque théorique, peu de cas de carence en vitamine B12 ont été recensés chez les végans. Il y a plusieurs explications envisageables, comme le fait que l'acide folique est susceptible de masquer une anémie par manque de vitamine B12. L'acide folique est assez présent dans le monde végétal, et particulièrement dans les légumes verts à feuilles. Les végétariens, et encore plus les végans, ont une alimentation généralement riche en acide folique et il est donc possible qu'une carence en vitamine B12 passe inaperçue.

Identifier les bonnes sources de vitamine B12

De la vitamine B12 est fabriquée tout autour – et à l'intérieur – de vous. Cette vitamine est produite par des micro-organismes – des bactéries présentes dans les sols, les étangs, les fleuves, mais aussi dans les intestins des animaux et dans ceux des êtres humains. Ainsi, si vous viviez dans la nature en buvant l'eau des ruisseaux de montagne ou en mangeant directement les légumes tout juste sortis de terre, vos sources naturelles de vitamine B12 seraient toutes trouvées. Dans notre monde contemporain, on achète des légumes prélavés et on boit de l'eau aseptisée. La santé publique s'en porte mieux, mais cela a éliminé une source de vitamine B12.

Si vous consommez des produits d'origine animale – œufs, fromage, yaourt, lait de vache et autres produits laitiers –, vous avez un apport en vitamine B12. Les non-végétariens en ingèrent encore plus puisqu'ils consomment de la viande rouge, du poulet, et des fruits de mer.

Vos intestins, eux aussi, produisent de la vitamine B12 mais elle n'est pas produite à l'endroit où elle est absorbable. En d'autres termes, la vitamine B12 que vous fabriquez n'est pas une source fiable.

À RETENIR

Prenez garde : si vous consommez peu ou pas de produits d'origine animale, assurez-vous d'avoir une source de vitamine B12 dans votre alimentation, comme les laits végétaux de soja ou de riz enrichis en vitamine B12, ou des céréales pour le petit déjeuner enrichies elles aussi. Vous pouvez aussi tout simplement prendre un complément alimentaire. Quelle que soit votre source, en tout cas, consommez-en régulièrement, par précaution pour votre santé.

ASTUCE

Si vous prenez un complément en vitamine B12, choisissez plutôt une formule qui se mâche ou qui se dissout sous la langue. En effet, la vitamine B12 s'assimile difficilement lorsqu'elle est avalée d'un coup.

Distinguer les différentes formes de B12

Au moment où vous pensiez avoir tout compris, voilà que les choses se compliquent sur la B12.

La vitamine B12 se présente sous différentes formes. Celle dont vous avez besoin est appelée **cyanocobalamine**. Les autres formes de la vitamine sont simplement désignées comme les analogues de la B12. Ces substances restent inactives dans l'organisme.

Pourquoi cette avalanche d'informations pointues ? Pour dissiper la grande confusion qui règne sur les aliments végans censés être riches en vitamine B12. Pendant longtemps, en effet, on a cru que les algues, le tempeh, le miso et la levure alimentaire (appelée aussi levure nutritionnelle, levure maltée ou diététique) constituaient de bonnes sources de vitamine B12. Le problème, c'est que, lorsque la teneur en vitamine B12 était mesurée en vue de la signaler sur les emballages, les laboratoires utilisaient un test microbien ne distinguant pas les différentes formes de vitamine B12 – et non la seule cyanocobalamine. Les végétariens, et surtout les végans, étaient ainsi induits en erreur : en achetant ces produits, ils croyaient couvrir leurs besoins en vitamine B12 alors qu'en fait la teneur en vitamine B12 affichée pouvait très bien être due aux analogues.

Les scientifiques ont désormais établi que 94 % de la vitamine B12 de ces aliments était, en fait, des analogues de la B12, et non de la cyanocobalamine. Certaines données laissent penser que les analogues de la B12 entrent en compétition avec la cyanocobalamine lors de l'absorption faisant ainsi le lit d'une carence en vitamine B12.

Sur les emballages des produits alimentaires, cherchez le mot cyanocobalamine pour être sûr que cet aliment contient la bonne forme de vitamine B12. Trouver des produits enrichis en cyanocobalamine ne devrait pas poser problème. Les produits de ce type, comme les céréales pour le petit déjeuner, sont commercialisés par la plupart des grandes marques connues et distribuées dans tous les supermarchés. Prenez soin de vérifier régulièrement ce qui est écrit sur les emballages, car il arrive que les industriels changent de temps en temps la composition de leurs produits. Le lait de soja et les autres substituts de lait sont les produits enrichis les plus faciles à trouver. Si vous n'en trouvez pas dans le supermarché de votre quartier, vous aurez l'embarras du choix dans les magasins diététiques.

La levure alimentaire est très appréciée par les végétariens – et particulièrement des végans. Sa saveur n'est pas sans rappeler celle du parmesan et beaucoup de gens l'utilisent de la même manière que le fromage italien. Vous pouvez saupoudrer de la levure alimentaire sur vos salades, vos pommes de terre, vos pâtes, vos poêlées de légumes, etc.

Si vous utilisez la levure alimentaire comme source de vitamine B12, assurez-vous que ce soit la bonne forme de B12. La levure la plus courante dans le commerce, celle destinée à faire de la pâtisserie, n'est pas celle qu'il vous faut. Beaucoup des levures alimentaires que l'on trouve dans les magasins diététiques contiennent des analogues de la B12 et ce n'est pas ce qu'il vous faut non plus. Vous devez opter pour un produit mentionnant « cyanocobalamine » sur l'étiquette, ce qui n'est pas courant en France.

De nombreux végétariens croient que le tempeh, le miso (un produit à base de soja fermenté utilisé comme base de soupe ou comme condiment), le tamari (une sauce à base de fèves de soja fermentées), les germes de soja, les algues (nori, spiruline, kombu et autres) et les produits simplement estampillés « levure alimentaire » dans les magasins diététiques sont de bonnes sources de vitamine B12. Ce n'est pas le cas, alors faites attention. La plupart de ces aliments contiennent des analogues de la B12 et non de la cyanocobalamine, cette substance dont notre organisme a besoin.

Envisager les compléments alimentaires contenant de la B12

Pour les végétariens – et, encore une fois, surtout les végans – qui ont besoin d'une bonne source de vitamine B12, avoir recours à un complément alimentaire est un choix infaillible. Vous pouvez utiliser un complément, soit en remplacement, soit en plus des aliments enrichis que vous consommez par ailleurs.

Achetez un complément avec la plus petite dose de vitamine B12 possible. Vous avez besoin de seulement 2,4 microgrammes par jour, mais de nombreux compléments contiennent des doses bien plus élevées. Votre corps adapte son niveau d'absorption à ses besoins et si vous abreuvez votre organisme de vitamine B12, il n'absorbera que ce dont il a besoin et le reste sera perdu. Il n'y a donc aucun intérêt à prendre des méga doses de cette vitamine. Les sites `www.unmondevegan.com` et `www.societevegane.fr` vendent en ligne des compléments alimentaires sous forme de comprimés contenant notamment de la cyanocobalamine. Sachez aussi que Solgar commercialise de la levure de bière en comprimés contenant de la cyanocobalamine.

Le lait : en consommer ou pas… sans négliger son calcium

Les chiens le font. Les biches le font. Même les ratons laveurs le font. Ils produisent tous du lait pour leurs petits. De même que les humains.

Les biches pourtant ne boivent pas le lait des ratons laveurs. Et les chiens ne boivent pas le lait des biches. Parce que le lait est propre à chaque espèce. Chaque lait animal est généré sur mesure pour les petits de son espèce.

Mais alors, comment les hommes en sont-ils venus à boire du lait de vache toute leur vie durant ? À l'âge adulte, même les vaches ne boivent pas de lait de vache.

Quand on y réfléchit, tout cela est tout de même très étrange.

C'est vrai : le lait est riche en calcium et le calcium est un nutriment essentiel pour la santé humaine.

Mais les humains, comme tous les mammifères, n'ont pas besoin de lait après l'enfance. Notre organisme est conçu pour absorber d'autres sources alimentaires de calcium, végétales notamment. Les jeunes enfants, en grandissant, arrêtent progressivement de produire de la lactase, cette enzyme qui leur permet de digérer le lactose, le sucre de lait.

Une fois adultes, la plupart des gens – à l'exception de certaines personnes de type caucasien – cessent de produire de la lactase, ce qui diminue leur capacité à digérer le lait. Ce problème naturel et courant a un nom : l'intolérance au lactose. Dans le monde, la plupart des adultes sont intolérants au lactose à un degré ou à un autre. Ce phénomène touche surtout les Noirs, les Asiatiques, les Hispaniques, les Indiens d'Amérique, les Méditerranéens et leurs descendants.

Lorsque les personnes intolérantes au lactose boivent du lait ou consomment des produits laitiers, ils souffrent souvent de désagréments tels que les gaz, les rots, la nausée ou encore la diarrhée. Une exception existe : celle des peuples d'Europe du Nord qui auraient hérité de leurs ancêtres une mutation génétique les rendant aptes à digérer le lait tout au long de leur vie.

Dans le monde occidental, les autorités sanitaires, au diapason avec les puissants groupes industriels du secteur laitier, encouragent vivement la consommation de produits laitiers. On a tous en tête les campagnes de publicité de ces dernières années.

Le lait est outrancièrement mis en avant sans souligner ses autres conséquences éventuellement néfastes pour la santé humaine : le lait est riche en sodium et en graisses saturées susceptibles de boucher les artères. Il est, par ailleurs, dépourvu de composés phytochimiques ou de fibres déjà bien trop peu présents dans l'alimentation de la plupart des gens. Consommés en excès, le lait et les produits laitiers n'ont rien de bénéfique pour la santé.

Dans cette section, nous allons voir comment procurer naturellement du calcium à votre organisme grâce aux aliments d'origine végétale.

Les besoins en lait à la loupe

Le lait est riche en nombreux nutriments. Il contient des protéines, du calcium, du potassium, de la vitamine B12, de la riboflavine et autres. La vitamine B12 exceptée (voir section précédente), tous ces nutriments existent en abondance dans les aliments d'origine végétale.

Mais c'est avant tout au calcium que la consommation de lait est associée. Les recommandations concernant l'apport en calcium sont relativement élevées afin de compenser les pertes en calcium causées par d'autres facteurs alimentaires. Dans les pays les plus développés, par exemple, les apports élevés en protéines issues des produits d'origine animale et les apports excessifs en sodium engendrés par la junk food et les aliments transformés font perdre du calcium à l'organisme. C'est ce qui, en retour, pousse les scientifiques à tirer vers le haut les recommandations en calcium, renforçant ainsi l'idée que les besoins en calcium sont tels qu'il faut absolument consommer des aliments bourrés de ce nutriment... comme les produits laitiers.

C'est à marcher sur la tête.

Lorsque vous avez une alimentation végétarienne saine (par opposition à une alimentation végétarienne axée sur la junk food !), vous vous protégez contre les facteurs alimentaires qui entament les réserves en calcium des personnes moins attentives à leur alimentation.

Comprendre le rôle du calcium

Le calcium est vital pour l'organisme. Trop peu de calcium dans l'alimentation fait de vous le candidat idéal à des problèmes de santé tels que l'ostéoporose, une maladie qui rend les os plus fragiles, plus poreux et plus friables. Lorsque l'on développe cette maladie des os, on est davantage sujet à des fractures. Dans les cas les plus sévères, les os peuvent se briser au moindre éternuement. L'ostéoporose est une maladie sérieuse qui peut avoir des conséquences graves.

La proportion de végétariens souffrant d'ostéoporose semble identique, voire un peu plus faible, que celle des non-végétariens. Toutefois, l'ostéoporose reste une maladie très complexe influencée par de nombreux facteurs tels que le mode de vie, l'alimentation, la génétique. Votre risque de souffrir d'ostéoporose doit être évalué de manière individualisée.

Les facteurs associés à une alimentation végétarienne – de faibles apports en protéines animales, un apport mesuré en protéines de manière générale, conjugués à un apport élevé en protéines de soja, potassium et vitamine K par exemple – sont susceptibles de vous protéger contre les risques d'ostéoporose. Mais d'un autre côté, des apports trop faibles en protéines, en vitamine D et en calcium ainsi qu'un niveau trop faible d'œstrogènes chez les femmes végétariennes peuvent constituer des facteurs de risques chez les végétariens.

Faire en sorte d'absorber suffisamment de calcium

Par précaution, tous les végétariens devraient suivre les recommandations sur les apports en calcium. En France, le Programme national Nutrition Santé (PNNS) conseille aux adultes un apport en calcium de 900 milligrammes par jour, soit, par exemple, trois à quatre produits laitiers.

Mais les produits laitiers ne sont pas la seule et unique source de calcium. Le brocoli, le chou chinois, les légumineuses, les amandes, les graines de sésame, les figues séchées, les légumes à feuilles vertes comme le chou frisé, la bette à carde, les feuilles de navet et de moutarde, sans oublier quelques eaux minérales constituent de bonnes sources de calcium. C'est également le cas du tofu ferme et du lait de soja ou du jus d'orange enrichis en calcium. Pour couvrir les apports recommandés en calcium, il est conseillé de consommer chaque jour huit portions d'aliments riches en calcium. Ce n'est pas autant qu'il peut paraître.

Il existe plein de façons délicieuses d'inclure des aliments riches en calcium dans vos repas. Voici quelques exemples :

- des haricots verts saupoudrés d'amandes effilées ;
- des flageolets accompagnés de riz et de brocoli cuit vapeur avec un morceau de pain à la farine de maïs ;
- un dip de haricots noirs ou du houmous avec des fleurettes de brocoli et de chou-fleur et des carottes en bâtonnets ;
- des falafels (des boulettes orientales à base de pois chiches) avec un verre de jus d'orange ;
- quelques gâteaux secs à la figue et un verre de lait de soja enrichi en calcium ;
- du chou frisé vapeur à l'ail et aux graines de sésame ;
- un sauté de légumes chinois avec des dés de tofu ferme et du riz vapeur.

Fixer le calcium

Ingérer suffisamment de calcium est important pour l'organisme, le fixer l'est tout autant.

Absorber trop de protéines – particulièrement si elles sont apportées par des aliments riches en acides aminés soufrés – peut vous faire perdre du calcium. D'autres aspects de votre alimentation et de votre mode de vie peuvent aussi faire la différence, tels que :

- **Le sodium.** Des apports élevés en sodium peuvent faire perdre du calcium à votre corps. Le sel de table et les aliments transformés contiennent beaucoup de sodium, de même que les nourritures en conserve et les condiments comme le ketchup, la moutarde ou la sauce soja.

  Vous avez besoin de sodium mais vous pouvez vous procurer tout le sodium qu'il vous faut en vous alimentant normalement. Il n'y a pas de sodium à ajouter à votre nourriture. Lisez les étiquettes des produits et essayez de limiter votre apport en sodium en deçà de 2 000 milligrammes par jour (voire 1 500 milligrammes si vous y parvenez) – un conseil valable aussi bien pour les végétariens que pour les non-végétariens.

- **Le phosphore et la caféine**. Trop de phosphore (présent dans la viande rouge et les boissons gazeuses) peut entraîner des pertes en calcium dans l'organisme, de même que la caféine des sodas, du café et du thé. Ces facteurs ont cependant moins d'effet sur la perte de calcium que les protéines et le sodium.
- **Les phytates et les oxalates.** Les phytates et les oxalates sont des substances que l'on trouve dans les aliments d'origine végétale et qui ont tendance à inhiber la capacité du corps à absorber le calcium présent dans la nourriture. Les céréales complètes ont une teneur élevée en phytates et les feuilles d'épinard crues sont riches en oxalates, ce qui fait que le calcium présent dans ces aliments n'est pas absorbé par votre organisme. En revanche, cuire les épinards a tendance à faire fuir les oxalates dans l'eau de cuisson, ce qui permet à l'organisme de mieux absorber le calcium.

  Dans l'ensemble, cependant, les aliments d'origine végétale sont riches en calcium à même d'être parfaitement assimilé par votre corps.
- **L'activité physique.** *Grosso modo*, plus vous bougerez et ferez de sport, plus votre organisme conservera de calcium. Les personnes qui marchent régulièrement ou qui travaillent leur force en soulevant des haltères ont des os plus denses que celles qui passent leur journée à végéter dans leur canapé.
- **L'ensoleillement.** Votre organisme fabrique de la vitamine D lorsque vous vous exposez au soleil, et la vitamine D aide votre corps à absorber le calcium dont il a besoin.

À RETENIR

Une donnée que les gens ont tendance à oublier nécessite d'être prise en compte : votre organisme adapte l'absorption des nutriments, calcium inclus, à ses besoins. Autrement dit, lorsque vous avez besoin de davantage de calcium, votre corps devient plus efficace pour absorber le calcium de la nourriture. Et lorsque vous avez moins besoin de calcium, votre organisme en absorbe moins même si vous vous abreuvez, par exemple, de produits laitiers ou de compléments alimentaires.

Les oméga-3 et votre santé

L'idée que les végétariens doivent être attentifs à leurs apports en acides gras oméga-3 (ou n-3) est relativement nouvelle. Les recherches suggèrent que, grâce à leur alimentation, les végétariens absorbent beaucoup d'oméga-6, tel l'acide linoléique que l'on trouve dans les huiles de maïs, de coton, de tournesol et de soja. L'acide linoléique est un acide gras essentiel très important pour la santé. Il est indispensable d'avoir une source d'acide linoléique dans votre alimentation car votre corps ne produit pas cette substance.

Les végétariens consomment moins d'oméga-3, y compris l'acide alpha-linoléique (ALA), un autre acide gras essentiel que l'on trouve, entre autres, dans les graines de lin, l'huile de colza, les graines de soja cuites, le tofu. Chez certains végétariens, des apports plus faibles en oméga-3 peuvent entraîner un déséquilibre à cause de quantités insuffisantes d'acide eicosapentaénoïque (EPA) et d'acide docosahexaénoïque (DHA), des oméga-3 physiologiquement actifs et essentiels pour la santé humaine. Les oméga-3 tels que l'acide alpha-linoléique se transforment en EPA et en DHA dans votre organisme.

Si vous mangez du poisson ou des œufs, vous avez une source directe d'EPA et de DHA dans votre alimentation. Sinon, il vous faut ingérer suffisamment d'oméga-3 pour permettre à votre corps de les convertir en EPA et DHA.

Repérer les meilleures sources végétariennes d'oméga-3

Les algues (nori, kombu, dulse, kelp et autres) sont des sources directes d'EPA et de DHA. Vous pouvez trouver ces algues dans les épiceries et sur les marchés asiatiques (si vous habitez une grande ville) ainsi que dans les magasins diététiques. Beaucoup de végétariens aiment cuisiner avec ces ingrédients.

Des suppléments à base de micro-algues riches en DHA sont également vendus dans les magasins diététiques. Conçus avec des capsules sans gélatine, ils conviennent aux végans.

Les graines de lin broyées, l'huile de lin, l'huile de colza, l'huile de noisettes et les noisettes entières ou en morceaux constituent également d'autres bonnes sources d'oméga-3 pour les végétariens.

Couvrir ses besoins en oméga-3

Inutile de compter les grammes d'acides gras de vos repas, penser à consommer régulièrement des aliments riches en oméga-3 suffit.

Si vous êtes inquiet quant à vos apports en oméga-3, vous pouvez éventuellement prendre un supplément de DHA de 200 à 300 microgrammes par jour. Consultez un professionnel de santé pour des conseils individualisés. Les suppléments en DHA à base de micro-algues sont bien absorbés par l'organisme et peuvent augmenter les taux de DHA et d'EPA dans le sang. Certaines marques de lait de soja proposent aussi des laits enrichis en DHA.

Les autres vitamines et minéraux

La liste des vitamines, minéraux et autres substances nécessaires à votre bonne santé est longue. Ceux qui sont mentionnés dans cette section – la vitamine D, le zinc et la vitamine B2 (ou riboflavine) – méritent d'être évoqués parce que, à l'instar d'autres nutriments cités dans ce chapitre, ils sont généralement associés avec d'autres produits d'origine animale. Et, en tant que végétarien, vous vous demandez certainement si vos besoins sont couverts.

Ne vous inquiétez pas, et lisez la suite.

La vitamine du soleil : la vitamine D

Contrairement à ce que son nom suggère, la vitamine D est, en fait, une hormone qui régule l'équilibre en calcium de votre organisme afin d'assurer une bonne minéralisation des os. Votre corps est fait pour fabriquer de la vitamine D lorsque votre peau est exposée au soleil. Ainsi, en théorie, un apport en vitamine D *via* l'alimentation est inutile.

Dans l'idéal, voilà comment cela fonctionne.

Si vous avez la peau claire, 5 à 15 minutes d'exposition au soleil du visage et des mains chaque jour pendant l'été suffisent à votre organisme pour stocker de la vitamine D en vue des mois d'hiver lorsque le soleil se fait plus rare. Les personnes qui ont une peau plus mate ont besoin de davantage d'exposition solaire.

En réalité, beaucoup de gens risquent potentiellement de manquer de vitamine D parce qu'ils vivent dans des grandes villes baignant dans la pollution où l'ensoleillement est limité. Il y a aussi toutes les personnes à la peau très mate (surtout celles vivant dans le Nord), les gens sortant peu de chez eux, les personnes couvrant trop leur corps de vêtements ou se mettant de la crème solaire dès qu'elles mettent le nez dehors. Avec l'âge, par ailleurs, la capacité de l'organisme à produire de la vitamine D diminue, les personnes âgées sont donc davantage exposées à un risque de carence.

Les sources alimentaires de vitamine D

Peu d'aliments constituent de bonnes sources de vitamine D et tous ne conviennent pas aux végétariens. Les œufs sont une bonne source. Le foie également, mais les végétariens n'en consomment guère, ce qui vaut mieux : riche en cholestérol, le foie est l'organe qui concentre le plus de contaminants environnementaux.

En France comme ailleurs, le lait et les produits laitiers sont souvent enrichis en vitamine D. Ainsi, si vous consommez ces produits, vous absorbez, de fait, un supplément en vitamine D.

Si de la vitamine D est ajoutée au lait et aux produits laitiers, il faut savoir que les doses autorisées pour l'enrichissement des aliments en vitamine D sont très faibles et ne servent donc quasiment à rien.

Les végétariens et les végans ont d'autres options possibles de vitamine D, en plus du soleil. Certains laits végétaux (de soja ou de riz par exemple) sont également enrichis en vitamine D, de même que certaines marques de margarines et de céréales pour le petit déjeuner. Lisez bien les étiquettes nutritionnelles pour vous en assurer.

Les aliments peuvent être enrichis avec différentes formes de vitamine D comme la vitamine D2 ou la vitamine D3. La vitamine D2, appelée ergocalciférol, est produite par l'action des rayons ultraviolets sur les aliments d'origine végétale ou les levures. La vitamine D3, appelée cholécalciférol, n'est, elle, pas vraiment végétarienne et certainement pas végane. On la trouve dans l'huile de foie de poisson, ou la lanoline, c'est-à-dire la graisse de laine de mouton. Normalement, la forme de vitamine D utilisée est mentionnée sur les produits. Si ce n'est pas le cas, il faudra vous adresser au fabricant pour en déterminer la source.

Les suppléments en vitamine D

Si vous vous exposez peu au soleil (ou que vous bénéficiez d'un ensoleillement réduit là où vous vivez) et que vous n'êtes pas sûr d'avoir un apport suffisant en vitamine D en consommant des aliments enrichis, consultez un professionnel de santé ou un diététicien. Il vous recommandera peut-être de prendre un supplément en vitamine D pour assurer un apport suffisant.

Pour votre santé : le zinc

Pour grandir et se développer, votre organisme a besoin de zinc. Le zinc joue un rôle dans diverses réactions chimiques : il stimule le système immunitaire, intervient dans le métabolisme des protéines et assure une meilleure cicatrisation.

Certains végétariens peuvent avoir des difficultés à couvrir leurs apports en zinc d'autant que les phytates que l'on trouve dans les aliments d'origine végétale peuvent inhiber l'absorption de zinc par votre organisme.

La viande est riche en zinc mais les végétariens peuvent trouver des aliments d'origine végétale riches en zinc, comme les graines de sésame, les légumineuses cuites, les graines de citrouille et de courge, le pain complet, le germe de blé. Les produits laitiers et les œufs constituent également de bonnes sources de zinc pour les lacto-ovo-végétariens.

Certaines méthodes de cuisson et de préparation des aliments peuvent optimiser la disponibilité du zinc. Par exemple, faire germer des graines, cuisiner et servir des aliments avec des ingrédients acides comme de la sauce tomate ou du jus de citron, faire tremper et bouillir les légumineuses rendent le zinc davantage disponible pour votre organisme.

L'autre B : la riboflavine

La riboflavine est l'autre nom de la vitamine B2. Cette vitamine a de multiples fonctions : elle participe notamment à l'action de nombreux enzymes du métabolisme énergétique.

La riboflavine est présente en petites quantités dans de nombreux aliments, les produits les plus concentrés en riboflavine sont les produits d'origine animale. Parmi les sources les plus riches, on peut citer le lait, le cheddar et le fromage blanc. Les autres sources animales sont les abats, la viande et les œufs.

Les végétariens qui consomment des œufs et des produits laitiers disposent donc d'un certain nombre d'options. Mais *quid* des végans ? Est-ce réellement un défi pour eux de couvrir leurs besoins en riboflavine ?

Même pas ! De nombreux aliments d'origine végétale sont riches en riboflavine, comme les amandes, les asperges, les bananes, le brocoli, les figues, les laits végétaux et les céréales enrichis, les lentilles, les champignons, les épinards, les graines, les patates douces, le tempeh, le tofu et le germe de blé.

Les végans déclarent rarement les symptômes de carence en riboflavine (angine, gonflement des muqueuses de la gorge et de la bouche, fissures des lèvres…) même si certaines études suggèrent que leurs apports en riboflavine sont moins élevés que ceux des non-végétariens.

Inutile d'avaler des montagnes de brocoli pour faire le plein. La riboflavine se trouve un peu partout dans le monde végétal, il y a donc le choix. Comme toujours, l'une des clés pour avoir une alimentation équilibrée est de limiter votre consommation de junk food et de remplir vos repas avec le plus possible d'aliments riches en nutriments.

L'épineuse question des compléments alimentaires

Il y en a sûrement quelques boîtes chez vous, dans l'armoire de votre cuisine ou le placard de votre salle de bains. Si le concept de complément alimentaire est relativement récent en France (il n'a été défini par un décret qu'en 2006), les Français en consomment de plus en plus. En 2012, le marché des compléments alimentaires représentait un chiffre d'affaires total de plus d'un milliard d'euros.

Si vous êtes un adepte des compléments alimentaires, c'est que vous les considérez certainement comme une forme de garantie nutritionnelle. Si votre alimentation est riche en frites et en sodas et que, pour vous, le ketchup s'apparente à un légume, vous manquez probablement de toutes sortes de nutriments essentiels. Dans ce cas, combler les manques avec des compléments alimentaires ne peut pas vous faire de mal – et peut même vous faire du bien. Un peu vaut mieux que rien du tout, n'est-ce pas ?

Peut-être, mais cela n'a vraiment rien d'idéal.

À RETENIR

La vérité, c'est que la seule manière de faire le plein en vitamines, minéraux et autres substances essentielles dont votre organisme a besoin est de les prendre là où ils se trouvent naturellement : dans la nourriture apportée par une alimentation variée et équilibrée. Aucun aliment ne possède tous les nutriments – ni les bananes, ni le lait, ni une barre énergétique, ni un smoothie. Chaque aliment apporte une constellation différente de nutriments issus de la nature. Consommés ensemble, tous ces aliments forment un puzzle nutritionnel à même de satisfaire vos besoins.

Même si votre alimentation n'est pas toujours irréprochable, il est important de comprendre pourquoi il vaut souvent mieux s'attacher à essayer de l'améliorer plutôt que de recourir aux compléments alimentaires. Cela vous fera faire des économies et votre santé ne s'en portera que mieux.

Dans cette section, vous découvrirez à quelles périodes spécifiques de la vie il peut être pertinent de prendre des compléments alimentaires. Vous verrez aussi comment en faire bon usage si vous décidez de vous supplémenter. Cette section sera aussi l'occasion de nous intéresser aux herbes et aux probiotiques.

ATTENTION !

Gardez en tête que les compléments alimentaires ne sont destinés qu'à combler les manques nutritionnels de votre alimentation. Si quelqu'un essaie de vous persuader que vous avez besoin d'une liste longue comme le bras de compléments alimentaires plus coûteux les uns que les autres, une sonnette d'alarme doit retentir dans votre tête et déclencher une analyse critique de ces recommandations. Pensez aussi, alors, à demander leur avis à plusieurs professionnels de santé différents.

Identifier quand son organisme peut en avoir besoin

Les compléments alimentaires ne sont pas la meilleure voie vers une bonne nutrition mais ils peuvent parfois servir de béquille quand vous n'avez pas d'option plus judicieuse.

Beaucoup de végans ont besoin, on l'a vu plus tôt dans ce chapitre, de suppléments en vitamine B12 et les autres végétariens peuvent avoir intérêt à prendre des compléments de vitamine D, de calcium et peut-être d'acide docosahexaénoïque (DHA), un oméga-3, si les aliments qu'ils consomment ne sont pas enrichis. Dans cette section, vous allez apprendre à identifier quand la prise d'un complément peut être utile et à être sélectif dans votre recours éventuel aux compléments alimentaires. Cela signifie, dans la plupart des cas, que votre liste de compléments sera réduite au minimum et n'allégera pas votre porte-monnaie.

Ces moments de la vie où les compléments alimentaires ne sont pas une mauvaise idée

Sans être la panacée, les compléments alimentaires méritent d'être pris en considération si leurs bénéfices surpassent les risques, selon un principe d'équilibre bien connu.

Ces cas de figure ont été évoqués en amont de cette section dans ce même chapitre. S'il est assez facile d'avoir des apports suffisants en fer, calcium, en omégas-3, en vitamines du groupe B, en vitamine D et en zinc grâce aux aliments d'origine végétale, dans certains cas un complément alimentaire peut donner un petit coup de fouet supplémentaire et optimiser l'apport en l'un ou l'autre de ces nutriments si vous en manquez parce que vous consommez insuffisamment certains aliments.

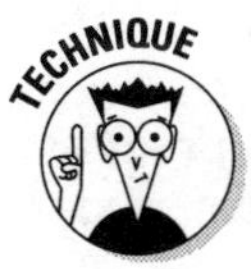

Si vous êtes en bonne santé, votre organisme est normalement en mesure de s'adapter à vos variations alimentaires en absorbant plus de tel nutriment lorsque vous en avez besoin et en en absorbant moins quand vous en avez moins besoin. Si vous consommez suffisamment de calories pour couvrir vos besoins énergétiques et que vous mangez suffisamment d'aliments complets et variés mais que votre alimentation ne parvient pas à retenir les nutriments ingérés à un niveau normal, c'est sans doute qu'un problème de santé plus complexe se cache derrière.

La grossesse est l'une des périodes où la prise de compléments alimentaires peut être recommandée. Le chapitre 20 détaille l'usage de compléments alimentaires durant la période prénatale. Les végétariennes n'ont pas plus besoin de compléments alimentaires que les autres femmes enceintes, mais la plupart des gens croient souvent que les femmes qui ne mangent pas de viande durant leur grossesse vont manquer de nutriments essentiels. Il n'en est rien, mais si vous êtes enceinte ou que vous vous y préparez, votre médecin vous prescrira sûrement quelques vitamines et minéraux… comme il le fait avec toutes les femmes enceintes, végétariennes ou non.

Au bout du compte, à l'exception de la vitamine B12 pour les végans, les végétariens ne sont pas plus sujets aux carences nutritionnelles que les non-végétariens. Les végétariens couvrent généralement tous leurs besoins nutritifs grâce à leur alimentation. Ils n'ont pas besoin de compléments alimentaires à moins qu'ils n'aient une raison de penser que leur apport alimentaire est insuffisant ou qu'ils ne souffrent d'un problème de santé sous-jacent à l'origine de leur déséquilibre nutritionnel.

À RETENIR

Il existe certaines recommandations en matière de compléments alimentaires qui concernent aussi bien les végétariens que les non-végétariens. Ainsi, tous les adultes de plus de 50 ans devraient prendre un complément en vitamine B12 pour être sûrs de couvrir leurs besoins. De même, les femmes en âge de procréer sont encouragées à prendre de l'acide folique. Les recherches suggèrent en effet que la prise d'acide folique en complément peut aider à prévenir les anomalies du tube neural, or beaucoup de femmes ont du mal à atteindre l'apport quotidien recommandé de 400 microgrammes. Les femmes végétariennes ont une longueur d'avance cependant : grâce à leur alimentation, leur apport en acide folique est typiquement plus élevé que celui des non-végétariennes.

Et le reste du temps ? Une décision propre à chacun

Avez-vous besoin de vous assurer « une couverture nutritionnelle » en prenant chaque jour un complément alimentaire multivitaminé et plein de minéraux ? Il existe un consensus chez les nutritionnistes pour dire que combler les manques d'une alimentation par des compléments alimentaires n'a rien d'idéal et que manger des aliments complets et variés est la meilleure option.

Toutefois, les nutritionnistes ne sont pas complètement d'accord sur le rôle éventuel que les compléments alimentaires doivent jouer dans votre alimentation, que vous soyez végétarien ou non. Certains conseillent d'en prendre de temps en temps – une à deux fois par semaine, par exemple – juste pour faire bonne mesure.

Aucune preuve n'a été faite de l'utilité de prendre périodiquement des petites doses de compléments alimentaires mais aucune preuve n'a été faite non plus d'un quelconque problème lié à un tel usage. C'est vraiment un choix personnel à faire. Certains nutritionnistes recommandent la prise d'un complément alimentaire durant les périodes où vous sentez que vous ne mangez pas particulièrement bien.

Les vitamines et les minéraux dont regorge une alimentation équilibrée sont des éléments essentiels pour aider votre organisme à bien fonctionner. Mais ils ne vous donnent pas d'énergie en soi contrairement à ce que certaines personnes croient. Seuls les macronutriments peuvent le faire. Les macronutriments sont ces composants de votre alimentation dont votre organisme a besoin en assez grandes quantités et qui incluent les glucides (les hydrates de carbone), les protéines et les lipides.

Sans même prendre de compléments alimentaires de manière délibérée, il est probable que vous en consommiez déjà sans le savoir ou sans y prêter attention. Certaines céréales pour le petit déjeuner, certains laits de soja sont en effet enrichis en vitamine B12, par exemple.

L'enrichissement d'un produit alimentaire vise à améliorer sa valeur nutritionnelle en y ajoutant des vitamines et des minéraux non présents naturellement dans ces aliments.

Pour résumer, les nutritionnistes ne savent pas précisément si prendre un complément alimentaire à petites doses ou de manière occasionnelle a le moindre effet positif.

Faire bon usage des compléments alimentaires

Si, on l'a vu, les bénéfices nutritionnels des compléments alimentaires restent largement à démontrer, leurs effets indésirables lorsqu'ils sont mal consommés existent bel et bien (voir chapitre 5). Si vous envisagez d'avoir recours à des compléments alimentaires, il est donc important de réfléchir à ce que vous comptez prendre (forme, dosage…) et à quelle fréquence.

Pour tout ce qui touche aux compléments alimentaires, bénéficier de conseils individualisés est préférable. Les recommandations de ce guide s'appliquent à toute la population adulte en général. Vos besoins personnels peuvent être un peu différents, surtout si vous suivez un traitement ou que vous avez un problème de santé spécifique. Dans ce cas, veillez à suivre les conseils de votre médecin ou du professionnel de santé qui vous suit.

La question du dosage

Les Français ont de la chance : si les compléments alimentaires peuvent s'acheter sans ordonnance, ils doivent toutefois répondre à une réglementation stricte pour leur fabrication, leur commercialisation et leur étiquetage. Les substances qui les composent ont été autorisées après avis de l'Agence nationale de sécurité sanitaire de l'alimentation, de l'environnement et du travail (ANSES).

Contrairement à ce que l'on observe ailleurs dans le monde, la législation européenne interdit que la dose recommandée apporte plus de 100 % des apports journaliers recommandés (AJR) pour chaque nutriment. Vous ne trouverez donc pas sur les étals de votre supermarché ou de votre magasin diététique des « super formules » dépassant 5 à 10 fois la dose journalière recommandée. C'est heureux : ces dosages excessifs sont des arnaques marketing et peuvent avoir des effets indésirables en générant un déséquilibre nutritionnel. Les compléments alimentaires couvrant jusqu'à 100 % des besoins quotidiens en nutriments sont acceptables. Ils jouent alors leur rôle : celui de compléments aux nutriments de l'alimentation, non de substituts.

ATTENTION !

Il peut être tentant, par facilité et du fait de l'attractivité des offres, d'acheter des compléments alimentaires sur Internet. Mais il faut savoir que, parfois, ces produits viennent de l'étranger. Or, la réglementation du pays d'origine en matière de composition et d'étiquetage peut être très différente de la nôtre. Ces compléments alimentaires peuvent ainsi contenir des substances interdites en France. Ne prenez pas de risques inutiles, n'achetez pas de compléments alimentaires (et plus généralement de médicaments) sans vous être sérieusement renseigné sur le site en question.

Multivitamines ou pas ?

Les compléments à vitamines et minéraux multiples à prise quotidienne sont probablement bénins : pour la plupart, d'ailleurs, seuls un ou deux nutriments couvrent 100 % des apports journaliers recommandés. Pris occasionnellement – ou même tous les jours –, ils ne vous feront probablement aucun mal. Certaines marques offrent des options bon marché qui ne feront pas non plus de mal à votre portefeuille.

De la même manière, prendre de temps à autre de faibles doses de telle ou telle vitamine ou de tel ou tel minéral, vendu de manière individuelle, est sûrement inoffensif.

ATTENTION !

Si, en revanche, vous cumulez les prises de vitamines et de minéraux, vendus individuellement, les choses peuvent se corser pour votre santé… et votre porte-monnaie. Encore une fois, mieux vaut dans ce cas chercher à optimiser son alimentation en jouant sur la richesse nutritionnelle de certains aliments et en misant sur la variété. La seconde meilleure option est de prendre un complément multivitaminé et plein de minéraux. En fait, prendre plusieurs vitamines ou minéraux individuellement devrait être votre dernier choix à moins que votre médecin ou le professionnel de santé qui vous suit ne vous les recommande spécifiquement.

À RETENIR

Les meilleures sources de nutriments se trouvent dans les aliments complets, qui contiennent tout le spectre, les bonnes combinaisons et la juste quantité de tous les nutriments offerts par la nature. Dans le chapitre 5, vous trouverez une liste d'aliments qui s'apparentent à de petites « bombes nutritionnelles » et qui remplaceront avantageusement la prise de compléments alimentaires.

Gare aux interactions et à l'effet « médicament »

Pris à haute dose, les vitamines, les minéraux et autres nutriments peuvent avoir autant d'effet qu'un médicament sur votre organisme. Prenez la niacine, par exemple, l'une des vitamines du groupe B. De fortes doses de niacine stimulent le processus de libération des graisses dans le système sanguin, ce qui peut entraîner de graves lésions du foie. Les personnes à risques pour les maladies coronariennes peuvent se voir prescrire de la niacine pour abaisser leur taux de triglycéride et de LDL (le « mauvais » cholestérol) et augmenter leur niveau de HDL (le « bon » cholestérol) dans le sang. Bref, la niacine est une de ces vitamines dont les effets sont puissants et pas anodins.

Pris à fortes doses, d'autres nutriments peuvent avoir des effets similaires. À l'instar de la niacine, ils peuvent occasionner des changements physiologiques dans votre organisme. De fortes doses de vitamine C, par exemple, peuvent conduire votre organisme à absorber moins de cuivre. Les nutriments peuvent aussi interagir entre eux et perturber votre équilibre naturel en nutriments. De fortes doses de zinc, par exemple, peuvent entamer vos réserves de cuivre. Certaines vitamines et certains minéraux, pris à hautes doses, peuvent également interférer avec les médicaments que vous prenez et atténuer ou décupler leurs effets. Ainsi, les compléments en acide folique sont susceptibles d'amoindrir l'action de la phénytoïne (Dilantin). Les plantes médicinales, elles aussi, peuvent avoir ce genre d'effets, comme nous le verrons dans la section suivante.

Si vous prenez déjà des compléments alimentaires, y compris des plantes médicinales ou autres alternatives, informez votre médecin. Mieux encore, fournissez-lui une liste écrite. Cela lui donnera une vision d'ensemble et à jour de tout ce que vous prenez. Plus vous lui fournirez d'informations, plus il sera en mesure de vous mettre en garde contre des effets indésirables éventuels.

Penser aux herbes médicinales et aromatiques et aux probiotiques

Les personnes qui ont une alimentation végétarienne sont traditionnellement plus au fait que la moyenne des questions de nutrition. En tant que végétarien, vous êtes plus enclin à être réceptif aux messages – vrais ou faux – concernant vos besoins en vitamines et en minéraux et relatifs aux compléments alimentaires alternatifs.

Bien sûr, vous pouvez compléter votre alimentation avec toutes sortes de choses. Certaines personnes sont omnibulées par la problématique des vitamines et des minéraux. D'autres – végétariens ou pas – ajoutent du son de blé à leur alimentation pour un effet laxatif naturel ; d'autres encore prennent de l'huile de lin pour les acides gras essentiels. En fait, tout ce que vous ajoutez à votre régime alimentaire peut être considéré comme un complément alimentaire au sens large.

On l'a vu, le concept de complément alimentaire est assez récent. Il a été défini comme suit par une directive européenne transposée par le décret du 20 mars 2006 : « On entend par compléments alimentaires les denrées alimentaires dont le but est de compléter le régime alimentaire normal et qui constituent une source concentrée de nutriments ou d'autres substances ayant un effet nutritionnel ou physiologique seuls ou combinés… » Ainsi, les plantes et les préparations à base de plantes sont autorisées dans les compléments alimentaires en tant qu'ingrédients. En tant que telles, les plantes médicinales ne sont donc pas considérées comme des compléments alimentaires. Dès 1979, un décret avait établi une liste de 34 plantes médicinales en vente libre. Désormais, la liste des plantes « libérées » a été étendue à 148 plantes médicinales.

Dans cette section, vous allez tout savoir sur deux types spécifiques de « compléments » (au sens générique du terme, pas au sens légal) : les plantes (médicinales et aromatiques) et les probiotiques. Ces deux « compléments » suscitent un intérêt croissant chez les végétariens et toutes les personnes intéressées par les problématiques de santé, et les recherches sur le sujet sont en constante évolution. Les plantes et les probiotiques ont beau être deux choses tout à fait différentes, dans les deux cas, leur utilisation nécessite quelques connaissances de base.

Les plantes aromatiques et médicinales

Les herbes médicinales peuvent être utilisées en petites quantités pour des usages très divers. On peut distinguer deux catégories de plantes médicinales :

- **Les plantes aromatiques,** comme le romarin ou la sauge sont utilisées pour le parfum et l'arôme qu'elles donnent à la nourriture. Ces plantes sont considérées comme des herbes et non comme des légumes simplement parce qu'on les utilise en très petite quantité lorsque l'on fait la cuisine. Les végétariens adorent cuisiner avec, tout comme avec les épices. À la différence des plantes aromatiques, les épices proviennent généralement pour leur part des racines ou de l'écorce d'une plante… bref pas de ses feuilles.
- **Les plantes médicinales** sont généralement vues comme étant bénéfiques pour la santé. Beaucoup de gens y ont recours pour leurs supposées propriétés thérapeutiques. Certaines personnes parlent plutôt d'« herbes botaniques » ou d'« herbes médicinales ». De même que certaines personnes pensent que les vitamines et les minéraux peuvent prévenir le cancer ou les maladies coronariennes, d'autres croient que les plantes médicinales ont des effets similaires.

Certaines plantes ont à la fois un usage culinaire et médicinal. Le gingembre, par exemple, est sans dangers et efficace, en petites quantités, pour soulager les nausées des femmes enceintes. Et il se trouve, par ailleurs, que le gingembre est un régal cuisiné dans certains plats végétariens, comme des soupes d'inspiration asiatique ou encore des sautés de légumes.

Lorsque l'on parle de plantes en guise de « compléments », toutefois, on fait surtout référence aux plantes médicinales et à leurs bénéfices thérapeutiques plutôt qu'aux plantes aromatiques pour la cuisine.

Les plantes médicinales peuvent renvoyer à une seule plante ou à un mélange de deux plantes ou plus.

Voici quelques exemples de plantes médicinales :

- l'actée à grappes noires,
- l'échinacée,
- la camomille,
- le ginko,
- le kava,
- le trèfle rouge,
- le millepertuis,
- la valériane.

La profession d'herboriste a été supprimée sous le régime de Vichy pour laisser le monopole de l'herboristerie aux seuls pharmaciens. Du coup, la France ne compte plus qu'une petite quinzaine d'herboristeries… pour 22 000 pharmacies.

Les probiotiques

Assez parlé des plantes, pour le moment. Les microbes sont importants aussi !

En plus des plantes médicinales, les végétariens entendent souvent parler des probiotiques, ces bactéries amies. Il s'agit du bon type de bactéries, celles à avoir dans son alimentation.

Quelle est l'idée exactement ? Si vous prenez ces micro-organismes vivants comme compléments, sous forme de poudre ou de comprimés, ou que vous les ingérez en consommant des aliments complets, ils peuvent renouveler ou augmenter les apports de votre organisme en bonnes bactéries.

Si vous prenez un antibiotique pour combattre une infection, par exemple, le médicament va chasser les mauvaises bactéries mais aussi les bonnes bactéries naturellement présentes dans vos intestins. Or ces bactéries amies sont nécessaires au bon fonctionnement de vos intestins.

Vous pouvez utiliser les probiotiques pour restaurer les bonnes bactéries de votre flore intestinale. Les probiotiques incluent la levure ainsi que toutes sortes d'autres micro-organismes. Les compléments alimentaires, ou les yaourts avec des cultures bactériennes actives, comme le *Lactobacillus bulgaricus* et le *Streptococcus thermophilus*, sont susceptibles de vous aider à repeupler vos intestins.

Les bénéfices des probiotiques sont auréolés d'une bonne réputation dans le traitement de la diarrhée ou du syndrome de l'intestin irritable, la prévention et le traitement des infections des voies urinaires, et la prévention et le traitement de l'eczéma chez les enfants. Il est trop tôt cependant pour faire des recommandations précises. En fait, il est même possible que certains avantages soient dus à un effet placebo. En d'autres termes, les effets positifs sont peut-être surtout dans votre tête.

Vous pouvez acheter des probiotiques sous forme de compléments alimentaires dans les magasins diététiques ou dans les pharmacies, ou vous pouvez vous en procurer dans les aliments complets. Il n'y a pas de forme plus efficace qu'une autre et elles peuvent être utilisées ensemble ou en alternance. Certaines nourritures végétariennes les plus courantes contiennent des probiotiques telles que certains yaourts, laits de soja et autres produits à base de soja comme le miso ou le tempeh, le kéfir (une forme de yaourt liquide) et le lait fermenté (comme le babeurre). Les légumes fermentés comme la choucroute et le kimchi – un plat coréen traditionnel fait de légumes marinés et de condiments – contiennent aussi des probiotiques.

Identifier les produits laitiers contenant des probiotiques n'est pas forcément évident. Tout d'abord, on trouve ces yaourts, ce lait fermenté ou ce fromage au rayon frais où ils sont conservés à moins de 6 degrés. C'est en lisant l'étiquette que vous reconnaîtrez le probiotique : il y sera indiqué « ferment vivant » ainsi que le nom des ferments présents dans le produit. Les probiotiques les plus connus comme Activia ou Actimel sont, eux, identifiés par leur nom de marque.

Les utiliser à bon escient

Il est toujours préférable de se renseigner un peu avant de prendre un complément alimentaire. C'est particulièrement vrai pour les plantes médicinales.

Comme vous le faites pour les vitamines et les minéraux, pensez à dire à votre médecin si vous utilisez des plantes médicinales. Lui seul a une appréhension globale de votre santé et de vos traitements éventuels, il saura si telle plante peut potentiellement être nuisible dans votre cas.

Toucher un mot de tout cela à votre médecin est particulièrement important si vous devez prendre des médicaments ou si un traitement chirurgical est prévu. Comme c'est le cas pour de fortes doses de vitamines ou de minéraux sous la forme de compléments alimentaires, les plantes médicinales peuvent potentiellement interférer avec les médicaments que vous prenez. Certaines peuvent augmenter votre risque de faire une hémorragie lors d'une chirurgie ou sont susceptibles d'altérer la réaction de votre organisme à une anesthésie.

À RETENIR

Si vous êtes enceinte ou que vous allaitez, mieux vaut alerter votre médecin si vous comptez continuer à prendre une plante médicinale. Avant de donner une plante médicinale à un enfant, consultez d'abord votre médecin de famille également. Même si vous n'avez sans doute aucune raison de vous inquiéter, mieux vaut vérifier que c'est bien le cas. La plupart des recherches sur les plantes médicinales ont été conduites sur des adultes et peu, voire aucune, ont été réalisées sur les femmes enceintes, les femmes allaitantes ou les enfants.

ATTENTION !

Soyez vigilant lorsque vous achetez des plantes médicinales. Assurez-vous que votre fournisseur est fiable ou que la marque que vous achetez est reconnue. Lisez attentivement l'étiquette : il peut exister plusieurs espèces pour une même plante. L'endroit où a été cultivée la plante est aussi important. Les bienfaits supposés d'une plante médicinale risquent de ne pas peser si elle a poussé au milieu de pesticides ou d'autres substances peu recommandables.

A contrario des plantes médicinales, les probiotiques ne posent pas vraiment problème même si davantage d'études seraient souhaitables sur leur consommation par les enfants, les seniors et les personnes immunodéprimées. Pour les adultes en bonne santé, les principaux désagréments sont les gaz et les rots – inconfortables, certes, mais bénins.

Chapitre 5

Les pièges à éviter pour bien débuter

Dans ce chapitre :

- Éviter d'abuser de la junk food végétarienne
- Ne pas précipiter les choses, mais ne pas traîner non plus
- Veiller à manger vraiment sans viande
- Se documenter avant de se lancer
- Ne pas se ruer sur les compléments alimentaires

Lorsque l'on devient végétarien, on peut avoir, au tout début, la sensation d'avancer à tâtons, un peu comme dans un labyrinthe dont on ne sait pas où il nous mènera suivant que l'on tournera à droite ou à gauche… À moins que l'on aille tout droit ?

Si vous voulez changer de mode de vie, peu importe finalement comment vous comptez vous y prendre du moment que vous avez un plan pour arriver à vos fins. Sans feuille de route, vous avez moins de chances d'atteindre votre objectif.

On a tous des manières différentes de faire et d'appréhender les choses. Le plus important est de trouver une approche qui vous convienne, celle qui vous évitera de vous perdre en route et limitera les embûches.

Dans ce chapitre, vous découvrirez comment éviter les impasses classiques dans lesquelles vous êtes susceptible de tomber en devenant végétarien – des mirages de la junk food à ceux des compléments alimentaires en passant par l'illusion du végétarisme « inné ». Vous apprendrez aussi à établir un plan d'action efficace pour passer à une alimentation végétarienne.

L'écueil de la junk food végétarienne

L'alimentation végétarienne, comme son étymologie le suggère, est censée faire la part belle aux légumes. Mais certains ne retiennent du végétarisme que la dimension « sans viande » : c'est la porte ouverte à la consommation de nourritures végétariennes certes, mais sans intérêt sur le plan nutritionnel et mauvaises pour la santé lorsqu'elles sont consommées en excès. Ce piège de la junk food végétarienne est assez fréquent chez les végétariens débutants. Vous trouverez dans cette section quelques conseils pour rester vigilant.

Évitez les abus de fast-food veggie

Même si la plupart des végétariens sont généralement soucieux de se nourrir sainement, il est parfaitement possible de « mal » manger lorsque l'on est végétarien. C'est parfois un écueil dans lequel tombent, par facilité, les personnes qui deviennent végétariennes trop vite, sans avoir pris le temps de penser leur démarche et de s'éduquer sur le plan nutritionnel.

Piano sur la pizza et les burgers végétariens

Qu'est-ce que manger végétarien ? En théorie, quelqu'un qui se nourrit de pizza végétarienne, de veggie burger, de frites et de sodas est végétarien. Pourtant, en s'alimentant ainsi, cette personne se prive de tous les bénéfices pour la santé que l'on prête traditionnellement à une alimentation végétarienne plus orthodoxe (c'est-à-dire plus riches en légumes, en céréales complètes et en protéines végétales notamment) : adieu fibres, vitamines et autres nutriments essentiels protégeant votre organisme contre des maladies comme le cancer.

ATTENTION !

En mangeant en excès des veggie burgers et des pizzas végétariennes, vous aurez beau ne plus manger de viande, vos apports en cholestérol et en graisses saturées pourront, à coup sûr, atteindre – voire dépasser ! – ceux d'un non-végétarien amateur de steaks.

À RETENIR

Bien sûr, il est important de se faire plaisir et manger un bon veggie burger accompagné de frites une fois de temps en temps n'est vraiment pas un problème. Simplement, l'occasionnel ne doit pas devenir quotidien.

Il en va de même pour les plats préparés : il est de plus en plus facile – et tentant ! – de se tourner vers les plats végétariens prêts à consommer lorsque l'on n'a pas le temps de cuisiner. Des raviolis végétariens aux taboulés, il y a désormais l'embarras du choix, le secteur agroalimentaire ayant bien compris qu'il y avait une demande (dépassant les seuls végétariens d'ailleurs). Ces plats, à l'instar des commandes à emporter, sont formidables pour vous dépanner de temps à autre un soir de grosse fatigue ou un midi pour un déjeuner sur le pouce. Mais attention à ne pas trop baser votre alimentation là-dessus : même bio, avec leur teneur en sel et en mauvaises graisses (huile de palme), ils n'atteindront jamais la qualité nutritionnelle des nourritures que vous préparerez vous-même.

Gare à l'excès d'œufs et de fromage

C'est un classique chez beaucoup de végétariens peu éclairés : certaines personnes se bornent à remplacer la viande par des œufs et du fromage. C'est une erreur, car en se nourrissant exclusivement d'omelettes, de macaronis au fromage et de fromage blanc, leur taux de cholestérol augmente dangereusement.

ASTUCE

Vous pouvez remplacer la viande par des œufs ou du fromage de temps en temps, mais ne tombez pas dans le systématisme et l'excès. Pensez aussi aux protéines végétales (tempeh, tofu, seitan…) si intéressantes d'un point de vue nutritionnel.

Listez vos plats végétariens favoris

Si l'alimentation végétarienne est nouvelle pour vous, faire la liste de toutes les nourritures végétariennes saines que vous aimez déjà peut vous aider à passer un cap. Vous avez certainement déjà mangé plein de plats végétariens sans même prêter attention jusqu'à présent au fait qu'ils ne contenaient pas de viande. Voici quelques exemples :

- des pommes de terre au four avec du brocoli,
- de la soupe de lentilles,
- des spaghettis à la sauce tomate,
- des légumes sautés et du riz vapeur,
- des lasagnes végétariennes,
- une salade de flageolets.

ASTUCE

Si certains de vos plats végétariens préférés contiennent des produits laitiers comme du fromage ou du lait, réduisez progressivement leur quantité avant de passer à leurs équivalents sans matières grasses.

Vous pouvez probablement, par ailleurs, modifier certains de vos anciens plats non végétariens préférés pour les rendre compatibles avec votre nouveau mode d'alimentation.

Voici quelques exemples :

- **Les soupes de légumineuses.** Pour vos soupes de haricots rouges, pois chiches, lentilles, laissez de côté le jambon et le bacon.
- **La viande.** Les végétariens débutants sont souvent décontenancés par « le vide » laissé par les mets carnés dans leur assiette. Pour faciliter

la transition vers une alimentation végétarienne, le recours aux steaks végétaux et autres simili-carnés peuvent être utiles.

- **Le chili.** Au lieu d'ajouter de la viande aux haricots rouges, optez pour du tempeh ou des protéines végétales texturées.
- **Les sauces.** Pourquoi ajouter de la viande ou un arôme de viande à la sauce de vos spaghettis lorsque vous avez sous la main du basilic, de l'origan, des champignons, des poivrons rouges, des tomates séchées, des olives noires et toute une ribambelle d'autres ingrédients plus délicieux les uns que les autres pour parfumer vos sauces ? Cela sera du plus bel effet sur du riz, du quinoa, de l'orge, des pâtes, mais aussi sur des légumes vapeur ou cuits au four.
- **Les légumes farcis.** Plutôt que d'utiliser du porc ou du bœuf pour réaliser votre farce, vous pouvez en concocter une à base de riz, de pois chiches et autres condiments.

Devenir végétarien trop vite, ou trop lentement : les rythmes pièges

Passer à une alimentation végétarienne du jour au lendemain ou, au contraire, chercher à laisser les choses se faire naturellement sont des options envisageables lorsque l'on souhaite devenir végétarien. Nous verrons dans cette section que si ces approches présentent des avantages certains, elles ne sont pas dépourvues d'inconvénients. S'il revient à chacun de trouver son propre rythme pour passer à une alimentation sans viande, une approche réaliste et pragmatique semble tout de même préférable pour la plupart des aspirants végétariens.

Brûler les étapes : attention au « syndrome de la laitue »

Hier encore, X mangeait une côte de bœuf dans une brasserie et le lendemain, le voilà en train de commander des lasagnes végétariennes et une salade au tofu dans un resto veggie. Le scénario a beau être improbable, il existe pourtant des gens qui deviennent *littéralement* végétariens du jour au lendemain. Le déclic ? Ils l'ont eu en regardant un documentaire insoutenable sur l'élevage industriel des poulets, en entendant une conférence sur la condition animale, ou en lisant un article sur l'horreur et les dérives des abattoirs. Pire : ils ont assisté à l'abattage d'animaux dans un marché aux bestiaux.

Les inconvénients

En décidant de passer instantanément à une alimentation végétarienne, vous risquez de vous rendre rapidement compte que vous n'avez pas eu le temps d'assimiler les connaissances nécessaires pour tenir votre décision. Intégrer toutes les informations relatives à la nutrition et à la préparation des repas prend du temps. De même, trouver la bonne approche pour toutes sortes de questions pratiques (sortir dîner, gérer les repas en famille et avec les amis…) est un apprentissage. C'est ce genre de choses qui participent au succès du passage à une alimentation végétarienne. Si vous ne vous y intéressez pas avant de sauter le pas, vous risquez d'avoir une entrée en matière difficile ou même de renoncer assez vite au végétarisme.

À RETENIR

Si vous décidez, malgré tout, de devenir végétarien du jour au lendemain, faites appel à votre bon sens pour gérer au mieux vos débuts en tant que végétarien et échafaudez aussi vite que possible un plan pour rendre la transition moins abrupte. Améliorez vos connaissances et partez en quête de conseils. Vous trouverez, bien sûr, de nombreux conseils dans ce guide (notamment dans cette partie et dans les troisième et cinquième parties).

Une option qui n'est pas pour tout le monde

Le passage instantané au végétarisme présente, on l'a vu, des désavantages, mais les personnes qui optent pour cette solution sont généralement ultra-motivées pour changer d'alimentation le plus vite possible. Si vous êtes de ceux qui préfèrent les changements radicaux et immédiats plutôt que de ceux qui traînent en longueur pendant des mois ou des années, alors cette approche est peut-être faite pour vous.

Devenir végétarien du jour au lendemain convient mieux aux personnes qui :

- **ont déjà planché sur le sujet** : même un peu de lecture ou d'échanges avec d'autres végétariens sur les règles nutritionnelles de base, des idées de repas simples et rapides peuvent être une aide précieuse ;
- **sont bien entourés** : il est plus facile de passer au végétarisme du jour au lendemain lorsque vous vivez ou travaillez déjà avec d'autres végétariens qui vous ont initié, consciemment ou non, à la problématique des besoins nutritionnels ou de la préparation des repas ;
- **ont l'esprit libre** : opérer un tel changement de vie en une nuit est plus facile lorsque vous n'avez pas un enfant qui vient de naître, un nouveau poste à investir ou des semaines de travail de 75 heures.

ATTENTION !

Si vous passez à une alimentation végétarienne du jour au lendemain et que vous éprouvez de la fatigue, que vous êtes irritable ou que vous avez faim, il est fort probable que vous ne mangez pas suffisamment. En passant trop rapidement d'un mode alimentaire à un autre, vous n'avez certainement pas eu le temps de réfléchir à tout ce que vous pouviez manger. Votre alimentation n'est sûrement ni assez variée, ni assez riche et vous n'ingérez peut-être pas suffisamment de calories.

Ne tombez pas dans « le syndrome de la laitue » – ce mal qui touche les nouveaux végétariens, ceux qui, par manque de connaissances, croient que la salade verte est le seul aliment qu'ils peuvent consommer. En fait, vous pouvez manger toutes sortes de nourritures (voir la quatrième partie pour quelques suggestions).

Si vous êtes diabétique et que vous passez à une alimentation végétarienne, consultez le médecin qui vous suit. Les diabétiques qui adoptent une alimentation végétarienne ont souvent moins besoin d'insuline ou de médication orale et ont donc besoin que leurs dosages soient ajustés. Dans certains cas, la glycémie des diabétiques baisse suffisamment pour leur permettre de cesser complètement leur traitement. Ne modifiez toutefois en aucun cas votre traitement vous-même sans avoir consulté au préalable un professionnel de santé.

Les aspects positifs

Rien n'est blanc ou noir et passer instantanément à une alimentation végétarienne présente quelques avantages, les voici :

- Les personnes qui changent rapidement de régime alimentaire tendent à observer aussi vite les bénéfices de leur décision, et donc à les apprécier bien plus tôt. Cela peut être particulièrement séduisant si vous avez des problèmes de santé. Si, par exemple, vous êtes en surpoids, vous aurez tendance à perdre du poids plus facilement, de même, si vous êtes diabétique, votre taux de sucres dans le sang pourrait bien diminuer plus rapidement.
- La satisfaction est immédiate. Vous êtes peut-être le genre de personne qui, lorsqu'elle met en œuvre quelque chose, a besoin d'atteindre son objectif dans les plus brefs délais afin d'être immédiatement récompensée.
- Vous êtes moins en proie au doute. En passant rapidement à un mode de vie végétarien, vous avez forcément la conviction que vous allez y arriver. Contrairement aux gens qui y vont progressivement (voir section suivante), les personnes qui sautent instantanément le pas ont moins de risques de se perdre en chemin et d'être détournées de leur objectif.

Trop tarder : le risque de la procrastination

Changer sa façon de s'alimenter, c'est un peu changer de mode de vie. Dès lors, il n'est pas surprenant que beaucoup de gens optent pour une approche progressive et une transition en douceur. Ils commencent par ne plus cuisiner ni manger de viande rouge chez eux, avant d'assumer timidement leur choix « à l'extérieur », puis ils étendent l'exclusion au poulet, et ainsi de suite.

En s'engageant pas après pas, mois après mois, voire année après année, sur la voie du végétarisme, ils espèrent donner un ancrage solide à leur choix de vie. Mais à trop différer les changements alimentaires, on prend le risque de perdre de vue son objectif.

Les inconvénients

L'approche pas à pas présente des désavantages qu'il convient de garder à l'esprit pour mieux les éviter :

- Rester au milieu du gué. Les ornières sont nombreuses sur le chemin qui mène au végétarisme et il est possible de se retrouver coincé à tout moment et de ne jamais passer complètement à une alimentation végétarienne. Certaines personnes arrêtent de manger de la viande rouge. Elles voient cette décision comme une première étape… mais ne passent jamais à la suivante. Elles restent bloquées à l'étape du poulet-poisson. Faites en sorte que cela ne soit pas votre cas.
- Céder à la procrastination. « Pourquoi changer aujourd'hui ce que je pourrais toujours changer demain ? », se disent certains. Le problème est que, à trop remettre à plus tard les changements à opérer dans votre régime alimentaire, vous pourriez bien en être toujours au même point dans dix ans. Ne vous bercez pas d'illusions. Si cela fait déjà plus d'un an que vous aspirez à passer à une alimentation végétarienne, alors il est grand temps d'arrêter les petits changements pour définitivement sauter le pas.

Les avantages

Laisser son alimentation évoluer à son propre rythme à mesure que vous maîtrisez mieux ce mode de vie n'est pas complètement dépourvu de bénéfices. En maîtrisant progressivement chaque nouvelle compétence, vous allez gagner en confiance dans la préparation des repas et dans vos interactions avec les non-végétariens. Dans cette partie ainsi que dans les troisième et cinquième parties de ce guide, vous trouvez plein d'informations pratiques pour vous aider à adopter facilement une alimentation végétarienne.

Notez, en tout cas, quelques-uns des avantages qu'il y a à devenir végétarien de manière progressive :

- Vos nouvelles habitudes alimentaires ont plus de chances de perdurer. Modifier progressivement votre manière de vous alimenter va vous permettre de faire le plein, au fur et à mesure, des informations dont vous avez besoin pour partir sur des bases solides.
- L'approche progressive est moins perturbante à vivre au quotidien. Si vous avez besoin de plus de temps pour vous adapter aux changements de chaque étape, vous aurez plus de chances de vous y tenir.

Faire preuve de bon sens : la troisième voie

Si devenir végétarien du jour au lendemain ou, au contraire, s'orienter très progressivement vers le végétarisme sont des approches qui vous parlent et vous semblent compatibles avec votre mode de vie, alors il n'y a pas de raison de ne pas vous y prendre ainsi.

Votre manière de procéder relève d'une décision personnelle. Toutefois, si vous souhaitez devenir végétarien progressivement mais sûrement – en une année *grosso modo* –, vous trouverez dans cette section une feuille de route et quelques conseils faciles à suivre pour une transition raisonnable vers un mode de vie végétarien. Bien sûr, il ne s'agit là que de suggestions. Sentez-vous libre d'adapter ces recommandations à votre façon de vivre.

Établir une feuille de route réaliste

Avez-vous déjà écrit une thèse ou un mémoire ? Si c'est le cas, vous devez savoir que tout projet d'une certaine ampleur peut sembler accablant de prime abord lorsqu'on le considère dans son ensemble.

Pour venir à bout d'un gros projet, la meilleure façon de procéder est de le diviser en petites parties, puis de s'atteler à l'une d'elles en restant concentré dessus, et ainsi de suite. Arrêter les étapes de votre feuille de route par écrit et les rayer chaque fois que vous en avez franchi une peut vous aider à rester motivé tout au long du processus et vous donner un sentiment d'accomplissement salutaire à chaque étape.

Établissez un plan d'action par semaine ou par mois en soulignant ce sur quoi vous souhaitez vous concentrez à chaque étape. Par exemple, vous voulez peut-être vous attacher à lire plusieurs livres durant les deux premiers mois. De là, vous en viendrez peut-être à sélectionner quelques livres de cuisine végétarienne et à expérimenter quelques recettes, en intégrant ainsi quelques plats sans viande à votre planning du mois suivant. Instaurez cinq jours sans viande par semaine les mois suivants et essayez de faire connaissance avec d'autres végétariens *via* les réseaux sociaux ou des associations comme l'Association végétarienne de France (AVF).

Votre feuille de route doit refléter votre mode de vie, votre personnalité et vos préférences ainsi que toutes les contraintes à prendre en compte (comme cuisiner pour toute une famille ou être fréquemment en déplacement).

Se fixer des objectifs dans le temps pour votre feuille de route peut aider à passer à une alimentation végétarienne. Si vous parvenez à garder à l'esprit ces échéances, très bien. Sinon, ou si vous vous retrouvez à traîner des pieds pour passer à l'étape suivante, il vous faut davantage de structure. Écrivez dans un carnet votre feuille de route en la divisant semaine par semaine. Donnez-vous suffisamment de temps pour arriver au bout de chaque étape et tenez-vous ensuite à votre feuille de route.

Changez de mode de vie est une expérience radicale et exigeante. Alors ne soyez pas trop dur avec vous-même si votre ligne de conduite connaît quelques sorties de route.

ASTUCE

Testez de nouvelles recettes, essayez des plats végétariens dans les restaurants et invitez vos amis à déguster vos plats veggie chez vous. Lisez aussi tout ce que vous pouvez sur le végétarisme. C'est avec le temps et la pratique que vous parviendrez à être à l'aise avec votre nouveau mode de vie. Voyez les choses comme un objectif à terme.

S'éduquer sur le végétarisme tout en passant à l'action

Améliorer ses connaissances est toujours un bon préalable à tout changement de mode de vie. Si vous aimez lire, vous êtes verni, parce que ce ne sont pas les bons livres qui manquent sur le sujet (voir chapitre 26). Pendant les semaines, voire les mois, de votre période de transition, lisez tout ce qui vous tombe sous la main en matière de végétarisme.

Livres, magazines, ressources en ligne : vous trouverez toutes sortes de supports pour enrichir vos connaissances. De prime abord, tous ces documents vous sembleront peut-être redondants mais lire plusieurs d'entre eux n'est pas une perte de temps. Chaque auteur présente les choses à sa manière et si la façon de l'un ne vous parle pas, ce ne sera pas forcément le cas d'un autre. De plus, la lecture des mêmes informations présentées différemment peut vous aider à mieux assimiler les choses, et pour longtemps.

Si vous n'aimez pas particulièrement la lecture, pensez aux conférences : on voit souvent des annonces dans les magasins diététiques. Vous pouvez aussi vous renseigner auprès des associations végétariennes : des rencontres avec des auteurs ou des intervenants sont parfois organisées.

ATTENTION !

Il y a un loup toutefois. Bien que de nombreux livres et documents de qualité existent sur le végétarisme, certains contiennent des erreurs ou des approximations. Vous trouverez certaines références fiables dans ce guide.

ASTUCE

Pendant que vous entreprenez vos lectures de fond sur le végétarisme, commencez à réduire votre consommation de viande. Voici quelques façons simples de vous y prendre :

- Introduisez deux ou trois plats sans viande à vos repas chaque semaine. Commencez avec des plats simples et familiers, comme les pâtes à la tomate, une pizza végétarienne ou des lasagnes veggie.
- Essayez les préparations végétariennes pratiques, comme les steaks de soja, les plats végétariens surgelés… Rapides à cuisiner, ces produits peuvent commencer à remplacer facilement vos plats à base de viande.
- Lorsque vous cuisinez de la viande, réduisez-la à une petite part de votre repas et n'en faites pas le centre de votre assiette. Essayez d'utiliser la viande comme un condiment ou un accompagnement. Préférez

les petites portions et compléter la viande avec du riz, des légumes, des pâtes ou autre. Par exemple, au lieu de manger du blanc de poulet comme plat principal, coupez cette viande en petits morceaux et mélangez-les à un grand sauté de légumes pour six personnes.

À partir de là, continuez à aller de l'avant. Ajoutez quelques repas sans viande de plus à votre planning hebdomadaire et tenez bon pendant environ un mois. Fixez une date à partir de laquelle vous ne mangerez plus que des repas végétariens. Marquez cette date dans votre agenda et barrez ensuite chaque jour où vous n'aurez pas mangé de viande après cela.

À RETENIR

Soyez conscient que les périodes de rupture dans votre routine, comme les vacances ou une maladie, peuvent perturber votre feuille de route. Durant les périodes de stress ou de changement de rythme dans votre quotidien, il est classique de reprendre ses vieilles habitudes, y compris en matière d'alimentation. Accordez-vous une pause et repartez ensuite du bon pied. Avec le temps, vous apprendrez à gérer ces périodes-là aussi sans dévier de la ligne que vous vous êtes fixé.

Se fixer des objectifs et un calendrier

Une fois que vous aurez entamé votre passage au végétarisme, vous n'aurez plus qu'à poursuivre dans cette voie en améliorant vos connaissances sur le sujet et en engrangeant de l'expérience. Vous tomberez peut-être sur quelques embûches en chemin mais le principal est de continuer à avancer.

Donnez-vous du temps pour apprivoiser votre nouveau mode de vie. Testez des recettes, de nouveaux aliments tout en poursuivant vos lectures et en respectant votre planning de repas. Faites-vous aussi plaisir en invitant des proches à dîner et en sortant dans les restaurants végétariens.

Tout cela sera plus facile si vous avez arrêté une liste d'objectifs pragmatiques ainsi qu'un calendrier raisonnable pour les atteindre.

Pensez à des étapes qui vous semblent réalistes en estimant le temps qu'il vous faudra pour les atteindre. Ne soyez pas présomptueux de vos capacités mais ne tombez pas non plus dans la facilité. Retranscrivez votre plan dans un cahier, sur une feuille ou dans votre ordinateur. Vous pouvez afficher ce plan d'attaque dans votre cuisine ou sur votre bureau si vous pensez que cela peut vous motiver.

Le tableau 5-1 montre un exemple possible de feuille de route pour passer à une alimentation végétarienne. Votre propre transition pourra très bien prendre moins ou, au contraire, davantage de temps. Adaptez à votre convenance le calendrier des échéances – et les étapes spécifiques. Prêt ? C'est parti !

Tableau 5-1 : 12 mois pour devenir végétarien

Calendrier	*À faire*
Mois 1 et 2	Lisez tout ce qui a trait à la nutrition, la préparation des repas et à tous les autres aspects du végétarisme. *Empruntez des livres à la bibliothèque et achetez-en quelques-uns en librairie, consultez les sites internet des associations végétariennes, participez à des conférences et abonnez-vous à quelques magazines. Absorbez l'information.*
Mois 3	Commencez à réduire votre consommation de viande. *Introduisez deux ou trois repas sans viande par semaine, testez des produits nouveaux, dressez une liste des nourritures végétariennes que vous appréciez déjà et, lorsque vous mangez de la viande, n'en faites pas l'aliment central de votre plat.*
Mois 4, 5 et 6	Réduisez encore votre consommation de viande. *Fixez-vous pour objectif de faire cinq repas sans viande par semaine. Limitez l'usage de la viande à celui d'un condiment, d'un accompagnement ou d'un ingrédient mineur d'un plat. Arrêtez une date butoir à partir de laquelle vous ne mangerez plus que des plats végétariens. Notez cette date dans votre agenda. Une semaine ou deux avant cette date, arrêtez d'acheter de la viande et des produits contenant de la viande. Tenez un journal alimentaire pendant plusieurs jours. Vous l'utiliserez plus tard pour évaluer vos progrès et mesurer le chemin qu'il reste à faire. Soyez précis dans votre manière de consigner les ingrédients. Par exemple, si vous mangez un sandwich, notez le type de pain et la garniture que vous avez choisis.*
Mois 7 et 8	Essayez d'entrer en contact avec une association végétarienne. *Cherchez les occasions d'être entouré de personnes qui sont dans le même état d'esprit que vous. Continuez à lire et à emmagasiner les informations. Continuez à expérimenter des nouvelles recettes. Sortez dans les restaurants végétariens ou veggie-friendly pour découvrir d'autres façons de cuisiner.*
Mois 9, 10, 11, 12	Pratiquez. *Continuez à enrichir vos connaissances. Invitez vos amis et vos proches à venir manger végétarien chez vous ou à dîner dans un restaurant végétarien. Repassez-vous le film de l'année et évaluez la façon dont vous avez géré les vacances, les occasions spéciales et autres ruptures dans votre routine quotidienne. Est-ce que certaines situations méritent une attention particulière de votre part – comme manger à l'extérieur ou trouver des idées de repas simples et rapides à cuisiner ? Tenez un journal alimentaire pendant plusieurs jours et comparez-le avec le premier (celui des mois 4,5 et 6) et réjouissez-vous du chemin parcouru (tout en cherchant à améliorer encore votre façon de vous alimenter).*

Évaluer ses progrès et ajuster le tir

Après avoir franchi avec succès les premières étapes de votre passage à une alimentation végétarienne, tenez un journal de ce que vous mangez pendant plusieurs jours ou même quelques semaines si vous le pouvez. Prendre le temps d'avoir une vision d'ensemble de la façon dont vous vous nourrissez peut vous aider à rester vigilant. En consignant non seulement ce que vous mangez mais aussi où, avec qui et ce que vous avez ressenti sur le moment, vous décèlerez peut-être chez vous certains comportements que vous voudrez améliorer ou changer.

ASTUCE

Vous pouvez opter pour un journal alimentaire « fait maison » avec une simple feuille de papier et un crayon ou essayez l'un des nombreux journaux alimentaires disponibles sur le Net. Certains sont payants, d'autres non. Il en va de même pour les applications pour smartphone. Le principal avantage d'un journal alimentaire connecté est d'évaluer au plus près vos apports quotidiens en calories et en nutriments. Il permet aussi de savoir combien de calories vous avez brûlées lors de votre séance de natation.

Se lancer à l'aveuglette : le mauvais plan

Voilà, vous êtes sur la bonne voie. Mais le voyage n'est pas terminé et il est semé d'embûches plus ou moins évidentes. Si vous êtes, comme tout un chacun, parfaitement capable d'éviter de manger une cuisse de poulet ou un steak lorsque vous en voyez un, certains ingrédients d'origine animale peuvent être plus difficiles à identifier pour les végétariens débutants. Dans cette section, vous apprendrez à déceler les ingrédients d'origine animale qui se cachent dans les produits de l'industrie agroalimentaire. Vous découvrirez aussi quelques bons conseils indispensables pour tout végétarien débutant.

Être sûr de ne pas manger de la viande « cachée »

Lorsque la viande ou les produits d'origine animale et leurs dérivés ne sont présents qu'en petites quantités dans certains plats, ni la vue ni le goût ne permettent de les déceler.

Il faut bien être conscient que seules les personnes averties sont en mesure d'éviter ces aliments cachés. Cela souligne l'importance de se documenter lorsque l'on devient végétarien.

Se méfier des ingrédients d'origine animale indécelables

Beaucoup de nourritures contiennent des ingrédients d'origine animale cachés. Certains sont présents en très petites quantités. La caséine et le petit-lait (ou lactosérum) sont acceptables pour les végétariens, mais pas pour les végans. D'autres, comme la présure (qui provient de la muqueuse de l'estomac des veaux et des autres bébés animaux) sont inacceptables pour tous les végétariens. Vous trouverez une liste des ingrédients d'origine animale cachés dans le tableau 5-2. C'est à vous de décider, en toute connaissance de cause, ce que vous souhaitez manger ou non.

Il est des cas où il est impossible de dire si un ingrédient est d'origine animale ou végétale. Il vous faudra alors contacter le fabricant pour lui demander directement (voir la section suivante « Contacter les entreprises de l'agroalimentaire »).

Tableau 5-2 : Les produits cachés d'origine animale

Ingrédient	*Qu'est-ce que c'est ?*	*Où en trouve-t-on ?*
L'albumine	Ce composant protéique est présent dans le blanc d'œuf	Utilisée comme épaississant ou agent de texture, on la retrouve dans les sauces, les crèmes glacées, les vinaigrettes pour la salade
Les anchois	Petit poisson argenté	Les sauces vinaigrette pour la salade, les salades grecques, la garniture des pizzas, la tapenade
La matière grasse animale	Le beurre, la graisse de rognons, le saindoux	Les paquets de cookies et de crackers, les pâtes à tarte prêtes à l'emploi
L'acide carminique	L'agent colorant rouge fait à partir de cochenilles	Les jus de fruits en bouteille, les pâtes de couleur, certains bonbons, les cosmétiques « naturels »
La caséine	Une protéine du lait	Utilisée comme agent de texture dans les produits laitiers comme le fromage, le fromage blanc et même les fromages à base de soja (donc, soyez attentif à la composition)
La gélatine	Le mélange de protéines issu des os, du cartilage, des tendons et de la peau des animaux	Les guimauves, les yaourts, certaines céréales pour le petit déjeuner, les desserts composés de gélatine
Le glucose (ou dextrose)	Les tissus et les fluides des animaux (le glucose peut aussi venir des fruits)	Les produits de boulangerie, les sodas, les bonbons
Les glycérides (mono-, di- et triglycérides)	Le glycérol des graisses animales et végétales	Les aliments transformés
L'ichtyocolle	La gélatine obtenue à partir de la vessie natatoire de l'esturgeon ou autre poisson d'eau douce	Utilisée comme agent clarifiant pour le vin, la bière et certains desserts en gelée
L'acide lactique	Acide organique qui provient de la dégradation du lactose par les bactéries	Le fromage, les yaourts, les olives, les cornichons, les bonbons, les desserts glacés, les chewing-gums, les fruits en conserve

Tableau 5-2 : Les produits cachés d'origine animale (suite)

Ingrédient	*Qu'est-ce que c'est ?*	*Où en trouve-t-on ?*
Le lactose	Glucide présent dans le lait	Il contribue à la saveur légèrement sucrée du lait. On le trouve dans les produits transformés comme les laits infantiles et les bonbons, il sert aussi d'excipient en pharmacie
Le stéaryl de sodium lactylé	Un additif issu du suif et d'autres matières grasses animales	Utilisé en tant que conditionneur pour la pâte à pain
La lanoline	Graisse cireuse faite à partir de la laine de mouton	Les chewing-gums
Le lard	La graisse sous la peau du porc	La quiche lorraine, certaines salades et toutes sortes de préparations et d'aliments transformés
La lécithine	Un phospholipide que l'on trouve dans les tissus animaux, les végétaux et le jaune d'œuf	Les céréales pour le petit déjeuner, les bonbons, le chocolat, les produits de boulangerie, la margarine, les sprays d'huile végétale
Les arômes naturels	Ils peuvent être à base de viande ou d'autres produits d'origine animale	Les aliments transformés
L'acide oléique	Le suif animal (la substance obtenue par la fonte de la graisse des moutons et du bétail)	La margarine, le fromage, les huiles et les graisses végétales, les bonbons, les crèmes glacées, les boissons, les condiments
La pepsine	Une enzyme de l'estomac des porcs	Composant de la présure utilisée pour les fromages
La propolis	Matériau recueilli par les abeilles à partir de certains végétaux	Utilisée dans les chewing-gums et comme remède traditionnel dans les magasins naturels
L'acide stéarique (acide octadécanoïque)	Le suif animal et les autres graisses et huiles animales	L'arôme de vanille, les chewing-gums, les produits de boulangerie, les boissons, les bonbons
La graisse de rognons	La graisse blanche et dure située autour des reins des animaux	La margarine, les boulettes de viande ou certaines préparations à base de viande hachée
Le suif	La substance obtenue par la fonte de la graisse des moutons et du bétail	La margarine

Tableau 5-2 : Les produits cachés d'origine animale (suite)

Ingrédient	*Qu'est-ce que c'est ?*	*Où en trouve-t-on ?*
La vitamine A (rétinol)	Vitamine que l'on trouve dans les végétaux, le jaune d'œuf et l'huile de foie de poisson (thon, morue...)	Les compléments vitaminés, les produits enrichis comme certaines céréales pour le petit déjeuner, le lait écrémé et la margarine
La vitamine B12	Vitamine fabriquée par des micro-organismes et que l'on retrouve dans tous les produits d'origine animale, sa forme synthétique (la cyanocobalamine) est végane	Les compléments alimentaires, les produits enrichis comme certaines céréales pour le petit déjeuner, le lait de soja ou de riz
La vitamine D (D1, D2, D3)	La vitamine D1 est produite par l'être humain lorsqu'il s'expose au soleil, la D2 (ergocalciférol) est faite à partir de végétaux ou de levure, la D3 (cholécalciférol) vient de l'huile de foie de poisson ou de la lanoline	Les compléments alimentaires, les produits enrichis tels que le lait, la margarine, le yaourt ou le jus d'orange
Le lactosérum ou petit-lait	Le liquide issu de la coagulation du lait	Les crackers, le pain, les gâteaux, les aliments transformés

Contacter les entreprises de l'agroalimentaire

Si vous n'êtes pas sûr qu'un ingrédient soit sans viande ou sans produit d'origine animale, rendez-vous sur le site internet du fabricant pour obtenir des informations. Si vous ne trouvez pas de réponses à vos interrogations, cherchez le numéro du service client (soit sur l'emballage du produit, soit sur le web).

Certaines questions concernant des ingrédients spécifiques sont peut-être au-delà des compétences du service client. Si vous sentez qu'à l'autre bout du fil, votre interlocuteur ne connaît pas la réponse, demandez à parler à l'un de ses supérieurs. Une autre possibilité est de procéder par écrit ou par mail et d'envoyer une demande formelle au fabricant. Les entreprises de l'agroalimentaire prennent généralement très au sérieux les demandes de leur clientèle – elles s'exposent à des poursuites si elles donnent au public de fausses informations sur les ingrédients qui composent leurs produits.

Il vous faudra peut-être de la persévérance mais il n'y a aucune raison pour que vous n'obteniez pas les réponses à vos questions concernant l'origine des ingrédients d'un produit.

Ces produits non alimentaires qui contiennent des ingrédients d'origine animale

On retrouve certains ingrédients d'origine animale dans les produits les plus inattendus, comme les cosmétiques, les lotions, les parfums ou les articles ménagers tels que la glue ou l'encre. De nombreux végans évitent ces produits, même s'il est difficile pour quiconque de s'en passer complètement compte tenu de leurs multiples usages.

Les glycérides, la lanoline, la lécithine, l'acide oléique, l'acide stéarique, le suif et la vitamine A, par exemple, sont souvent utilisés par les fabricants de cosmétiques. La lanoline se retrouve dans les onguents et les lotions et beaucoup de savons contiennent de l'acide oléique, de l'acide stéarique ou du suif. Lisez attentivement les notices des produits pour traquer ces composants et les éviter. Si vous avez un doute, contactez le fabricant.

Les ressources pour traquer les ingrédients cachés

ASTUCE

Depuis 1999, le site Food-info fournit des informations sur la composition des aliments et leurs ingrédients. L'interface n'est pas de toute jeunesse mais le site offre des informations intéressantes.

Pour en savoir plus : `www.food-info.net`

Pour ceux qui maîtrisent la langue de Shakespeare, sachez que le Vegetarian Ressource Group publie chaque année (en anglais donc) un guide des ingrédients alimentaires listant l'usage, l'origine et la définition de centaines d'ingrédients utilisés par l'industrie agroalimentaire en précisant chaque fois s'ils sont végans, végétariens ou non végétariens. Il est possible d'imprimer ce guide en payant 5 euros (vous permettez ainsi la poursuite de la recherche sur les ingrédients).

Pour en savoir plus : `www.vrg.org/ingredients/index.php`

Les végans peuvent trouver des informations sur les produits non alimentaires sans ingrédients d'origine animale sur le site de la PETA (Pour une éthique dans le traitement des animaux). À noter que le site francophone est beaucoup plus sommaire que sa version anglophone.

Pour en savoir plus : `www.petafrance.org` et `www.peta.org`

Chercher davantage d'informations et de conseils

Certaines personnes sont leur pire critique. Sans aller jusqu'à vous bercer d'illusions sur vos progrès quand vous n'en faites aucun, il est inutile pour autant de vous autoflageller si, de temps à autre, il vous arrive de faire un pas en arrière. Tout changement demande du temps et de la patience.

Les écarts ponctuels sont normaux au début. Si vous arrêtez d'être végétarien à un moment donné, reprenez où vous en étiez et recommencez. Personne ne compte les points à part vous.

Dans cette section, vous trouverez quelques conseils qui vont simplifier vos premiers pas de végétarien.

Scruter les rayons des supermarchés

Être végétarien ne vous oblige en rien à acheter des aliments ou des ingrédients spécifiques. Néanmoins, après avoir fait le grand saut vers une alimentation végétarienne, vous découvrirez tout un monde de nouveaux produits que vous voudrez certainement essayer, ainsi que de nouvelles manières de marier des ingrédients familiers.

C'est en effet le moment de stimuler votre créativité. Cassez votre routine de courses et poussez la porte des magasins bio et alternatifs. Déambulez dans les allées, y compris celle des surgelés. Vous y trouverez des dizaines d'aliments végétariens. Achetez-en quelques-uns cette fois et essayez-en d'autres la prochaine fois.

Les produits « complets » – qui sont les moins transformés possible par rapport à leur état d'origine – sont les meilleurs pour la santé. Toutefois, les plats préparés et les produits typiquement végétariens – comme les plats surgelés ou les steaks végétaux – peuvent être pratiques. Il est utile d'en avoir sous la main lorsque vous n'avez pas le temps de faire la cuisine et que vous avez besoin de manger quelque chose de rapide et de simple.

En testant de nouveaux produits, attendez-vous à quelques déconvenues. Si c'est le cas, ne restez pas sur cette première mauvaise impression et essayez le même genre de produit d'une marque différente. La composition peut en effet varier d'un fabricant à l'autre. C'est typiquement le cas pour les steaks végétaux et les laits de soja dont la texture et le goût varient considérablement d'une marque à l'autre.

Après avoir commencé à expérimenter de nouveaux plats, vous découvrirez toujours plus de nouveaux produits géniaux qui deviendront des basiques de votre cuisine. Les chapitres 9 et 10 s'intéressent en détail aux ingrédients incontournables de l'alimentation végétarienne et aux lieux où faire ses courses.

Feuilleter les livres de cuisine et les magazines

Allez à la bibliothèque et empruntez tous les livres de cuisine végétarienne que vous trouverez. Si vous avez des amis végétariens, empruntez leur livre de recettes. Abonnez-vous aussi, si vous le souhaitez, à *Alternatives végétariennes*, la revue trimestrielle de l'Association végétarienne de France (AVF).

Lisez les noms des recettes en feuilletant les pages. Si l'une d'elles vous fait envie, regardez la liste des ingrédients. Si vous êtes toujours inspiré, lancez-vous. Lorsque vous entendez parler d'un livre de recettes qui vous attire, rendez-vous chez votre libraire et achetez-le. Les magasins diététiques proposent généralement une sélection intéressante de livres de cuisine végétarienne.

En balayant les options qui s'offrent à vous dans un restaurant végétarien, vous serez sans doute surpris de la variété des plats. Vous remarquerez aussi sûrement beaucoup de mets d'autres cultures (le végétarisme est plus ancré dans d'autres régions du monde). L'alimentation végétarienne est incroyablement plus diverse que l'alimentation centrée sur la viande, et feuilleter des livres de cuisine vous aidera à ne pas passer à côté de cette dimension.

La tentation des compléments alimentaires : la vigilance de rigueur

Certaines personnes, influencées par toutes les idées reçues qui circulent sur le végétarisme (voir chapitre 3), sont persuadées que les végétariens sont plus enclins à déclarer des carences. Pour ces gens, les végétariens ont donc intérêt à avoir recours aux compléments alimentaires. Onéreux, ces derniers sont cependant loin d'être toujours justifiés ; pire : ils peuvent carrément nuire à votre santé.

Souvent les végétariens débutants pensent : « Si un petit peu de [insérez ici le nom de votre vitamine ou minéral préféré] me fait du bien alors en prendre davantage me fera encore plus de bien. » Mais tout n'est pas aussi simple.

Contrairement à ce que vous pouvez croire, les compléments que vous prenez depuis des années ne vous apportent rien et vous font même peut-être du mal. Des études conduites ces dernières années ont mis en doute l'intérêt de certains compléments alimentaires très courants, comme la vitamine C ou E et même le bêta-carotène. Mais d'un autre côté, la science a aussi mis en lumière les bénéfices de compléments alimentaires spécifiques, tel l'acide folique dans certaines circonstances.

Tout cela vous semble complexe ? En fait, c'est à la fois simple et compliqué.

La nutrition est une science complexe et, avec les années, les scientifiques en apprennent de plus en plus sur la façon dont notre organisme fait usage des nutriments essentiels à notre santé. Il y a encore quelques décennies, cette liste de nutriments comptait une douzaine de vitamines et de minéraux. À présent, on sait que certains aliments contiennent des centaines de substances, et peut-être davantage, bénéfiques à votre santé. Beaucoup de ces substances fonctionnent en synergie lorsqu'elles sont toutes présentes dans les aliments complets mais interagissent différemment dans votre corps lorsque vous les prenez à part et de manière concentrée.

Il peut parfois être frustrant de voir les recommandations changer, mais c'est ainsi qu'est la science. Les recommandations nutritionnelles s'appuient sur les preuves dont disposent les scientifiques à un moment donné avant d'être améliorées au fur et à mesure des progrès de la recherche.

Dans cette section, votre attention sera attirée sur le potentiel nocif des compléments alimentaires ainsi que sur la question de leur réelle efficacité. Consultez le chapitre 4 pour savoir à quel moment spécifique de la vie il peut être utile d'avoir recours aux compléments alimentaires.

Une efficacité contestée

Si vous vous demandez si les compléments alimentaires sont efficaces, la réponse, la plupart du temps, est non.

En général, les compléments alimentaires en vitamines ou minéraux donnent aux gens un sentiment abusif de sécurité. Les gens surestiment beaucoup l'intérêt des compléments alimentaires et ils n'en mesurent pas les pièges.

À RETENIR

Les compléments alimentaires ont beau être un gros business – garnissant les étals des supermarchés, des magasins diététiques et des pharmacies –, aucune preuve, ou presque, n'a été faite de leur efficacité à réduire les risques de maladies chroniques d'adultes en bonne santé. Quelques exceptions mises à part – comme l'acide folique pour les femmes en âge d'enfanter et la vitamine B12 pour les personnes âgées, par exemple –, l'essentiel des recherches effectuées sur les compléments en vitamines et minéraux n'accrédite généralement pas les extraordinaires avantages vendus par les industriels.

TECHNIQUE

Une étude, parue en 2009 dans la revue de référence *The Archives of Internal Medicine*, a ainsi établi que sur 160 000 femmes seniors, celles qui prenaient des compléments alimentaires à base de vitamines et de minéraux n'avaient pas moins de risques que celles qui n'en prenaient pas de mourir ou de développer une maladie cardiaque ou certains types de cancer.

Ces résultats vont dans le même sens qu'une autre étude parue en 2004 dans *The Lancet* et portant sur 170 000 personnes. En analysant les données de plus d'une dizaine d'études, les chercheurs ont montré que certains des compléments alimentaires les plus courants comme le bêta-carotène, les vitamines A, C et E et le sélénium pouvaient être dangereux. La supplémentation augmentait même la mortalité de 6 % à cause d'associations néfastes (les associations bêta-carotène/vitamine A et bêta-carotène/vitamine étant les plus dangereuses).

La pilule peut être dure à avaler. Qui n'a pas, à un moment ou un autre de son enfance, été biberonné à tel ou tel complément alimentaire ? Quel jeune adulte en période de révisions ou quel salarié en bouclage d'un gros projet n'a pas pris un complément multivitaminé avec son verre de jus d'orange du matin ? Les vieilles idées reçues sur la santé peuvent être difficiles à faire bouger, surtout celles qui ont été intégrées à une routine quotidienne. Même en comprenant les choses, il vous sera peut être difficile de vous départir de vos vieux réflexes. Dans la suite de cette section, vous découvrirez par quels aliments vous pouvez remplacer les compléments alimentaires. Cela vous aidera peut-être à vous en détacher une fois pour toutes.

Une innocuité discutable

Il peut sembler difficile à croire que quelque chose d'*a priori* bon pour la santé puisse avoir des effets négatifs. Après tout, la vitamine C que l'on trouve dans une orange fraîche ou un plat de brocoli vapeur est l'un des éléments nécessaires aux processus physiologiques de votre organisme. Si vous n'absorbez pas suffisamment de ce nutriment essentiel, vous risquez d'être atteint de scorbut, une maladie qui se déclare lorsque l'on manque de vitamine C.

C'est la même chose pour les autres vitamines, minéraux et nutriments que vous absorbez par la nourriture. Si vous n'ingérez pas suffisamment de ces substances essentielles, votre santé peut en pâtir. Voilà pourquoi les nutritionnistes ont généralement tendance à plutôt insister sur les risques de manque – et non d'excès ! – de ces nutriments.

Une invention plébiscitée dans un premier temps

Lorsque les maladies générées par les carences ont été identifiées, les nutritionnistes ont encouragé tout le monde à avoir des apports suffisants en calcium, en fer, en vitamines A, B, C, D et E et autres.

C'est ainsi que les compléments alimentaires ont vu le jour. Tirés des aliments et fabriqués en laboratoire, les compléments sont apparus comme la solution de facilité pour apporter les nutriments faisant défaut dans l'alimentation des gens. Tout semblait logique et idéal : la plupart des gens voyaient les compléments comme inoffensifs, et peut-être utiles.

Des compléments pas si anodins pour la santé

Passée une période d'émerveillement pour ces produits « magiques », le vent a tourné. Désormais, les études scientifiques suggèrent que les nutriments n'ont pas le même effet lorsqu'ils ne sont pas ingérés en mangeant des aliments complets. En d'autres termes, la vitamine E en gélules n'apportera pas les mêmes bénéfices que la vitamine E absorbée en mangeant des noix, des graines ou des légumes verts à feuilles.

À RETENIR

Les compléments alimentaires peuvent, en fait, poser problème dans certaines circonstances. Prendre par exemple de fortes doses d'un certain nutriment peut ainsi entraîner des déséquilibres qui n'existaient pas auparavant.

Si vous prenez de grande quantité de zinc en complément, par exemple, vous risquez d'entamer les réserves de cuivre de votre organisme, car le zinc et le cuivre interagissent entre eux. Alors que si vous veillez à manger plutôt des aliments complets, les effets des autres nutriments contenus dans ces aliments seraient à même de faire l'équilibre et de contrebalancer les effets de chaque minéral pris individuellement. Les compléments sont dépourvus de l'équilibre naturel qui prévaut dans l'alimentation qui, elle, offre tout le spectre des nutriments. Même les compléments multivitaminés et les multi-minéraux ne sont pas complets. Ils contiennent bien une longue liste de vitamines et de minéraux, mais ils n'intègrent pas les composés phytochimiques et autres substances importantes pour la santé et dont certaines n'ont probablement pas encore été identifiées.

Pire, certains compléments alimentaires un temps plébiscités pour leur effet protecteur contre certains cancers et maladies coronariennes ont, au contraire, récemment été associés à un risque accru pour la santé. La recherche a, par exemple, établi que les personnes à haut risque de déclarer un cancer du poumon – tout particulièrement celles qui fument – pouvaient accroître encore leurs risques en prenant du bêta-carotène, un complément dont on pensait initialement qu'il était anti-cancer. De même, la vitamine E à hautes doses a, dans certaines études, été associée à un risque accru de morbidité.

Que prendre à la place des compléments alimentaires ?

Si vous voulez arrêter de jeter votre argent par les fenêtres, n'achetez plus de compléments alimentaires et misez à la place sur les aliments complets et nutritifs.

Une simple portion des bombes nutritionnelles qui suivent peut vous fournir une bonne dose de vitamines, de minéraux et d'autres substances essentielles pour rester en bonne santé :

- **Les légumes vert foncé à feuilles :** Une portion vous permettra de faire le plein de fibres, d'acide folique, de fer, de vitamines A et C, de potassium et parfois de calcium. Vous pouvez, par exemple, ajouter une poignée de pousses d'épinards à un sandwich. Un peu de chou cuit apporte un supplément nutritionnel à un plat à base de haricots noirs et de riz. Et pourquoi ne pas ajouter du chou vert haché ou un peu d'épinards à votre soupe de lentilles ?
- **Les fruits et légumes orange foncé** : Pensez aux pêches, aux abricots, aux patates douces ainsi qu'aux poivrons orange, jaunes et rouges. Tous ces aliments sont bourrés de vitamines A et C ainsi que de fibres. Ajoutez une rondelle épaisse de tomate rouge bien juteuse à un sandwich ou une poignée généreuse de carottes râpées à une salade ou à un houmous. Coupez en morceaux quelques abricots secs et mettez-les dans un bol de céréales.
- **Les céréales complètes non raffinées** : En plus d'être des réservoirs à vitamine B, les céréales sont une bonne source de fibres et d'oligoéléments. Vous en absorbez une bonne dose lorsque vous vous servez un bol de céréales pour le petit déjeuner ou que vous mangez des tartines de pain complet.
- **Les légumineuses** : Considérez-les comme les compléments bourrés de vitamines et de minéraux qu'elles sont *de facto* en concentrant fibres, protéines, acide folique, manganèse, fer et autres. À vous, la soupe de lentilles, le chili et le dip à base de haricots noirs.
- **Les graines et les noix** : Saupoudrez-les ici et là, partout. Entre les amandes, les graines de tournesol, les noisettes, les noix de pécan et les graines de citrouille, vous avez l'embarras du choix. Vous pouvez en mettre où bon vous semble : dans les salades, les plats mijotés, les desserts… Les graines et les noix sont imbattables pour vous fournir les acides gras essentiels. Elles constituent aussi une bonne source de protéines, de fibres et contiennent également plusieurs vitamines et minéraux.

Essayez d'appréhender les choses différemment en ce qui concerne votre manière de « supplémenter » votre alimentation. Les aliments frais et les produits complets cités ci-dessus sont une façon agréable – et peu onéreuse ! – d'absorber tous les nutriments dont vous avez besoin pour être bien.

Chapitre 6

Être le seul végétarien de la maison

Dans ce chapitre :

- Composer avec les préférences alimentaires de chacun
- Ruser pour gagner le soutien des non-végétariens
- Recevoir des invités non végétariens

Concernant la nourriture, il est des batailles plus faciles à régler que d'autres. Il aime le ketchup et elle préfère la moutarde ? Conservez un pot de chaque au réfrigérateur ! Beurre contre margarine, miel *versus* confiture ? Aucun problème – toutes les options peuvent facilement être stockées à portée de main et utilisées selon les goûts de chacun.

Si seulement toutes les préférences alimentaires étaient aussi simples à gérer.

Si vous êtes végétarien, il y a, statistiquement, de grandes chances pour que vous soyez le seul de la maisonnée. Une romance entre un Roméo amateur de steak-frites et une Juliette végétarienne n'est pas sans poser quelques défis. Que vous viviez seul, en couple ou en famille, devenir végétarien suscite forcément beaucoup d'interrogations. Certaines seront propres à votre situation tandis que d'autres constituent un passage obligé pour la plupart des végétariens à leurs débuts. Être vigilant sur ces questions et sur la manière dont vous les abordez peut avoir un impact significatif sur vos relations.

Gérer les repas en famille

Devriez-vous établir un repas standard « viande-deux légumes-un féculent-une salade », esquiver la viande et faire le plein du reste ? Ou vaut-il mieux vous préparer un plat végétarien pour vous seul ?

Dans certaines familles, ces questions sont un casse-tête pesant. Qui a envie d'être coincé à préparer deux repas pour la même table tous les soirs ? Est-ce que tous les plats ne devraient pas être végétariens de façon à ce que chacun puisse les déguster ? Après tout, la plupart des non-végétariens apprécient de nombreux plats sans viande.

Il n'y a pas de réponses toutes faites à ces questions. La situation implique des discussions et des négociations entre toutes les parties concernées. Mieux vaut régler les choses d'emblée plutôt que de laisser s'installer des habitudes non choisies d'un commun accord.

Passer en revue au préalable les différentes options qui s'offrent à vous peut être utile.

Servir à la fois des plats avec viande et des plats végétariens

La manière la plus radicale de régler la préparation d'un repas que tout le monde peut manger ? Cuisiner pour chaque repas un plat principal à base de viande et une alternative végétarienne. Cette solution est aussi celle qui demande le plus de travail, de temps et d'énergie. Pour peu que le cuisinier de la famille soit le végétarien en question, il est possible qu'il refuse de cuisiner de la viande.

Décider qui prépare quoi

Si vous êtes le cuisinier de la famille et que vous êtes végétarien, doit-on vraiment attendre de vous que vous prépariez de la viande pour les non-végétariens ? Il est peut-être temps pour un des non-végétariens de la famille de passer derrière les fourneaux afin d'apprendre à cuisiner un steak. L'autre option ? Préparer les repas ensemble. Le compromis : vous vous occupez de tout… sauf de la viande.

D'un autre côté, il est possible que vous n'ayez aucune envie de respirer l'odeur de cuisson de la viande en préparant un repas ou que vous refusiez de voir votre poêle entrer en contact avec de la chair animale. Chacun végétarien a son point de vue sur le sujet, mais c'est en famille qu'il vous faudra trancher. Si cela peut vous aider, dites-vous que d'autres sont passés par là avant vous.

S'il y a des mangeurs de viande sous votre toit, asseyez-vous autour d'une table et établissez des compromis acceptables pour chacun. Il peut s'agir, par exemple, des options suivantes :

- Convenir que toute viande rapportée à la maison doit être préparée sur du papier sulfurisé de manière à ce qu'elle n'entre pas en contact avec le plan de travail. De même, vous pouvez décider que telle poêle servira exclusivement à cuire de la viande.

- Décider que les pièces de viande doivent désormais être cuites à l'extérieur, au gril ou au barbecue, de manière à limiter les odeurs désagréables dans la maison.
- Se mettre d'accord sur le fait de n'acheter désormais que des viandes précuites ou de la charcuterie, c'est-à-dire des aliments carnés qui peuvent être conservés dans un emballage au réfrigérateur et qui ne nécessitent aucune cuisson supplémentaire une fois à la maison.

À RETENIR

Si vous avez des difficultés à négocier cette question des repas en famille, entrer en contact avec d'autres végétariens qui ont fait face à ce genre de situation peut être utile et réconfortant. Entre les chats et les blogs, Internet a grandement facilité les échanges sur ce sujet. Notez aussi que le site web de l'Association végétarienne de France héberge un forum de discussion. Et l'un des thèmes de ce forum s'intitule justement « végétarisme et vie familiale ».

Pour en savoir plus : Association végétarienne de France (AVF) : `http://forum.vegetarisme.fr`

Respecter les préférences de chacun

Ce que vous mangez relève d'une décision très personnelle. Et tenter de presser votre entourage de vous suivre dans votre choix du végétarisme n'est pas une bonne stratégie. Chacun a son propre cheminement et vos amis et les membres de votre famille ne vont pas devenir végétariens pour vous faire plaisir : s'ils le deviennent un jour, cette décision et le moment de sauter le pas leur appartiennent.

Pendant un temps, il est possible que vous ayez à composer avec deux variations de menu pour chaque repas. Mais servir à la fois une option végétarienne et une option non végétarienne a ses avantages. Tous les végétariens le savent : les plats veggie sont souvent délicieux. Essayez un peu, à une fête par exemple, de mettre une pizza végétarienne sur le buffet au beau milieu des autres pizzas. Si vous êtes végétarien, vous avez intérêt à vous en servir une part rapidement. Si vous n'êtes pas assez rapide, il y a fort à parier que votre option végétarienne sera la première partie… victime de son succès.

De même, mettez côte à côte un saladier de pâtes accompagnées d'une sauce marinara toute simple (à base de tomates, d'ail et de basilic) et un autre plat de pâtes à la sauce bolognaise : neuf fois sur dix, les pâtes à la marinara partent les premières.

Ainsi, si vous préparez un plat végétarien, il est fort probable que les non-végétariens en voudront aussi. Au final, sous peu, vous devriez vite ne plus avoir qu'à cuisiner des plats végétariens sans même que quelqu'un s'en aperçoive. Ah, tous ces grincements de dents inutiles avant d'en arriver là !

Se contenter de ce qu'il y a quand il le faut

Au lieu de préparer deux repas, une autre option existe pour les végétariens : manger, en grande quantité, les diverses préparations sans viande servies à table. De la purée de pommes de terre, un peu de brocoli vapeur, une salade et un morceau de pain font un repas tout à fait correct. Il n'y a pas de vide à laisser dans votre assiette : en lieu et place de la viande, vous pouvez vous servir des portions plus généreuses des nourritures que vous aimez.

Bien des végétariens adoptent la même approche lorsqu'ils sont invités par des amis ou des proches qui ne servent pas de plats végétariens. Ils mangent alors ce qu'ils peuvent en piochant dans les plats sans viande. Certains végétariens préfèrent ne pas attirer l'attention sur eux et refusent de quémander un plat spécialement préparé à leur attention.

Cette manière de procéder, très passive, permet d'éviter toute confrontation. Mais des problèmes peuvent néanmoins survenir si l'un de vos proches s'offusque de votre pas de côté vis-à-vis de la norme familiale. Pour certains, manger végétarien peut en effet apparaître comme un rejet ou une remise en cause des valeurs familiales. Ce n'est pas le cas, bien sûr – vous cherchez seulement à adapter ces valeurs à votre façon de vivre.

Trouver le plus petit dénominateur commun

Une autre stratégie consiste à considérer les plats végétariens comme le plus petit dénominateur commun. En d'autres termes, tout le monde – les végétariens comme les non-végétariens – peut manger de la nourriture végétarienne. Aussi, lorsque vous préparez un repas, commencez par les options végétariennes. Optez pour des nourritures préparées de manière végétarienne mais auxquelles les non-végétariens pourront éventuellement ajouter de la viande s'ils le souhaitent.

Préparez, par exemple, des légumes sautés et servez-les avec du riz vapeur. Un non-végétarien pourra toujours cuisiner séparément du poulet, du porc, du bœuf ou des crevettes pour accompagner le tout. Procéder ainsi au lieu de cuisiner deux plats différents devrait considérablement vous faciliter la tâche.

Les plats suivants sont végétariens, mais les non-végétariens peuvent facilement y ajouter des petits morceaux de viande s'ils le désirent :

- les cannellonis ou les spaghettis à la sauce marinara,
- une grande salade mixte,
- des pâtes au pesto,
- des lasagnes végétariennes,
- une soupe végétarienne,

- une pizza végétarienne,
- un sauté de légumes,
- un chili végétarien.

Obtenir l'appui des non-végétariens

Concernant les repas de famille, plusieurs options qui ont fonctionné pour d'autres peuvent se révéler efficaces pour vous également. Comme chaque famille est différente, cependant, vous aurez sans doute à adapter ces idées à votre propre contexte.

Pour les débutants, commencez par des mesures simples (comme celles développées dans cette section) pour rendre les autres membres de votre famille plus réceptifs à la perspective de faire des repas végétariens. Gardez aussi en tête que vous leur demandez de renoncer à l'une de leur nourriture favorite (la viande).

Mettez-vous un peu à leur place : que faudrait-il faire pour que vous soyez prêt à renoncer à quelque chose que vous aimez vraiment et qui ne vous pose aucun problème ? Vous voudriez sûrement, à la place, un substitut aussi bon, sinon meilleur, non ? Surtout, vous ne voudriez sûrement pas vivre cela comme une contrainte ou une source de frustration.

Souvenez-vous de cela lorsque vous demanderez à votre famille de vous soutenir dans votre choix d'un mode de vie végétarien.

Parvenir à des compromis

Si votre famille est arrangeante, vous parviendrez peut-être à ne plus préparer que des repas végétariens convenant au goût de chacun. Sortir des sentiers battus en explorant de nouveaux plats végétariens peut être une idée satisfaisante pour toute la famille.

ASTUCE

Commencez par établir une liste des nourritures préférées de chaque membre de la famille et qui se trouvent être végétariennes. Cette liste inclura, par exemple, pizza végétarienne, pommes de terre en robe des champs, macaronis au fromage et pâtes à la sauce tomate.

À cette liste, ajoutez ensuite des aliments de transition – c'est-à-dire des aliments qui ressemblent et qui ont un goût proche des produits familiers à base de viande. Ces alternatives sont délicieuses et plaisent à la plupart des gens ; de plus, elles peuvent être utilisées comme leurs équivalents carnés. Elles peuvent servir de béquilles aux personnes qui, dans un premier temps, ont du mal à se faire à l'idée de faire des repas sans viande. Quelques exemples ? Un steak végétal, des saucisses végétariennes ou des protéines végétales texturées pour les recettes demandant normalement de la viande hachée font partie des options intéressantes.

À RETENIR

Encouragez les membres de votre famille à s'investir dans la préparation des repas et à intégrer leurs préférences au menu. Les personnes impliquées dans la préparation des repas sont plus susceptibles d'être intéressées par la nourriture qu'on leur sert. Sous peu, vous aurez une liste des mets favoris de votre famille longue comme le bras.

Montrer le bon exemple

Inutile d'en faire trop avec votre entourage. À trop donner des leçons aux autres sur l'alimentation ou à insister pour qu'ils fassent quelque chose qu'ils ne sont pas prêts à accepter – comme changer leur façon de manger –, vous risquez d'obtenir l'effet opposé à celui recherché.

À RETENIR

Le mieux est, en fait, de montrer le bon exemple. Si votre famille ou votre partenaire ne sont pas prêts à opter pour une alimentation végétarienne, contentez-vous de mener tranquillement votre propre barque. Vos choix alimentaires feront impression et il y a fort à parier qu'avec le temps, votre entourage finira par s'intéresser à ce que vous mangez et par adopter naturellement certains de vos comportements alimentaires.

Bien des familles en ont fait l'expérience. Un beau jour, dans une maison où les menus font la part belle au steak-frites et au rôti-pommes de terre, quelqu'un autour de la table annonce sans crier gare que, désormais, il ou elle sera végétarien. Sans autres explications qu'un « c'est ce que je considère être le mieux pour moi », voilà que cette personne cesse de se servir de la viande. La décision passe presque inaperçue, car cette personne continue à manger les légumes ou les salades servies à table. Elle se prépare simplement une omelette ou un petit quelque chose à base de protéines végétales pour remplacer la viande. Bientôt, plus personne ne réalise vraiment que cette personne ne mange, de fait, plus de chair animale. Puis, le temps passe, et un à un les autres membres de la famille se laissent tenter par le végétarisme sans donner plus d'explication ou sans chercher à convaincre qui que ce soit, simplement par choix personnel. En échangeant avec d'autres végétariens, vous verrez que ce scénario n'a rien d'exceptionnel et peut-être l'expérimenterez-vous vous-même dans votre famille.

Si vous voulez que les autres changent, la seule option raisonnable est de les laisser faire leur propre cheminement. C'est à eux seuls qu'il revient de décider de devenir ou non végétarien. Toute autre façon de s'y prendre est plus ou moins vouée à l'échec.

Négocier le menu lorsqu'il y a des invités

En plus de discuter des repas partagés en famille, il est légitime, pour l'harmonie de votre maison, d'anticiper la gestion des repas lorsque vous hébergez des invités ou que des amis viennent dîner chez vous.

Chez certaines personnes, ce genre de situation peut provoquer des frictions, particulièrement lorsque le mode de vie de la personne végétarienne de la maison est vécue comme une intrusion ou une déviance malvenue à la norme. La venue de personnes extérieures peut exacerber ces tensions. La position des non-végétariens peut, en effet, consister à dire que si les invités ne sont pas végétariens, les préférences de la majorité doivent l'emporter.

Dans d'autres contextes familiaux, toutefois, il n'y a personne pour faire toute une histoire du végétarisme. D'ailleurs, certains de vos invités sont peut-être bien végétariens eux aussi.

À RETENIR

Si vous vivez avec quelqu'un qui ne soutient pas votre choix de vie, mieux vaut régler la question des repas des invités avant que ceux-ci n'arrivent. Dîner à l'extérieur ou commander à emporter peuvent être des solutions acceptables pour tout le monde. Quelle que soit la façon dont vous gérez les choses, l'important est d'anticiper pour trouver une solution avant qu'une situation problématique ne survienne. Ainsi, vous et vos invités pourrez profiter pleinement les uns des autres sans prise de tête inutile.

Donner le choix à vos invités

Beaucoup de gens préfèrent avoir la possibilité de choisir entre des mets végétariens et des plats à base de viande, chacun étant ainsi libre de se servir comme bon lui semble. Cela fonctionne bien lorsque la famille a déjà pour habitude de servir deux plats principaux – l'un sans viande et l'autre avec.

Les non-végétariens cependant auront souvent tendance à se servir une portion du plat végétarien. Il va donc falloir veiller à ce que les non-végétariens aient la possibilité de goûter au délicieux plat végétarien que vous avez préparé tout en étant sûr qu'il en reste suffisamment aux végétariens pour manger à leur faim. Lorsque vous avez des invités, pensez à demander à chacun s'il a des besoins alimentaires particuliers. Évaluez ensuite au mieux le nombre de personnes susceptibles d'être intéressées par l'option végétarienne – et doublez la quantité. Vous vous rendrez vite compte, en effet, que l'option végétarienne séduit tout le monde – végétariens ou non.

Servir des plats attrayants pour le plus grand nombre

Une manière simple de concocter des plats pour des invités est de se tourner vers les bons vieux classiques – comme les lasagnes végétariennes ou les pâtes à la sauce tomate faite maison. Ces plats familiers à la fois des végétariens et des non-végétariens séduiront tout le monde. Accompagnés d'un morceau de pain et d'une belle salade mixte ou d'un bol de soupe de légumes puis d'un délicieux dessert, cela fera un repas simple et convivial.

Si vous ne le faites pas remarquer, personne, à coup sûr, ne se rendra compte que le repas ne comporte pas de plat à base de chair animale.

Minimiser l'attention sur le « sans viande »

Une autre stratégie est de détourner l'attention des invités sur le fait qu'ils mangent des plats végétariens en leur faisant tourner la tête avec un repas végétarien gourmand, délicieux et sophistiqué. Un curry indien ou une tarte aux épinards, par exemple, impressionneront forcément vos invités.

Ne négligez pas non plus l'importance de l'ambiance. Une lumière tamisée et de la musique douce participent de la convivialité et de l'attrait d'une table. Une belle nappe, un vase avec des fleurs, de la nourriture servie dans de jolis plats et agrémentée de persil ou de morceaux de fruits et de légumes mettront en valeur le repas que vous avez préparé.

À RETENIR

En mettant l'accent sur le partage de bons petits plats en bonne compagnie, vous ferez oublier à tout le monde qu'il n'y a pas de viande sur la table.

Chapitre 7

Assumer l'étiquette « végétarien/ne »

Dans ce chapitre :

- Faire bonne impression
- Être en couple avec un non-végétarien
- Gérer son mode d'alimentation au travail

Bien sûr, vous n'avez de comptes à rendre à personne sur vos préférences alimentaires. Gardez toutefois à l'esprit que, même si le végétarisme a gagné du terrain ces dernières années, l'immense majorité des gens mangent toujours de la viande. La plupart du temps, c'est donc vous qui sortirez du lot, et ce d'autant plus si vous êtes végan.

Dans un mode majoritairement non végétarien, vous allez être amené à côtoyer au quotidien des gens qui ne mangent pas (et ne pensent pas) comme vous. Ces interactions, qu'elles aient lieu dans votre famille, avec vos amis, dans votre couple ou au travail, ne sont pas évidentes à gérer pour un végétarien débutant.

Dans ce chapitre, vous découvrirez quelle attitude adopter avec des non-végétariens lorsque se profile la question des repas. Sachez, en tout cas, qu'avec l'expérience, vous serez de plus en plus à l'aise avec votre végétarisme.

Maîtriser l'art de la diplomatie

Vous souhaitez peut-être avoir un mode de vie végétarien sans pour autant avoir envie d'expliquer aux autres les raisons de votre choix ou de chercher à les convaincre des bienfaits de cette alimentation. S'il en est ainsi, vous êtes probablement du genre à ne pas prendre les gens à rebrousse-poil. Vous êtes, pourrait-on dire, un végétarien discret et non pas un militant, et c'est très bien comme cela. Même votre silence relatif est une forme de déclaration.

D'un autre côté, si vous vous prenez régulièrement à discuter des mérites de l'alimentation végétarienne – que vous soyez ou non à l'initiative de la conversation –, il peut être profitable d'avoir quelques éléments pour gérer ce genre d'interactions.

La diplomatie est la clé quel que soit le cas de figure, que vous préfériez faire votre petit bonhomme de chemin sans rien demander à personne ou que vous nourrissiez l'espoir de mener d'autres personnes sur la voie du végétarisme. Il vous faudra du talent pour gérer certaines situations de la vie sociale. Cela s'acquiert avec le temps et l'expérience. Pour vous aider dans vos premiers pas, vous trouverez quelques idées dans cette section.

Surveiller son attitude

« C'est la première impression qui compte », dit la maxime. On a tous lu, dans des magazines ou dans des guides de management, à quel point ce que l'on dégage lors d'une première rencontre a un impact décisif sur la façon dont les autres nous perçoivent. Se présenter comme végétarien et défendre ce choix de vie n'échappe pas à la règle : au-delà du fond, la forme compte.

Ainsi, votre manière de présenter les choses aura une influence sur l'opinion des autres. Si vous êtes agressif, péremptoire, autoritaire ou condescendant, vous apparaîtrez comme quelqu'un de grossier. Même si votre point de vue est valable, les autres écouteront d'une oreille distraite et sceptique ce que vous avez à dire, au mieux. Au pire, votre comportement suscitera en eux un rejet en bloc de votre discours et de vos valeurs.

Les badges, les t-shirts, les sacs estampillés de slogans pro-végétariens annoncent la couleur et indiquent clairement votre choix de vie. Libre ensuite aux autres d'engager le débat avec vous sur le sujet. Mais étendre ce genre de slogans à son véhicule (avec des autocollants par exemple) ou même à son corps (avec des tatouages) peut apparaître comme un peu trop agressif. Dire les choses clairement est quelque chose de positif, les hurler est moins consensuel. En procédant ainsi, vous risquez de passer pour quelqu'un d'hystérique ou d'extrême. Au final, tout cela risque d'être complètement contre-productif : les gens vous jugeront avant même de vous écouter.

Répondre aux questions sur le végétarisme

« Quand êtes-vous devenu végétarien ? »

La plupart des végétariens ont entendu cette question au moins une cinquantaine de fois.

« Mais si vous ne mangez pas de viande, comment faites-vous pour les protéines ? »

Celle-ci aussi est un grand classique.

« Qu'est-ce que vous mangez, alors ? »

« Ça ne vous manque pas, un bon steak, de temps en temps ? »

« Vous êtes vraiment sûr de n'avoir aucune carence ? »

Lorsque quelqu'un vous questionne sur votre choix d'être végétarien, le plus simple est de faire des réponses simples et directes. Inutile de vous étendre plus que cela sur les raisons qui vous ont poussé à devenir végétarien. Une première rencontre est rarement le moment propice pour une discussion profonde et sérieuse. Votre interlocuteur, en vous interrogeant, fait parfois simplement preuve de courtoisie, il veut montrer qu'il s'intéresse à vous et n'a peut-être aucune envie d'entendre un laïus sur la condition animale. De même, le moment n'est sans doute pas opportun pour critiquer, même en creux, le mode de vie de votre interlocuteur.

Faites confiance à votre intuition pour discerner les questions purement conventionnelles des autres. D'une manière générale, répondez de manière concise. Si vous avez piqué l'attention de votre interlocuteur, il embrayera avec une autre question et ainsi de suite. Peut-être vous fera-t-il part d'ailleurs à un moment donné de la conversation de son envie de devenir végétarien lui-même.

Servir d'exemple aux autres

La planète se porterait mieux et ses habitants aussi s'il y avait davantage de végétariens. Ceux qui ont déjà sauté le pas savent à quel point il peut être plaisant d'être végétarien. Avoir un mode de vie végétarien est bon pour vous, bon pour les animaux et bon pour l'environnement (voir chapitre 2).

À RETENIR

Dans la mesure du possible, soyez aussi positif que possible dans votre manière d'interagir avec les autres sur tout ce qui concerne l'alimentation. Votre façon de présenter les choses a une influence sur la façon dont les autres vous voient et les gens auront forcément tendance à associer la perception qu'ils ont de vous avec leur impression sur le végétarisme.

En vérité, être végétarien n'a rien de particulièrement difficile et le végétarisme offre de nombreux bénéfices. Pourquoi ne pas en faire la publicité ? Certains végétariens ont tendance à parler du mode de vie végétarien comme de quelque chose de problématique et de contraignant. Pourquoi ne pas, au contraire, montrer aux gens à quel point être végétarien est facile et plaisant ? Soyez enthousiaste et positif si vous voulez que les autres soient bien disposés à l'égard du végétarisme.

Coming out, mode d'emploi

L'emploi de l'expression *coming out* pour évoquer le moment où l'on annonce à son entourage que l'on est végétarien peut paraître exagéré. Est-il vraiment aussi difficile pour un végétarien de dire que, dorénavant, il ne mangera plus de viande que pour un gay de dévoiler son orientation sexuelle ? Si les enjeux sont différents, la démarche est en tout cas la même : faire passer à vos proches un message auquel ils ne s'attendent pas forcément. Portia de Rossi, une actrice américaine qui jouait dans la série *Ally McBeal*, a la « double casquette » : elle est végétarienne et homosexuelle. Et d'après elle, il est bien plus difficile, socialement parlant, d'être végétarienne que d'être gay. « Les gens sont moins à l'aise avec une végétarienne à leur table qu'avec une homosexuelle parce que cela les heurte à un niveau personnel en suggérant que quelqu'un fait bien et les autres mal », a-t-elle confié dans une interview en ajoutant que les gens ont tendance à prendre les végétariens pour des donneurs de leçons cherchant à convertir tout le monde à leur mode de vie.

Évitez de faire votre *coming out* végétarien en plein repas de Noël, cela risquerait d'exacerber les tensions. D'ailleurs, évitez tout simplement de le faire à table : inutile d'ajouter l'embarras de la cuisinière ou du cuisinier au « choc » de l'annonce. Optez pour la simplicité, le factuel et la clarté, en déclarant quelque chose comme : « J'ai décidé de devenir végétarien, à partir de maintenant je ne mangerai donc plus de viande ou de poisson. » Ne vous attardez pas sur vos motivations, elles pourraient être vécues comme un jugement négatif de la façon de vivre de vos proches non végétariens. Soyez ferme sur votre choix de vie, mais insistez sur le fait qu'il n'engage que vous et qu'il ne générera pas de complications particulières pour votre entourage. Enfin, préparez-vous à faire face à des réactions surprenantes (rarement positives, il faut bien le dire) et à être assailli de questions déroutantes. Globalement, dans un premier temps, sachez que peu de gens vous prendront au sérieux : votre choix sera perçu comme un caprice ou une lubie passagère (« je te donne un mois maximum »). La plupart de vos proches auront sans doute du mal à vous comprendre, n'attendez donc pas d'eux qu'ils vous approuvent mais qu'ils respectent simplement votre décision. Si cela se passe mal, laissez couler : vos proches ont peut-être besoin de temps pour « digérer » l'annonce. Si, au contraire, votre *coming out* est bien accueilli, vous pouvez jouer la carte de l'humour ou de la convivialité (une invitation à un dîner veggie chez vous).

Remplir son assiette pour montrer toute la diversité de la cuisine végétarienne

Montrez aux gens que manger végétarien ne se traduit pas par mourir de faim dès que vous passez le pas de votre porte. Remplissez votre assiette de nourritures. Il faut que les autres réalisent à quel point un repas sans viande peut être coloré et appétissant. Ne laissez pas votre assiette à moitié vide, comme si vous étiez au régime, lorsque vous vous servez.

Faire preuve de flexibilité dans les situations difficiles

Tous les végétariens se sont déjà retrouvés, à un moment ou à un autre, coincés dans un fast-food avec absolument rien à manger pour eux au menu.

C'est dans ces moments-là qu'il faut passer en mode de survie et commandez un jus de fruits, une petite salade et une portion de frites pour tenir jusqu'à la prochaine occasion de faire un véritable repas.

La plupart du temps, néanmoins, les végétariens disposent d'un certain choix, ou alors ils font avec ce qu'il y a. Que vous soyez invité chez quelqu'un ou que vous partagiez un repas professionnel ou un dîner d'amis, essayez d'être flexible. Cela montrera aux autres que l'on peut être végétarien dans un environnement non végétarien sans que cela ne génère de conflits particuliers. Il s'agit d'envoyer un message positif.

La question de la flexibilité est encore plus importante pour les végans. Plus que les autres types de végétariens, les végans rencontrent souvent des difficultés lorsqu'ils mangent à l'extérieur, et tout particulièrement en compagnie de non-végétariens lorsqu'ils n'ont précisément pas la possibilité de contrôler ce qu'ils mangent.

Dans un groupe mêlant végétariens et non-végétariens, ou végans et non-végans, essayez d'anticiper les restrictions alimentaires et de les préempter. Faites entendre votre voix pour orienter tout le monde vers un restaurant où vous êtes susceptible d'avoir un certain choix. Si ce n'est pas possible, quel que soit l'endroit où vous atterrissez, tirez parti au mieux des options qui s'offrent à vous.

Certains végétariens mangent végan chez eux mais consomment de temps en temps des plats contenant des œufs ou des produits laitiers lorsqu'ils sont à l'extérieur et que le choix est limité. Leur motivation est simple : ils préfèrent ne pas s'isoler socialement des non-végans. Leur sentiment est qu'en étant végan 90 % du temps, ils profitent des bénéfices du mode de vie végan sans envoyer aux autres un message négatif. Certains végétariens procèdent de la même façon, c'est ce qu'on appelle être flexitarien (voir chapitre 1).

Si vous cherchez à inspirer les autres, gardez à l'esprit que persuader plein de gens de réduire drastiquement leur consommation de produits d'origine animale est sans doute plus important que de convaincre une ou deux personnes de devenir végan.

Garder ses opinions pour soi

Tout comme votre décision d'être végétarien est personnelle, votre façon d'interagir avec les autres vous est propre. Vous pouvez être tolérant ou intolérant, compréhensif ou vindicatif.

Votre manière d'être ne sera pas forcément identique à celle d'un autre végétarien ou végan. Un quasi-végan s'autorisant à consommer un plat avec des œufs ou un produit laitier lorsqu'il est invité chez quelqu'un suscitera peut-être la désapprobation d'un autre végan qui trouvera cela inacceptable. De même, le choix d'un végétarien d'accepter un morceau de viande à un repas de famille annuel suscitera sûrement une réaction épidermique chez d'autres végétariens.

À RETENIR

En essayant de faire preuve de compréhension à l'égard des choix des autres, souvenez-vous à quel point la question du végétarisme est complexe et personnelle. Conciliez votre approche comme bon vous semble et travaillez ensuite à renvoyer une image positive. Montrez aux autres que vous êtes sûr de vous, satisfait et à l'aise avec votre mode de vie.

Et l'activisme ?

Certaines personnes pensent qu'une approche fondée sur la confrontation avec les non-végétariens est pertinente. Il n'y a pas de bonne ou de mauvaise façon de faire, bien sûr. Les féministes qui brûlaient leur soutien-gorge dans les années 1960-1970 ont attiré l'attention sur les droits des femmes avec leur façon de faire très démonstrative tandis que, dans le même temps, d'autres femmes plaidaient pour le changement de manière plus subtile.

De la même manière, certains pacifistes se lancent dans des grèves de la faim pour attirer l'attention sur leur cause tandis que d'autres préfèrent agir dans l'ombre. Au final, c'est à vous de décider si – et comment – vous souhaitez défendre votre végétarisme. Vous en prendre aux autres, quoi qu'il en soit, est une approche négative qui risque de décrédibiliser complètement votre message.

Vivre avec un non-végétarien

Si vous entamez une histoire avec quelqu'un qui est également végétarien, les choses commencent bien. Votre principale préoccupation (d'ordre alimentaire en tout cas) est de savoir si vous êtes plutôt partant pour un resto mexicain, thaï ou éthiopien. Même si vous êtes un lacto-ovo-végétarien et elle une végan, il n'y a rien d'insurmontable.

Si, au contraire, votre nouveau compagnon ou votre nouvelle compagne n'est pas végétarien/ne, mieux vaut aborder le sujet le plus tôt possible. Inutile de faire toute une histoire du fait que vous ne mangez pas de viande, mais il est préférable de lui en faire part dès le tout début de votre relation et, si possible, avant même de partager un premier repas ensemble.

Si vous sentez que cette relation a un avenir, posez-vous les questions suivantes :

- Est-ce que j'espère voir un jour cette personne ne plus manger de viande ?
- De quoi conviendrions-nous si nous décidions de vivre ensemble ?
- Est-ce que j'accepterai qu'il y ait de la viande sous mon toit ?

- Est-ce que chacun acceptera de cuisiner deux plats différents pour chaque repas ou est-il préférable que chacun se débrouille tout seul ?
- Que ferons-nous lorsque nous aurons des invités non végétariens à dîner – y aura-t-il de la viande à table ou non ? Comment nous y prendrons-nous pour régler les conflits s'il y a désaccord sur la façon de faire ?
- Est-ce que je suis capable de le/la laisser vivre ainsi ou est-ce que j'attends de mon partenaire qu'il voit les choses comme je les vois et qu'il adopte un mode de vie végétarien ?

Cette dernière interrogation est particulièrement importante si votre végétarisme est fondé sur des considérations éthiques. Le compromis peut, en effet, être difficile si votre philosophie de vie est en jeu. C'est à vous de voir s'il y a de la place dans votre vie pour quelqu'un qui ne pense et ne vit pas comme vous.

Les sites de rencontres végétariens

Le marché des sites de rencontres s'est, sans surprise, étendu aux végétariens ces dernières années. Et il y en a pour tous les goûts…

www.vegaia.com

Du côté des sites spécifiques, citons Vegaia, qui a vu le jour en 2009. Malgré une interface peu attrayante, ce site pionnier de rencontres pour les végétariens reste LA référence. Le champ « choix de vie », extrêmement détaillé, annonce d'emblée à quel profil de végétarien vous avez à faire. Il n'est pas obligatoire de payer pour utiliser les services du site mais les dons sont encouragés.

www.vegetarianbuddies.com

« Viens trouver ton légume », voilà le slogan très végétal et sans équivoque du site de rencontres multilingue Vegetarianbuddies, qui dispose d'une interface en français. L'inscription est gratuite.

www.meetic.fr – www.adopteunmec.com

Certains sites de rencontres généralistes ont intégré le critère du végétarisme ces dernières années. C'est le cas des mastodontes du secteur comme Meetic ou Adopteunmec. Le nombre d'inscrits peut être attrayant, sachez toutefois que certains membres qui s'affichent comme végétariens ne le sont pas forcément.

www.vegedia.com

Sans être à proprement parler un site de rencontres amoureuses, le réseau social Vegedia (qui se décline aussi sur Facebook) est un bon moyen de faire connaissance avec d'autres végétariens, pas nécessairement célibataires on vous l'accorde. Voilà qui plaira aux réfractaires aux sites classiques.

Si le site de rencontres sur lequel vous êtes inscrit ne prend pas en compte le critère du végétarisme, vous pouvez très bien faire une demande en ce sens en envoyant un mail à la direction du site. Qui ne tente rien…

Certains végétariens ont du mal à se lier avec quelqu'un qui n'a pas la même sensibilité que la leur. Et ce qui n'est pas problématique au début peut le devenir plus tard. Sans tirer de conclusions hâtives dès le tout début d'une relation, il est bon de réfléchir à toutes ces questions avant d'y être confronté.

Si les choses deviennent sérieuses avec un non-végétarien, faites en sorte de vous pencher d'emblée sur toutes les divergences qui pourraient survenir à long terme. Si vous voulez avoir des enfants, par exemple, mieux vaut convenir avant de l'alimentation que vous comptez leur donner – végétarienne ou non.

Certains végétariens n'envisagent tout simplement pas de sortir avec un non-végétarien (embrasser quelqu'un qui vient de manger un steak-frites ? Pas moyen !). Vous êtes de ceux-là ? Si vous n'imaginez pas sortir avec quelqu'un qui ne serait pas végétarien, alors préparez-vous à passer pas mal de soirées en tête à tête avec votre télé. Les végétariens ne représentent qu'une toute petite fraction de la population – et encore, tous ne sont pas célibataires !

Être végétarien au boulot

Dans de nombreuses professions, votre réussite dépend en partie de votre capacité à vous couler dans la culture de l'entreprise. Si l'un des aspects de votre travail implique de sortir déjeuner ou dîner avec des collègues ou des clients, vos habitudes alimentaires seront exposées aux yeux de tous.

En tant que végétarien, dans le cadre professionnel, la façon dont vous vous comportez peut susciter des remarques sur votre sensibilité ou votre « excentricité » supposée qui peuvent être difficiles à supporter. Votre végétarisme peut être aussi bien un atout qu'un handicap, selon votre capacité à tirer votre épingle du jeu.

Le dire ou pas ?

Vos préférences alimentaires compteront plus dans certaines professions que dans d'autres. Une agence de publicité ou un service marketing, par exemple, seront plus à même d'accepter les gens créatifs qui font les choses différemment – et donc qui se nourrissent différemment.

Si, en revanche, vous travaillez dans un secteur plus conservateur comme le droit ou la banque – et particulièrement dans les zones rurales où le végétarisme est moins en vogue –, vous aurez sans doute plus d'efforts à faire pour vous faire accepter. Le mode de vie végétarien est de plus en plus médiatisé et les mentalités ont bien évolué ces dernières années, mais certaines personnes restent peu réceptives, voire hostiles, à la pratique du végétarisme.

Pourquoi devez-vous vous soucier de ce que vos collègues pensent de vos habitudes alimentaires ?

Dans certains milieux professionnels, être perçu comme quelqu'un d'« à part » revient vite à être catalogué comme « associable » et peut avoir un impact négatif sur vos chances de décrocher une promotion ou une opportunité de carrière. En jouant les bonnes cartes, toutefois, vous pouvez réussir à faire de votre mode de vie un atout qui donnera une image positive de vous et qui impressionnera vos collègues ou vos clients.

Les entretiens d'embauche autour d'un déjeuner

Il arrive, dans le cadre d'un processus de recrutement, que votre futur employeur potentiel organise un déjeuner. Dans ce cas, inutile de cacher que vous êtes végétarien. Mais, à l'inverse, n'en faites pas toute une histoire. Abordez le sujet de manière factuelle et pragmatique. Si vous ne voulez pas que tout ce que l'on retienne de vous se résume au fait que vous ne mangez pas de viande, arrangez-vous pour faire votre choix le plus rapidement possible au restaurant. Si vous vous retrouvez dans un restaurant de grillades, improvisez et commandez des pommes de terre au four, des légumes et de la salade.

Si l'entretien se déroule dans une salle de conférence autour d'un plateau-repas, mangez ce que vous pouvez et laissez le reste de côté. Aucune justification n'est nécessaire tant que personne ne vous pose de question. Si une personne vous demande pourquoi vous ne touchez pas au sandwich au jambon, répondez simplement que vous ne mangez pas de jambon et rassurez votre hôte que tout va pour le mieux. La clé est de ne pas attirer l'attention sur le fait que l'on vous sert de la viande et que vous n'en mangez pas.

Faire bonne impression

La meilleure manière de gérer vos différences en matière d'alimentation est de vous présenter avec assurance et de manière factuelle. Donnez à voir à vos collègues que vous êtes quelqu'un de sensible, d'attentif à sa santé et de soucieux de l'environnement, autant de valeurs considérées comme positives dans la plupart des milieux professionnels.

Faites aussi profil bas. Après tout, si l'un de vos collègues avait des valeurs que vous ne partagez pas, vous n'auriez sûrement pas envie d'en entendre parler à longueur de journée, n'est-ce pas ?

ATTENTION !

Quoi qu'il arrive, ne vous laissez pas embarquer dans des discussions ou des débats d'ordre éthique ou politique concernant le végétarisme. Ces sujets sont passionnants mais en débattre au travail n'est définitivement pas le cadre approprié.

Chapitre 8

Être végétarien en société

Dans ce chapitre :

- Avoir une approche positive
- Être un invité agréable
- Gérer la question des repas lors des grandes occasions
- Adopter la bonne stratégie au restaurant
- Garder le cap en voyage

Être végétarien chez soi est une chose. Rester fidèle à ce mode de vie en société sans passer pour un rustre ou un casse-pieds en est une autre.

Même si les préparations à base de viande semblent être de tous les événements de la vie sociale – de la table de vos hôtes au buffet de mariage en passant par les menus des restaurants –, trouver des portes de sortie végétariennes est plus facile et mieux compris qu'autrefois.

Dans ce chapitre, vous découvrirez quelques astuces pour manger ce que vous souhaitez sans contrarier outre mesure les autres.

Adopter la bonne attitude

Sortir dîner et partager un repas avec des proches ou des connaissances est l'un des grands plaisirs de la vie. Votre alimentation végétarienne ne doit pas être une entrave à cela.

Manger végétarien à l'extérieur peut être très plaisant. Il suffit de comprendre comment faire respecter votre mode de vie, où que vous alliez.

En mangeant végétarien, vous découvrirez aussi, dans les restaurants, des façons de cuisiner inattendues et vous goûterez à des plats difficilement réalisables chez vous.

Rester flexible

L'un des commandements de base pour apprécier les repas végétariens que vous faites en dehors de chez vous repose sur votre capacité à vous adapter à l'environnement dans lequel vous vous trouvez.

Soyez ouvert d'esprit. Si vous vous retrouvez dans un restaurant où l'option qui se rapproche le plus d'un plat végétarien se réduit à une portion de haricots verts, faites appel à votre créativité. Commandez quelques accompagnements et composez vous-même votre propre repas. Mangez moins au cours du dîner, mais savourez votre dessert préféré. Soyez prêt à vous adapter si besoin est.

Savourer l'ambiance et la bonne compagnie

Lorsque vous sortez dîner, essayez de profiter pleinement du cadre, de l'ambiance et des personnes en compagnie desquelles vous vous trouvez. Tout cela participe autant de l'expérience que la nourriture elle-même.

Disons-le clairement : vous avez peu de chances de dépérir dans la soirée à cause d'un quelconque manque de nourriture. Si vous n'avez seulement que quelques options sans viande en perspective, commandez et mangez ce que vous pouvez. Portez ensuite votre attention sur la musique apaisante, l'atmosphère chaleureuse, la discussion passionnante… Au pire, dites-vous que vous pourrez toujours manger un petit quelque chose chez vous un peu plus tard.

Gérer les invitations à dîner

Être invité à dîner chez des non-végétariens est l'un des événements les plus courants – et les plus stressants – de la vie d'un végétarien. Votre manière d'appréhender la situation va dépendre de deux choses : le degré d'intimité que vous avez avec vos hôtes et à quel point l'événement en question est formel.

ATTENTION !

Si vous êtes invité à dîner chez des non-végétariens, vous lancez dans un réquisitoire contre la consommation de viande est un faux pas majeur. Même si un autre invité vous charrie ou essaie d'engager le débat sur les mérites du végétarisme, résistez à la tentation de participer. Faire autrement serait tout simplement grossier. Cela risquerait aussi de se retourner contre vous : souvenez-vous de cette scène du film *Le Rayon vert* d'Éric Rohmer où Delphine se lance dans un plaidoyer pour le végétarisme devant une tablée cachant difficilement son mépris (voir chapitre 25).

Prévenir vos hôtes

Vous êtes végétarien alors faites-le savoir.

On a toujours envie de trouver le bon moment pour dire à quelqu'un que l'on est végétarien, mais lorsque l'on est invité à dîner chez quelqu'un, il est important de se dévoiler tout de suite. Si l'invitation se fait en personne ou par téléphone, le mieux est de signaler que l'on est végétarien à ce moment-là, sur le vif.

Dire les choses simplement est la meilleure option. Par exemple : « Oh merci, je viendrai avec plaisir. Par contre, il faut que je vous dise : je suis végétarien. Surtout, ne préparez rien de spécial pour moi – je suis sûr que je trouverai plein de choses à manger. En tout cas, ne vous embêtez pas à cuisiner de la viande ou du poisson pour moi. »

Selon toute vraisemblance, votre hôte vous demandera alors si vous mangez des pâtes, des lasagnes ou tout autre plat qui lui est familier et qui lui semblera convenir à votre choix alimentaire. Si votre hôte évoque une alternative avec des fruits de mer ou du poulet (certaines personnes croient que le végétarisme consiste à ne pas manger de viande rouge), soyez clair et rassurez votre hôte en lui faisant, au besoin, quelques suggestions ou en l'assurant que vous vous contenterez tout simplement de bonnes portions des plats d'accompagnement (légumes, pommes de terre, riz ou salade).

Si vous recevez une invitation par mail, *via* votre conjoint ou de toute autre manière assez indirecte, vous avez deux options :

- aller au dîner et manger ce que vous pouvez ;
- appeler votre hôte en le remerciant pour son invitation et en signalant que vous êtes végétarien.

Si vous êtes invité par le biais de votre conjoint (par sa famille, son cercle d'amis ou ses collègues), vous préférerez peut-être que ce soit lui qui appelle de votre part. Évaluez la situation et faites ce qui vous semble le plus approprié.

Lancer un débat sur le végétarisme peut être maladroit, mais signaler en amont à votre hôte que vous êtes végétarien est moins embarrassant que d'arriver à un dîner où vous ne pourrez rien manger et où votre hôte aura concocté un plat raffiné que vous serez obligé de décliner. Dans les deux cas, non seulement vous risquez de ne pas manger à votre faim, mais vous contrarierez également sûrement votre hôte qui sera déçu d'avoir passé autant de temps en cuisine pour rien.

Certains végétariens sont un peu nerveux à l'idée de faire leur *coming out* en vue d'un dîner. Mais la plupart des gens qui invitent des personnes à manger chez eux le font parce qu'elles souhaitent passer un bon moment avec ces personnes en dégustant des bonnes choses. Le fait que ces personnes soient végétariennes ou non est rarement un critère d'invitation.

Quoi qu'il en soit, il est possible que votre hôte ne soit pas très familier de ce que mange ou ne mange pas une personne végétarienne. Il est donc important d'être rassurant sur ce point. Beaucoup de gens seront, au contraire, soulagés de ne pas avoir à préparer de la viande ou du poisson, des nourritures plutôt onéreuses. Personne en tout cas n'aspire à passer du temps en cuisine pour préparer des plats qui ne seront pas mangés.

Prévenir que vous êtes végétarien vous évitera aussi quelques déconvenues concernant les accompagnements : le riz au bouillon de poulet, la salade aux lardons ou aux crevettes peuvent être de mauvaises surprises si vous comptiez sur les à-côtés du repas. En taisant votre choix alimentaire jusqu'au jour J et en jouant de malchance, vous pourriez bien vous retrouver avec un simple bout de pain dans votre assiette.

ASTUCE

Si vous pensez avoir du mal à trouver quelque chose à vous mettre sous la dent chez vos hôtes, mangez un en-cas avant de partir de chez vous. Cela vous évitera de mourir de faim si vous découvrez qu'il y a peu à manger pour un végétarien.

Apporter un plat végétarien

Une autre manière de gérer les invitations à dîner consiste à apporter un plat que tous les invités – vous compris – pourront partager. Évidemment, cette solution est plus adaptée aux situations informelles ou lorsque vous connaissez très bien vos hôtes. Procéder ainsi si vous êtes invité par un collègue de travail qui se trouve être votre supérieur hiérarchique ou par quelqu'un que vous côtoyez peu peut être plus gênant. Dans ce genre de situation, apporter sa propre nourriture peut apparaître comme indélicat.

D'une manière générale, proposez mais n'insistez pas. Si vous signalez à votre hôte que vous êtes végétarien et qu'il semble inquiet ou perdu à l'idée de gérer la chose, glissez quelque chose comme :

« Si vous voulez, je serai ravi de vous apporter ma fameuse paella végétarienne. Elle se marie très bien avec toutes sortes de plats. Un peu de pain et une salade en guise d'accompagnement et le tour est joué. »

Si votre hôte mord à l'hameçon, tout est pour le mieux. Si, en revanche, il balaie votre proposition, considérez que vous avez fait ce que vous pouviez et restez-en là. Redites tout de même à votre hôte que vous vous réjouissez d'avance de cette soirée et que vous vous accommoderez parfaitement ce soir-là de la salade et des accompagnements ne contenant ni viande, ni poisson, ni fruits de mer.

Décliner poliment les aliments non végétariens

Il arrive que, sachant que vous êtes végétarien, votre hôte prépare un plat spécialement pour vous… mais rate un ingrédient honni. Par exemple ? Une salade avec des bouts de bacon ou avec la vinaigrette aux anchois, du riz cuit dans un bouillon de bœuf. Que faire alors ?

Usez de vos talents d'acteur et mangez tout ce que vous pouvez parmi les autres plats du repas. Faites en sorte que votre assiette ait l'air bien garnie pour que votre hôte n'ait pas l'impression que vous n'avez pas assez à manger. Dites haut et fort que tout va pour le mieux, profitez de la compagnie des autres invités… et mangez en rentrant chez vous.

Si vous ne pouvez pas faire l'impasse sur un plat sans que votre hôte ne s'en rende compte, soyez honnête et dites-lui sans détours mais sans en faire toute une histoire. Expliquez gentiment et simplement pourquoi vous préférez ne pas vous servir de ce plat. Vous serez étonné de découvrir le nombre de personnes qui ignorent que les végétariens ne mangent pas de gélatine ou de bouillon de poulet, par exemple. N'hésitez pas à jouer la carte de l'humour et n'oubliez pas de bien remercier votre hôte pour tous ses efforts en soulignant, une fois encore, que vous avez largement de quoi manger.

Jouer les infiltrés : lorsque l'hôte ne sait pas

Si, pour une raison ou pour une autre, vous décidez de ne pas prévenir à l'avance votre hôte que vous êtes végétarien, minimisez ce « détail » durant le repas ou omettez carrément de vous dévoiler. Signaler au moment de passer à table que vous ne pouvez pas manger la nourriture préparée risque de mettre tout le monde mal à l'aise et de jeter un froid sur la soirée. Votre hôte sera sans doute très embarrassé et vous demandera peut-être même pourquoi vous n'avez rien dit plus tôt.

Mangez ce que vous pouvez. Si vous devez poser des questions sur les ingrédients ou que vous ne pouvez pas manger quelque chose à base de viande, faites en sorte de ne pas avoir l'air de vivre cela comme un inconvénient. Assurez votre hôte que vous vous accommodez très bien de ce qu'il y a.

Si c'est un dîner où le service se fait à l'assiette, mieux vaut prévenir discrètement votre hôte en cuisine, même si c'est juste avant le repas. Il vous sera, en effet, plus difficile de ruser dans ce genre de configuration que si c'est vous qui vous servez. Prévenu en cuisine, votre hôte pourra s'arranger pour garnir votre assiette d'accompagnements et vous éviterez ainsi d'attirer l'attention de tous les convives.

Tirer son épingle du jeu lors des fêtes et des grandes occasions

Il est plutôt facile de gérer les invitations aux mariages, aux anniversaires et autres événements où la nourriture est servie sur un buffet. Même dans les réceptions où les plats sont servis assis, les traiteurs sont généralement sensibilisés à la problématique du végétarisme. En pareil cas, il est d'ailleurs généralement plus simple de s'adresser directement au personnel de restauration qu'à l'hôte lui-même.

Chez des particuliers

Si les festivités ont lieu dans une résidence privée, suivez le conseil donné dans la section précédente de ce chapitre concernant les invitations à dîner. Globalement, si les invités sont nombreux, il y aura de la nourriture en abondance et votre hôte n'aura donc rien de particulier à prévoir pour vous.

Dans les hôtels, les gîtes et lorsqu'il y a un traiteur

Si l'événement a lieu dans un hôtel, un restaurant, un gîte ou une mairie, prenez les devants et demandez à parler à la personne en charge de la restauration ce jour-là. Vous n'avez même pas besoin d'en toucher un mot à votre hôte. Parler directement au chef cuisinier ou au traiteur est quelque chose qui se fait. Dites-lui que vous êtes végétarien et il veillera à vous servir un plat alternatif le jour J. La plupart des traiteurs et des chefs cuisiniers acceptent de jouer le jeu sans supplément, mais si vous cela vous inquiète, n'hésitez pas à demander si c'est bien le cas, histoire d'être sûr.

Soyez clair à propos de ce que vous pouvez et ne pouvez pas manger. Par exemple, si vous ne mangez ni viande rouge, ni poisson, ni poulet, ni fruits de mer, précisez-le. Si vous ne le faites pas, vous risquez de vous retrouver avec un plat contenant du poulet ou du poisson sous prétexte que, pour certains, être végétarien se réduit à ne pas manger de viande rouge. N'hésitez pas, par ailleurs, à demander dans le détail les ingrédients de certains plats : tous les végétariens savent qu'une simple salade verte apparemment végétarienne peut cacher des petits morceaux de bacon.

À RETENIR

Lors de votre échange avec un membre du personnel de restauration, précisez bien si vous consommez des œufs et des produits laitiers. Si vous ne précisez pas explicitement que vous êtes végan, vous risquez de vous retrouver avec une quiche, une omelette ou des lasagnes au fromage.

ASTUCE

Si vous appelez l'hôtel ou le traiteur pour leur demander de vous préparer un repas végétarien, n'hésitez pas à leur suggérer un plat qui vous convient et dont vous savez qu'il sera facile à réaliser en cuisine. La plupart des cuisines conçues pour la restauration collective disposent, par exemple, des ingrédients et de l'équipement pour cuisiner des pâtes à la sauce tomate ou des pommes de terre aux légumes.

Le jour J, au moment où un serveur viendra à votre table, glissez-lui et que vous êtes végétarien et que vous avez commandé un plat végétarien. Si un plat à base de viande échoue devant vous sans que vous ayez eu le temps de prononcer un mot, laissez l'assiette en place sans y toucher jusqu'à ce que vous ayez l'occasion d'interpeller un des serveurs pour lui demander votre plat végétarien.

Si le repas se présente sous la forme d'un buffet, vous n'aurez sans doute même pas besoin de signaler que vous êtes végétarien. Si le buffet a été préparé par un hôtel ou un restaurant, il offrira très certainement une très grande variété de plats et de mets que vous pourrez manger. Si vous trouvez les options végétariennes trop chiches, vous pouvez signaler que vous êtes végétarien et demander à ce que l'on vous prépare spécialement un petit sandwich par exemple.

Si vous êtes végan, cependant, il est plus sage, même pour un buffet, de passer un coup de fil avant à la réception pour être sûr que vous aurez bien des options sans produits laitiers et sans œufs. Il se peut que vous ayez à demander à ce que du riz, des pâtes ou des légumes soient mis de côté à votre intention avant que ces nourritures ne soient agrémentées de sauces diverses à base de beurre ou de crème.

Sortir au restaurant

Même en France, à défaut d'avoir le choix entre plusieurs restaurants végétariens, de plus en plus de restos proposent des options végétariennes dans leur menu. Ils ont compris que toute une partie de la population – sans être forcément végétarienne d'ailleurs – souhaite parfois pouvoir manger une alternative saine et gourmande aux plats à base de viande ou de poisson.

En ajoutant un ou deux plats végétariens à leur carte, ces restaurants facilitent la vie de nombreux végétariens. Les veggie burgers ont ainsi fleuri sur les menus de nombreux restaurants *a priori* plutôt classiques.

Tous les restaurants n'ont, cependant, pas encore saisi l'intérêt de proposer à leur clientèle au moins un plat végétarien. Cela viendra sans doute un jour mais, dans l'immédiat, il est important de vérifier où vous mettez les pieds avant de choisir un restaurant.

Des chaînes de restauration aux grands restaurants

Les grands restaurants ou les tables familiales sont la plupart du temps prompts à satisfaire les demandes spécifiques de leurs clients. Parce qu'ils préparent souvent les plats au moment de la commande, enlever un ingrédient ou le remplacer par un autre (ne pas mettre de lardons dans une salade ou préparer des pâtes sans viande) est rarement un problème.

A contrario, les chaînes de restauration sont moins enclines à satisfaire les *desiderata* de chacun parce que les ingrédients des plats sont préétablis et que tout est préparé en amont et en grande quantité. Une demande aussi basique que faire cuire du riz sans bouillon de viande ou préparer une sauce sans viande pour les pâtes peut ainsi se voir opposer une fin de non-recevoir.

À RETENIR

Demandez comment est préparée la nourriture *avant* de commander, cela vous évitera des déconvenues majeures. Si vous préférez éviter crème, beurre, fromage, anchois ou tout autre produit d'origine animale, assurez-vous que le restaurant ne rajoute pas ces ingrédients à la nourriture plutôt que de renvoyer le plat une fois qu'il vous a été servi.

ASTUCE

Certains termes de cuisine sont de bons indices concernant la présence de produits d'origine animale. Par exemple, un plat « gratiné » contient généralement du fromage tandis que le terme « sauté » indique généralement l'utilisation d'huile ou de beurre. Quant au mot « crémeux », il va souvent de pair avec un plat à base d'œufs ou de crème fraîche.

ASTUCE

Si vous avez l'intention de tester un nouveau restaurant, essayez de vous renseigner sur le menu avant. Regardez sur Internet si vous trouvez une description du resto ou même un menu en ligne. Si aucune option végétarienne n'est mentionnée, passez un coup de fil au restaurant et demandez ce qu'il est possible de commander pour un végétarien. Avertis un peu à l'avance, les restaurants sont généralement ravis de préparer un plat végétarien.

À RETENIR

Restez raisonnable dans vos demandes, surtout si le restaurant est plein à craquer. Un vendredi ou un samedi soir, par exemple, vos désirs seront sans doute moins faciles à exaucer qu'un soir de semaine.

Manger végétarien sur le pouce

Les fast-foods ont souvent une offre assez limitée de snacks végétariens, mais ce n'est pas le cas de tous les points de restauration rapide. Depuis quelques années, dans les grandes villes, les alternatives « fast-good » se multiplient. On y trouve de quoi déjeuner sur le pouce mais sainement. Soupe, salade de lentilles ou de pâtes, wrap ou sandwich végétarien… ces enseignes ont souvent plusieurs options veggie-friendly à leur carte. Ouvrez l'œil !

Les restaurants végétariens et veggie-friendly

Certains magasins bio et diététiques (voir chapitre 10) ont un corner proposant des salades, des quiches ou des sandwichs, veggie pour certains, à manger sur le pouce. Un four à micro-ondes et une table sont aussi parfois à disposition des clients. Si vous avez la chance d'avoir un tel endroit près de chez vous ou de votre travail, profitez-en ! (Ce n'est pas si courant, même dans les grandes villes.)

Il y a aussi les restaurants végétariens, bien sûr. Mais ils ne sont pas si nombreux en France. Ce n'est pas un hasard si l'Hexagone est considéré depuis des lustres par les touristes étrangers comme un pays cauchemar pour les végétariens du monde entier. Dans le *Guide 2014-2015 des Restos veggie* paru aux éditions La Plage, les auteurs répertorient 566 adresses dans toute la France (et encore, en incluant les restos veggie-friendly). Les optimistes se réjouiront de constater que cela fait 368 adresses de plus que dans la précédente édition et que l'on assiste à une explosion de l'offre. Les pessimistes, eux, ne manqueront pas de relever que 566 adresses pour un pays de 65 millions d'habitants, c'est peu… surtout quand le même guide recense 209 adresses en Suisse, un pays d'à peine 8 millions d'habitants.

Le site `www.restovege.fr` répertorie, ville par ville, une partie de ces restaurants strictement végétariens en France. Il est frappant de voir que certaines agglomérations ne comptent pas un seul resto végétarien. Dans des grandes villes comme Bordeaux ou Montpellier, une seule et unique adresse est mentionnée. À Paris, tout de même, les choses ont commencé à bouger ces dernières années et l'offre de restauration végétarienne y devient chaque année plus riche, variée et intéressante.

La gastronomie végétarienne compte quelques étoiles (voir chapitre 3, encadré « Gastronomie végétarienne : une reconnaissance tardive mais unanime »), mais en dehors de ces établissements d'exception, à quoi faut-il s'attendre lorsque l'on pousse les portes d'un restaurant végétarien pour la première fois ? Il existe presque autant de réponses à cette question que de restaurants végétariens. Il y a les restaurants macrobiotiques, parfois un peu austères, les restos orientés végan, souvent d'inspiration anglo-saxonne, les fast-foods végétariens…

À l'opposé de l'ambiance assez branchée, genre « bienvenue à Brooklyn », qui peut régner dans quelques endroits, certains restos végétariens ont gardé une atmosphère héritée de la contre-culture des années 1960-1970. L'ambiance y est chaleureuse et informelle et la cuisine y est plus rustique que sophistiquée.

Certains restos végétariens précisent sur leur menu s'ils proposent des plats végans. Chacun a sa singularité et, dans l'ensemble, ils sortent plutôt du lot par rapport aux restaurants « classiques ». Le sucre brun ou le gomasio sur la table ici, le lait de soja ou les infusions à base de plantes au menu là, les sodas artisanaux ailleurs… Préparez-vous à expérimenter quelque chose de « différent », tout simplement.

L'option crêperie

C'est bien connu : la gastronomie française ne brille pas par ses options végétariennes. Mais, au-delà des restaurants végétariens et étrangers, il existe un havre accueillant typiquement français pour les végétariens : les crêperies. Cette spécialité bretonne que le monde entier nous envie se décline facilement à la sauce végétarienne. Aux champignons, au fromage, à l'œuf, ou tout simplement au beurre ? Vous la choisirez à quoi, votre galette de sarrasin ?

Les restaurants étrangers

Si les restaurants végétariens ne sont pas légion en France, il y a peu de chance que la ville où vous vivez ne compte pas quelques restaurants étrangers. C'est une bonne nouvelle, car de nombreux pays, comme l'Inde ou la Chine, ont une tradition végétarienne. Et si tout le monde dans ces pays n'est pas végétarien, beaucoup de gens le sont et chacun est familier, en tout cas, du concept du végétarisme.

Dans d'autres pays – en Asie ou dans les pays bordant la Méditerranée –, certains grands classiques culinaires se trouvent être « naturellement » végétariens même si le reste de la culture gastronomique est surtout constitué de plats carnés. Falafels, houmous… les cuisines libanaises et israéliennes offrent ainsi de savoureuses perspectives végétariennes à côté des plats à base d'agneau. De même, les restaurants marocains, algériens, mexicains et japonais déclinent souvent leurs spécialités – tajine, couscous, fajitas, tacos, makis… – à la sauce végétarienne.

Mais le grand classique lorsque l'on est végétarien reste le restaurant italien. Que l'établissement serve des pâtes ou des pizzas, il est rare qu'il n'y ait pas *de facto* plusieurs options végétariennes à la carte. Comme les trattorias sont connues pour leur convivialité, voilà des endroits de choix pour sortir dîner en tête à tête ou avec des amis non végétariens.

À RETENIR

Prenez garde au type de plat que vous commandez si vous êtes végan. Dans un restaurant italien, par exemple, les plats de pâtes et les pizzas sont souvent agrémentés de fromage ou de produits laitiers. Certaines sauces sont, par ailleurs, réalisées avec du bouillon de viande ou des copeaux de mozzarella. Certains restaurants utilisent aussi des pâtes à base d'œufs. Si vous voulez éviter les mauvaises surprises, renseignez-vous avant et soyez clair au moment de commander.

Voici des exemples de plats végétariens servis dans les restaurants étrangers :

Dans un restaurant italien

- Les *antipasti* (de délicieux légumes marinés) avec ou sans mozarella
- Une salade mixte
- Une soupe minestrone ou une soupe de lentilles
- De la *focaccia* (un pain de forme plate parfois agrémenté d'herbes) ou du pain à l'huile d'olive
- Une pizza végétarienne (avec ou sans fromage)
- Des pâtes *primavera*
- Des spaghettis sauce marinara
- Des linguine à l'ail et à l'huile d'olive
- Des gnocchis

Dans un restaurant mexicain

- Des chips tortillas avec du guacamole
- Du gaspacho
- Une salade mixte
- Des *enchiladas* aux épinards ou au fromage
- Des tacos ou des burritos aux haricots rouges

ATTENTION !

Dans les restaurants mexicains, les haricots rouges sont parfois cuisinés avec du lard, et ce n'est pas toujours spécifié sur la carte. Pensez donc à demander si les haricots rouges sont bien préparés de manière végétarienne.

Dans un restaurant chinois

- Une soupe végétarienne
- Des rouleaux de printemps végétariens

- Des beignets végétariens cuits à la vapeur ou frits
- Des nouilles sautées ou dans un bouillon végétarien
- Des haricots verts frits
- Des aubergines sautées
- Des légumes chinois et du riz vapeur

Dans un restaurant indien

- Un *dal* (une soupe à base de lentilles)
- Une salade de concombre et de yaourt
- Des *chapatis*, des *pappadams*, des *naans* et des *rotis* (différentes sortes de pain indien)
- Des samosas (des beignets) végétariens
- Un curry végétarien avec du riz vapeur

Dans un restaurant éthiopien

- Une grande salade à base de légumes
- Une *injera* (une espèce de grande crêpe épaisse et spongieuse que l'on découpe en petits morceaux à tremper dans diverses sauces)
- Des plats de légumes et des lentilles

Dans un restaurant oriental

- De l'*houmous*
- Du taboulé libanais (à base de persil)
- Une salade d'épinards
- Du *baba ganoush* (une purée d'aubergines)
- Le *fatouche* (une salade de crudités)
- Une soupe de lentilles
- Un sandwich falafel

Dans les restaurants « classiques »

Il vous arrivera forcément plus ou moins régulièrement de tomber sur un menu sans la moindre option végétarienne. Vous savez, ce genre de restaurant où la salade est aux lardons et où le serveur vous considère avec un air incrédule quand vous lui demandez s'il est possible d'avoir un plat sans viande.

C'est ce qui s'appelle être dans une impasse.

Dans la plupart des cas, cependant, vous devriez parvenir à vos fins – à condition d'être créatif. Avec de la ruse et un peu d'expérience, vous verrez que se voir servir un plat végétarien dans un restaurant non végétarien n'est pas si compliqué.

Misez sur les entrées

Combiner plusieurs entrées peut faire un plat végétarien. Cela peut être le cas, par exemple, si vous commandez une salade mixte, un bol de gaspacho et une mini-quiche aux poireaux.

Cette approche est une bonne façon de tester différentes saveurs. C'est aussi un bon moyen de contrôler la quantité de nourriture que vous mangez. Les portions servies dans les restaurants – pour les entrées particulièrement – sont souvent généreuses. En commandant vos entrées au fil du repas, vous éviterez d'avoir les yeux plus gros que le ventre.

Lorgnez sur les accompagnements

De la même manière que vous pouvez créer un plat avec plusieurs entrées, vous pouvez remplir une assiette avec différents accompagnements.

Lisez attentivement les descriptions des plats principaux figurant sur la carte, y compris lorsque les accompagnements vont avec un plat à base de viande. Choisissez deux ou trois accompagnements avec le serveur en vérifiant la manière dont le tout a été préparé (sans contact avec la viande). Accompagnée d'une salade et d'un morceau de pain, votre assiette bien garnie fera peut-être des envieux à votre table.

Tentez les mariages créatifs

Lorsque le restaurant n'est pas veggie-friendly, passez en revue la carte pour vous faire une idée des ingrédients dont le restaurant dispose en cuisine. Dans bien des cas, votre commande « spéciale » utilisant des ingrédients basiques sera satisfaite.

Par exemple, si le restaurant propose des pâtes à la sauce bolognaise, vous savez qu'il y a des spaghettis en cuisine. La sauce à base de tomates et de viande est peut-être déjà prête, mais le restaurant a forcément des légumes préparés pour accompagner d'autres plats. Demandez donc des pâtes *primavera*, c'est-à-dire agrémentées de légumes cuisinés (ceux que le chef a déjà préparés), d'ail et d'huile d'olive.

Si tous les mariages de plats que vous proposez échouent, vous pouvez toujours demander une pomme de terre au four et une salade, ou une salade et un club-sandwich à la tomate. Soyez inventif. Agrémentez votre pomme de terre de tout ce qu'un restaurant offre facilement : des olives noires ou vertes, des amandes… tout ce qui vous semble appétissant.

Faites des tours de passe-passe

Examinez scrupuleusement les plats à base de viande afin de savoir si le restaurant peut les décliner facilement en plats végétariens. Des pâtes aux légumes et aux crevettes, par exemple, peuvent facilement se préparer sans crevettes. De même, un club-sandwich au bacon peut se décliner en mode avocat/fromage/tomates. Évidemment, cette stratégie a plus de chance de fonctionner si la nourriture est préparée à la commande et non à l'avance.

Établissez une complicité avec le serveur

Votre comportement et votre assurance peuvent faire la différence dans votre capacité à obtenir un plat végétarien dans un restaurant non végétarien. À ce sujet, votre contact avec le personnel du restaurant est un facteur déterminant.

ASTUCE

Suivez ces conseils pour tirer le meilleur parti de votre sortie au restaurant :

- **Soyez sûr de vous.** Lorsque vous vous adressez à un serveur, soyez clair et précis sur ce que vous désirez. Par exemple, au lieu de simplement dire que vous êtes végétarien, dites explicitement ce que vous ne mangez pas (viande rouge, poulet, poisson, fruits de mer…). Interrogez aussi le serveur sur la façon dont la nourriture a été préparée si vous ne voulez pas vous retrouver avec un potage « végétarien » à base de bouillon de viande.
- N'ayez pas peur de poser des questions et d'être insistant au moment de passer votre commande… Personne n'a intérêt à voir votre plat repartir en cuisine. Pensez aussi à demander au serveur si votre requête va augmenter ou baisser le coût du plat (normalement les plats sans viande sont moins onéreux).
- **Souriez et dites merci.** Comme vous l'avez appris enfant, tout passe beaucoup mieux avec un « s'il vous plaît » et un « merci ». Si vous avez besoin d'une attention particulière de la part du personnel du restaurant, faites-le savoir mais n'oubliez pas de le faire aussi plaisamment que possible. La fermeté n'empêche pas la politesse. Si vous ne savez pas quoi commander, vous pouvez aussi vous en remettre aux suggestions du serveur. Après tout, il est votre allié pour cette soirée.

Voyager végétarien

En voyage ou en déplacement, vous avez moins la possibilité de contrôler ce que vous mangez. La perte de repères peut être déroutante et la disparition de votre petite routine vous amènera forcément à relever quelques défis. Le plus grand risque auquel vous vous exposez le temps de votre escapade est d'avoir une alimentation pauvre. C'est particulièrement vrai si vous ne trouvez pas les options sans viande qu'il vous faut.

Pour des végétariens, éviter la viande, voire d'autres produits d'origine animale demande un certain talent, pas mal d'astuces et un peu d'expérience. Dans cette section, vous verrez comment augmenter vos chances d'obtenir ce que vous souhaitez sur la route, dans les airs ou sur les mers.

En voiture, en bus ou en train

Si vous avez un petit creux alors que vous êtes sur la route, vos options se limitent la plupart du temps à peu près à ce que propose la station-service la plus proche. Autant dire que vous n'aurez pas l'embarras du choix.

Pour les voyages en train, tout dépend si vous êtes à bord d'un TER ou d'un TGV. Les premiers ne proposent pas d'offre de restauration tandis que les seconds vendent des snacks, quelques plats et des boissons.

Quel que soit le cas de figure, pensez à apporter de quoi manger. Pour les voyages en voiture, ne pas vous arrêter dans un point de restauration vous fera gagner du temps. Vous économiserez aussi de l'argent et mangerez plus sainement.

Si vous souhaitez préparer vous-même de quoi manger, voici quelques exemples faciles à emporter :

- des bagels ou des club-sandwichs,
- des fruits frais,
- des pains complets individuels et des gâteaux secs,
- des sandwichs au *houmous*,
- des sandwichs au beurre d'amandes,
- de petites briques de lait de soja,
- des boîtes individuelles de céréales pour le petit déjeuner,
- des soupes instantanées que vous pourrez diluer dans de l'eau chaude à la machine à café de la station-service,
- des carottes coupées en bâtonnets,
- des cannettes ou de petites briques de jus de fruits,
- de la compote en pots individuels.

ASTUCE

Si vous aimez faire des balades à vélo ou faire de la randonnée, préparez de la nourriture légère, facile à emporter et qui ne nécessite pas d'être conservée au frais. Les mélanges de fruits secs et de noix, les petites briques de jus de fruits, les gâteaux secs et les fruits frais sont de bonnes options.

En avion

Beaucoup de compagnies aériennes ont réduit leur offre de repas, particulièrement sur les vols courts et les vols intérieurs. Alors, ne soyez pas surpris si lors de votre vol, vous ne vous voyez proposer que quelques cacahuètes et une boisson. Soyez prévoyant : de nombreux voyageurs ont pris pour habitude d'emporter avec eux de quoi manger à bord.

Sur les vols long-courriers ou à destination de l'étranger, la plupart des compagnies aériennes proposent toujours un repas complet aux passagers. Si vous précisez que vous êtes végétarien, il ne devrait pas y avoir de problème pour qu'un repas végétarien vous soit servi. Le tout est de passer un coup de fil au service de réservation de la compagnie au moins vingt-quatre heures avant votre vol. Vous pouvez aussi faire votre demande au moment de la réservation de vos billets. Pour certaines compagnies, cela peut être fait en ligne, mais toutes ne disposent pas d'un tel formulaire sur leur site internet.

Le site HappyCow référence (en anglais) les options de repas proposées par les principales compagnies aériennes dans le monde.

Pour en savoir plus : `www.happycow.net/travel/air_travel.html`

Sur la plupart des vols, l'équipage dispose d'une liste des passagers ayant fait une demande particulière. Ils vous identifieront lorsque vous rejoindrez votre place ou ils vous demanderont de vous manifester juste avant le début du service de restauration. Sur d'autres vols, on vous servira un repas classique d'office si vous ne vous signalez pas pour préciser que vous avez commandé un repas végétarien.

Si vous êtes placé à l'arrière de l'avion, il est préférable de vous manifester au début de la distribution des repas, avant même que ce soit votre tour. Cela évitera que le repas végétarien que vous avez commandé ne soit distribué à quelqu'un d'autre, un végétarien qui n'aurait pas pensé à précommander son repas par exemple.

En croisière

Beaucoup de navires de croisière sont comme des petites communautés flottantes, avec leur lot de restaurants et de nourritures diverses, incluant des options saines et végétariennes. Parfois, des menus spécifiques sont proposés pour les personnes soucieuses de leur santé, ou alors ce sont les plats « sains » qui sont signalés comme tels sur le menu.

Si un plat contient *a priori* de la viande ou du poisson, il peut souvent être également préparé sans, si cela est demandé à la commande. Par exemple, une grande salade agrémentée de morceaux de poulet peut facilement être déclinée de manière végétarienne et un plat à base de viande et de légumes sautés peut être préparé avec les mêmes ingrédients, la viande en moins.

S'il vous arrive un jour de faire face à un menu trop pauvre en options sans viande, procédez comme vous le feriez dans un restaurant classique. Expliquez vos besoins au serveur ou au chef cuisinier et passez votre commande spéciale. Si cela est possible, avertissez la cuisine de ce que vous souhaitez la veille, *a fortiori* si c'est un jour où le bateau organise une réception pour un grand nombre de personnes (pour le souper du capitaine, par exemple).

Si vous êtes inquiet quant à la politique alimentaire de votre compagnie de croisières, demandez à votre agence de voyages de se renseigner avant sur les types de menus proposés. Vous pouvez aussi passer directement un coup de fil au service clientèle de la compagnie et demander de plus amples renseignements. Le site internet de la compagnie en question peut aussi être une mine d'informations.

Outre les dîners assis et sophistiqués, les bateaux de croisière sont notoirement connus pour leurs buffets pharaoniques. L'abondance et la variété de l'offre facilitent grandement la tâche des végétariens. À vous, les salades généreuses, les légumes à toutes les sauces, les pâtes en folie et les fruits exotiques fraîchement coupés.

Improviser quand tout va de travers

Préparez-vous à faire preuve d'ingéniosité lorsque vous voyagez. Il n'est, en effet, pas toujours possible d'anticiper toutes les complications liées aux repas. Mais en faisant preuve de philosophie, de flexibilité et de créativité, vous devriez vous en sortir haut la main.

Lors des voyages, la plupart des désagréments touchant aux repas ont lieu lorsque l'on prend l'avion. Comme vous le dira tout habitué des voyages en avion, commander un repas végétarien est une chose, se le voir servi à bord en est une autre. Ce n'est pas forcément la faute de la compagnie aérienne – parfois, un changement d'avion à la dernière minute conduit à ce que les plateaux-repas initialement prévus pour votre vol se retrouvent dans un autre avion.

Si vous ratez un avion et que vous prenez un autre vol, inutile d'espérer avoir le repas végétarien que vous aviez commandé. Si vous êtes surclassé au moment d'embarquer, votre repas végétarien peut aussi être moins facile à retrouver, mais le menu qui vous sera proposé à la place sera sans doute plus alléchant.

Si vous avez programmé un vol particulièrement long et souhaitez être sûr que votre repas végétarien a été commandé, appelez la compagnie un ou deux jours avant de partir, juste pour que l'on vous confirme que votre demande a bien été prise en compte. C'est particulièrement important si vous avez procédé à un changement d'horaires, l'agent n'ayant en effet pas forcément affecté votre commande à votre nouvelle réservation.

Si, malgré tout, vous vous retrouvez coincé avec un sandwich au jambon à la place d'un repas végétarien, voici quelques conseils de « survie » :

- Mangez ce que vous pouvez du repas qui vous a été servi. Enlever la tranche de jambon d'un sandwich et manger le reste n'est pas envisageable pour la plupart des végétariens, pas plus que de manger des pommes de terre servies juste à côté d'un morceau de viande. Dans ce cas, votre seule option sera peut-être de vous rabattre sur les cacahuètes et le jus de tomates ainsi que sur l'entrée et le dessert.
- Demandez à l'hôtesse des gâteaux secs, des noix, des gâteaux apéritifs et du jus de fruits. Un membre de l'équipage qui sait que vous n'avez pas eu le repas végétarien que vous aviez commandé sera forcément attentif à ce que vous ayez tous les snacks et les boissons que vous souhaitez.
- Apportez vos propres réserves (de fruits frais, bagels, sandwichs) dans un sac, histoire de parer à toute éventualité.

ASTUCE

Quel que soit votre mode de transport, faire ses propres provisions est le meilleur moyen de manger à sa faim et à sa convenance lorsque l'on est dans une impasse. Les jus de fruits et le lait de soja en petites briques sont une bonne idée, de même que les paquets de gâteaux, les mélanges de fruits secs, les noix. Avec un mélange de noix dans son sac, il est facile de transformer une simple salade proposée à bord ou achetée à l'aéroport en un plat plus consistant.

ASTUCE

N'hésitez pas à réapprovisionner votre stock de victuailles au fil des opportunités de votre voyage. De nombreux hôtels ont des corbeilles de fruits sur le comptoir de la réception. Lorsque vous partez, glissez un fruit ou deux dans vos bagages. Si vous n'en trouvez pas à votre hôtel, vous pouvez toujours en acheter à l'aéroport, au supermarché ou à la cafétéria. Un fruit à portée de main est un en-cas idéal lorsque l'on a un petit creux durant un voyage, c'est aussi une bonne source de fibres et d'autres nutriments que les gens ont tendance à négliger lorsqu'ils voyagent.

Quid des hôtels, des gîtes, des chambres d'hôtes ?

Les offres des professionnels du tourisme et de l'hôtellerie se déclinent, semble-t-il, selon les envies et les aspirations de chacun. Pourtant, les végétariens – pas assez nombreux ?, pas assez consommateurs ? – ont longtemps été les grands oubliés de ce secteur. Le séjour « paradisiaque » dans un hôtel avec vue gâché par des dîners à base de légumes trop cuits, cela ne vous rappelle rien ?

Les choses commencent à bouger, timidement. Et, même en France, on voit se multiplier les gîtes ruraux ou les chambres d'hôtes servant de la nourriture végétarienne. Pour les repérer et éviter les mauvaises surprises, rien de tel que le bouche-à-oreille ou les discussions sur les forums végétariens. Mais des agences de voyage spécialisées et des sites web répertoriant les bonnes adresses offrant une cuisine exclusivement végétarienne ont aussi vu le jour. Ils vous seront utiles pour planifier des vacances végétariennes de rêve, en France ou à l'autre bout du monde.

ASTUCE

Voici quelques sites web et agences de voyages que tout végétarien en mal de vacances devrait consulter :

- **Green Earth Travel.** Cette agence de voyage anglo-saxonne propose toutes sortes de destinations pour les voyageurs qui rêvent d'aventure mais se préoccupent aussi du respect de la planète. Des voyages spécifiquement végétariens sont proposés au Kenya, au Mexique, à Porto Rico ou encore dans les îles Vierges. Vos valises sont faites ?

  Pour en savoir plus : `www.greenearthtravel.com`

- **Happy Cow.** Existe-t-il encore des végétariens qui ne connaissent pas « la vache joyeuse » ? En plus de répertorier (et d'évaluer grâce aux commentaires des internautes) les restaurants végétariens du monde entier, le site anglophone propose un « *Vegetarian travel guide* » qui recense les chambres d'hôtes végétariennes ou B&B de chaque pays.

  Pour en savoir plus : `www.happycow.net` ou `www.happycow.net/travel/bb _ retreats.html` pour un accès direct à la section « *Travel guide* ».

- **Veggie hotels.** Né en 2011 à l'initiative de deux journalistes touristiques et d'un pro du web, tous trois végétariens de longue date, cette plateforme répertorie – en français – les hôtels, les maisons d'hôtes (et même les centres d'accueil pour séminaires) végétariens dans plus d'une cinquantaine de pays sur les cinq continents. Seuls les établissements purement végétariens, ne proposant ni viande, ni poisson, sont signalés. Il y en a pour toutes les envies et pour tous les budgets : de la petite chambre d'hôtes à l'hôtel 5-étoiles. Notez qu'en affinant votre recherche, vous pourrez cibler les établissements végétaliens.

  Pour en savoir plus : `www.veggie-hotels.com`

- **Voyage végétarien.** Cette agence au nom plein de promesses ne fait que dans le sur-mesure. En couple, en famille ou entre amis, longs séjours à l'autre bout du monde (Inde, Chine, Turquie…) ou week-ends aux quatre coins de l'Europe (Londres, Prague, Berlin…), c'est vous qui choisissez. Au programme : les vacances végétariennes les plus authentiques qui soient entre gîte écologique et dégustation sur les marchés locaux, loin des hordes de touristes et hors des sentiers battus.

  Pour en savoir plus : `www.voyagevegetarien.com`

Et aussi :

- **Vegetarian in USA.** Un site précieux pour trouver des lieux de séjours veggie aux États-Unis… mais aussi dans le reste du monde.

  Pour en savoir plus : www.vegetarianusa.com
- **VegVoyages.** Cette agence organise de nombreux séjours végétariens en Asie du Sud-Est (Inde, Malaisie…).

  Pour en savoir plus : www.vegvoyages.com

ASTUCE

Se faire comprendre malgré la barrière de la langue

En France, il est parfois difficile de faire comprendre à un restaurateur le sens du mot « végétarien » (oui, oui, jusqu'à preuve du contraire, le poulet et les lardons sont bien de la viande), alors imaginez un peu à l'étranger. Lorsque vous voyagez dans un pays dont vous ne maîtrisez pas la langue, les malentendus à propos de la nourriture sont potentiellement innombrables. Après un long échange à grand renfort de mots en franglais et de signes des mains, il est probable que le serveur acquiesce pensant vous avoir compris pour revenir avec un plat… à base de poulet. Pour éviter ce genre de mésaventures, apprenez par cœur ou notez dans votre guide de voyage des phrases types dans la langue du pays que vous visitez spécifiant que vous êtes végétarien. Le site de l'*International Vegetarian Union* (IVU) traduit justement des phrases telles que « Je suis végétarien » ; « Je [ne] mange [pas] des œufs du lait ou du fromage » ; « Lequel de ces plats puis-je manger ? » dans toutes sortes de langues (y compris l'esperanto !). L'accès direct pour une traduction depuis le français est : www.ivu.org/french/phrases/

Par ailleurs, sachez que la *Vegan Society* a édité « un passeport végan » déclinant dans quasiment toutes les langues du monde une petite présentation de ce que mangent et ne mangent pas les végans. Des illustrations sont même prévues si la communication est vraiment difficile. Ce petit livre peu coûteux n'est malheureusement pas facile à trouver en France, mais il peut être commandé sur le site de la *Vegan Society* (www.vegansociety.com).

Troisième partie

Cuisiner végétarien

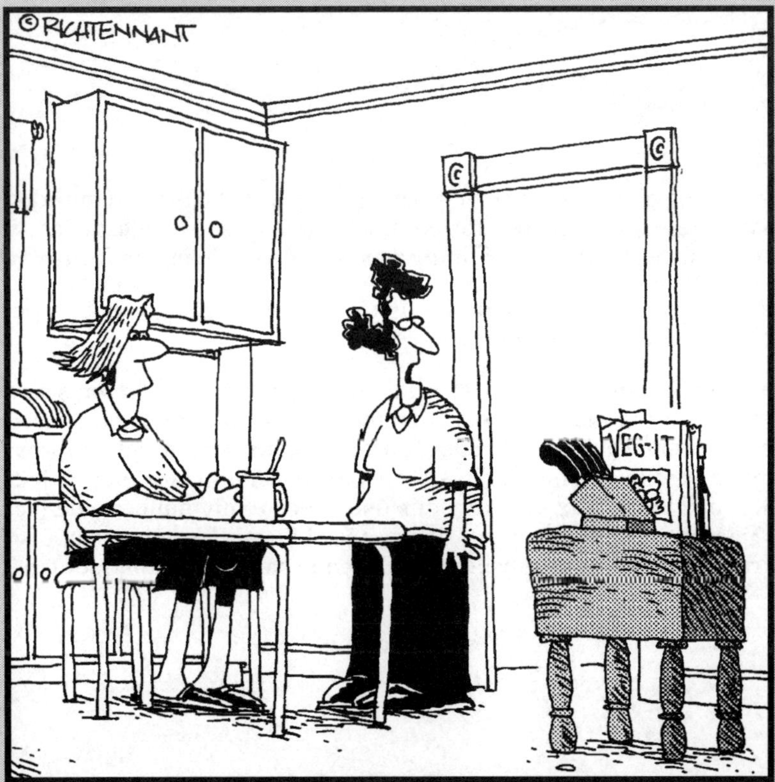

« Mmm, ton bouquin végétarien est-il bien à sa place entre les couteaux à steak ? Personnellement, j'ai comme un doute. »

Dans cette partie...

Votre cuisine n'est pas un lieu comme les autres : elle est au cœur de votre mission « alimentation végétarienne ». C'est là que vous allez concocter des repas savoureux et nourrissants pour vous, votre famille et vos invités.

Préparer ses repas chez soi est non seulement économique, mais cela permet aussi de mieux contrôler son alimentation.

Dans cette partie, vous découvrirez donc tout ce qu'il faut avoir dans sa cuisine pour bien cuisiner végétarien. Cela commence, bien sûr, par se familiariser avec les aliments phares de l'alimentation végétarienne. Mais, au fait, où s'approvisionner ? Vous aurez toutes les réponses dans cette partie. Un bon cuisinier ne fait pas d'étincelles aux fourneaux sans de bons ustensiles et un minimum de technique, nous les passerons en revue avant de lever le voile sur les astuces pour passer d'une cuisine traditionnelle à une cuisine végétarienne sans se compliquer la vie.

Chapitre 9

Les incontournables de l'alimentation végétarienne

Dans ce chapitre :

- Identifier les aliments clés de l'alimentation végétarienne
- Découvrir les ingrédients plus spécifiques
- Comprendre l'alimentation naturelle et le bio

Les plats végétariens ne sont pas forcément des plats exotiques aux noms imprononçables et aux ingrédients introuvables au supermarché du coin. Burger-frites, lasagnes et couscous se déclinent aussi en mode végétarien.

Mais si vous êtes curieux, la cuisine végétarienne peut vous ouvrir à de nouvelles saveurs, textures et arômes inspirés des traditions culinaires du monde entier. De nombreux livres de cuisine végétarienne explorent ces traditions qui participent à cette diversité gastronomique que tant de végétariens adorent.

Dans ce chapitre, vous trouverez une description complète de tous les ingrédients essentiels à la cuisine végétarienne. Vous en utilisez sûrement déjà certains, mais d'autres vous sont sans doute moins familiers. Tous sont sains et polyvalents et il serait dommage de s'en priver. Ce chapitre sera aussi l'occasion de dissiper toute confusion en faisant le point sur ce qu'on entend par produits naturels et produits bio.

Poser les bases de son alimentation végétarienne

Il est important d'avoir en cuisine toutes sortes d'ingrédients sous la main. Les produits frais sont l'idéal, bien sûr, mais ce n'est pas toujours l'option la plus pratique. Préparez-vous donc à faire aussi de la place dans votre cuisine pour les aliments surgelés, en conserve ou sous vide.

Introduire les légumineuses

Les légumes secs et demi-secs – appelés aussi « légumineuses » – sont très nourrissants et on peut les cuisiner à toutes les sauces. Riches en protéines et en glucides, sains et bon marché, ils ont tout pour plaire aux végétariens. Mixés, ils feront de délicieuses soupes ou des tartinades, mais on peut aussi les marier à du riz, des pâtes ou d'autres céréales pour toutes sortes de mets végétariens.

Les légumineuses se répartissent en trois catégories :

- les fèves et les haricots secs tels que les flageolets, le soja et les haricots rouges, blancs, noirs, pinto, azuki, d'Espagne, de Lima, mungo… ;
- les pois secs, qu'ils soient entiers, cassés ou chiches… ;
- les lentilles blondes, vertes, rouges, brunes…

Des légumes secs oui, mais sous quelle forme ?

On trouve les légumes secs déclinés sous différentes formes, toutes sont pratiques et polyvalentes lorsqu'on cuisine végétarien. Voici quelques exemples de conditionnements et d'utilisations :

- **En conserve.** Les légumineuses en conserve sont l'un des aliments les plus pratiques et les plus polyvalents que vous puissiez acheter. Les variétés que l'on trouve dans les supermarchés traditionnels conviennent très bien même si les magasins bio offrent un plus grand choix, organique qui plus est.

  Rincez bien les légumes secs dans une passoire avant de les utiliser. Le rinçage permet notamment d'ôter l'excès de sel.

  S'il vous reste un fond de légumineuses en conserve, vous pouvez l'utiliser pour épaissir une soupe ou une sauce pour les pâtes. Vous pouvez aussi le mêler à une salade verte ou l'écraser avec une gousse d'ail en vue d'un ragoût.

- **Secs.** Les légumineuses se vendaient ainsi bien avant l'apparition des conserves. Certaines personnes préfèrent les acheter sous cette forme et les préparer à l'ancienne. Cela prend davantage de temps, mais peut avoir un effet bénéfique sur leur goût et leur texture.

  Les légumes secs sont souvent un peu plus fermes que ceux conditionnés en boîtes de conserve. D'ailleurs, ils peuvent être trop durs si vous ne les laissez pas tremper suffisamment longtemps avant de les cuisiner. Attention, les légumes secs ne sont généralement pas salés, il faut les assaisonner vous-même sinon ils sont fades.

- **Congelés.** On trouve des légumineuses au rayon de produits surgelés de certains supermarchés. Si l'on compare à un conditionnement en boîte, les légumineuses surgelées ont l'avantage de contenir moins de sodium. Sur le plan nutritionnel, elles conservent, par ailleurs, tous leurs nutriments, car ceux-ci ne s'échappent pas dans l'eau de la conserve.
- **En flocons.** Voilà une option à la fois pratique et ludique. Versez un peu de flocons déshydratés de haricots rouges azuki, par exemple, dans un bol, ajoutez de l'eau bouillante, mélangez et couvrez. Quelques minutes plus tard, vous obtenez une pâte lisse et crémeuse qui va vous servir à réaliser des galettes végétales, des gratins, des tartinades ou que vous pourrez tout simplement incorporer à une soupe. Tout comme les conserves, les flocons de légumineuses peuvent se conserver pendant des mois à l'abri de la chaleur, de la lumière et de l'humidité. Autre avantage : une fois que les flocons ont été mélangés à de l'eau, la préparation peut se conserver jusqu'à une semaine au réfrigérateur et jusqu'à six mois au congélateur.

  Sans surprise, vous avez plus de chances de trouver des flocons de légumineuses dans un magasin bio que dans les supermarchés traditionnels.

À RETENIR

Les propriétés nutritionnelles des légumes secs et demi-secs surgelés, en conserve ou secs restent sensiblement identiques. L'aspect pratique et la question du goût constituent les principales différences.

ASTUCE

Lorsque l'on est végétarien, les légumineuses constituent une source intéressante de fer. Pour l'absorber au mieux, pensez à consommer au cours du même repas un aliment riche en vitamine C, comme du brocoli, une orange, une tomate, un poivron… Si les légumineuses sont au menu, évitez de boire du thé, du café ou du cola, car ces boissons diminuent l'absorption du fer. Optez plutôt pour un jus d'orange ou de citron.

Quelques plats du monde entier à base de légumineuses

Les légumineuses sont la base de nombreux plats dans différentes régions du monde : les lentilles en Inde, les haricots rouges au Mexique, les pois chiches au Moyen-Orient ou encore le soja en Asie. Voici un aperçu qui vous inspirera peut-être :

- les *curries* indiens et le *dahl* (soupe épicée à base de lentilles) ;
- la salade de pois chiches, le *houmous* et les falafels à l'orientale ;
- les haricots rouges à la mexicaine ;
- les *caris* de tempeh (soja fermenté) à l'indonésienne ;
- le *pasta e fagioli* à l'italienne (un plat à base de pâtes et de haricots blancs) ;
- la soupe aux lentilles à la grecque.

Certaines personnes se plaignent d'avoir des gaz ou des flatulences après avoir mangé des légumineuses. Pour réduire ou éliminer ces désagréments, faites tremper les légumineuses, avant la cuisson, dans le réfrigérateur plutôt qu'à température ambiante.

Autre astuce : assurez-vous de jeter l'eau de trempage qui contient des sucres fermentescibles et faites cuire les légumineuses dans une eau fraîche. Enfin, qui *va piano va sano* : votre intestin a besoin de temps pour s'adapter au surplus de fibres alimentaires apporté par les légumineuses. Il est donc important de débuter avec de petites quantités. Au fur et à mesure, les flatulences et les gaz s'atténueront.

Manger davantage de fruits et légumes

Les meilleurs fruits et légumes sont ceux qui sont frais, de saison et produits localement. La plupart regorgent de vitamines, de minéraux et de composés phytochimiques. Sur le plan nutritionnel, les fruits et légumes surgelés sont sur la seconde marche du podium et constituent une alternative tout à fait acceptable.

Pourtant, il faut bien l'admettre, les fruits et légumes en conserve sont parfois plus pratiques et moins chers que les fruits et légumes frais ou surgelés. Parce que le temps passé sur les étagères favorise la fuite des nutriments dans l'eau de la boîte de conserve et que la chaleur détruit certaines vitamines, les conserves de fruits et légumes ont tendance à être moins intéressantes sur le plan nutritionnel que les fruits et légumes frais ou surgelés. Mais cela ne veut pas dire que les conserves sont sans intérêt pour autant !

Croquez les légumes

La cuisine végétarienne inclut toutes sortes de légumes. Les ingrédients des recettes les plus populaires comptent les pommes de terre, les patates douces, les oignons, les poivrons, les tomates, les légumes verts, les courges. Les plats exotiques font parfois appel à des légumes moins courants dans nos contrées, comme le chou de Chine (pour les sautés asiatiques) ou le chou-rave (utilisé dans les ragoûts).

Lorsque vous utilisez des conserves de légumes, profitez des vitamines et des minéraux qui se sont échappés dans l'eau de la conserve en incorporant le liquide au plat que vous préparez. Par exemple, si vous cuisinez une soupe ou des légumes sautés, versez tout le contenu de la boîte dans votre préparation. Le liquide de la conserve peut être salé, mais vous pouvez compenser en évitant tout ajout de sel à votre plat.

Certains légumes méritent toute votre attention en raison de leur valeur nutritionnelle particulièrement intéressante. Les légumes orange ou jaunes, par exemple, sont riches en bêta-carotène que votre organisme transformera en vitamine A. Les carottes, les patates douces, les courges poivrées, les tomates, les poivrons rouges et les citrouilles font partie des légumes les plus riches en bêta-carotène. D'autres légumes, parfois les mêmes, constituent une bonne source de vitamine C comme les pommes de terre, les poivrons verts, le brocoli, le chou-fleur, le chou et les tomates.

Les légumes crucifères – tels que les choux de Bruxelles, le brocoli ou le rutabaga – sont un autre bon exemple de « super légumes ». Connus pour être des champions anti-cancers, ils ont aussi une bonne teneur en vitamines et en minéraux.

Voici quelques exemples de légumes crucifères :

- **La roquette.** Sa saveur piquante et poivrée fera la différence dans vos salades ou, à l'italienne, sur vos pizzas. Cuite, cette plante sauvage originaire de Méditerranée peut agrémenter vos soupes et pestos.
- **Le daïkon.** Ce gigantesque radis blanc asiatique n'a pas grand-chose à voir avec nos petits radis roses. Ce radis-là se consomme d'ailleurs plutôt cuit, même si on peut l'utiliser cru, râpé dans les salades.
- **Le chou, la blette, le chou chinois.** À la vapeur ou sautés, on peut les consommer seuls avec un filet d'huile d'olive et un peu d'ail. Mais ils peuvent aussi agrémenter soupes, ragoûts et autres.
- **Le chou-rave.** Ce légume blanc en forme de navet est très apprécié en Allemagne et dans le Nord et l'Est de l'Europe. Plein de saveurs, il peut agrémenter salades, potages et ragoûts.

Cueillez les fruits

Des soupes froides aux tartes en passant par les salades et les crumbles, il existe plein de manières très créatives d'utiliser les fruits dans la cuisine végétarienne. Vous pouvez même ajouter, selon la saison, des morceaux de mandarines, de fraises, de poires ou de pommes à vos salades vertes.

Certains fruits, à commencer par les fraises et le raisin, sont particulièrement exposés aux pesticides et il arrive que les gens ne les lavent pas bien avant de les manger. Lavez tous vos fruits à l'eau courante en les frottant à l'aide de vos mains ou d'un torchon. Vous pouvez aussi brosser vos fruits pour enlever les résidus de pesticides, surtout si vous avez l'intention de manger leur peau. Cela dit, même si vous ne consommez pas leur peau, lavez bien les melons, les pamplemousses et les oranges avant de les couper. Si vous ne le faites pas, vous risquez de contaminer votre plan de travail, non seulement avec les résidus de pesticides mais aussi avec les éventuelles bactéries et les autres contaminants présents sur la peau des fruits.

Mangez un maximum de fruits très colorés pour faire le plein de nutriments. Les abricots, les pêches, les papayes et les mangues, par exemple, sont particulièrement riches en vitamines et en minéraux. Les pastèques, les oranges, les pamplemousses sont également excellents pour la santé.

Choisir vos pains et vos céréales

Les céréales sont polyvalentes – vous pouvez les manger en tant que telles ou les combiner à d'autres ingrédients pour un éventail sans fin de possibilités. Dans le monde entier, les céréales entrent dans la composition de toutes sortes de soupes, salades, plats gratinés, qu'il s'agisse d'entrées, de plats principaux ou de desserts.

Voici quelques exemples, trouvés aux quatre coins du monde, de plats à base de céréales :

- le couscous oriental ;
- les *enchiladas* mexicaines (composées d'une tortilla à base de maïs) ;
- la *polenta* italienne ;
- le *porridge* anglo-saxon ;
- le riz à l'espagnol ;
- le riz au safran à l'indienne ;
- le riz thaï aux légumes et au curry.

Les céréales se présentent sous deux formes : complète ou raffinée. Ces deux formes sont indispensables à la cuisine végétarienne.

Une céréale est complète lorsque, après avoir été broyée, elle conserve les trois parties comestibles du grain : le son (c'est-à-dire l'enveloppe de la graine pleine de vitamines, de fibres et de nutriments), l'endosperme (qui est le corps même de la graine, riche en glucides, protéines et minéraux) et le germe (la partie intérieure du grain, pleine de micronutriments). Pour les céréales raffinées, seul l'endosperme est conservé, ce qui rend ces céréales un peu moins riches en nutriments tout en les rendant plus blanches (c'est le son, de couleur brune, qui donne leur couleur aux céréales complètes).

Si les céréales complètes sont plus intéressantes sur le plan nutritionnel, elles ont aussi leurs inconvénients : elles prennent ainsi plus de temps à cuire que les céréales raffinées. Par ailleurs, si l'enveloppe protectrice du grain est riche en nutriments, elle concentre aussi les éventuels résidus chimiques. C'est pourquoi il est préférable de consommer des céréales complètes ou semi-complètes issues de l'agriculture biologique.

Vous pouvez trouver un grand choix de céréales dans la plupart des supermarchés et dans les magasins bio. Certaines céréales vous sont déjà familières, mais d'autres seront peut-être une découverte. Voici quelques exemples sur la façon de les utiliser :

- **L'amarante.** Cette céréale est consommée depuis l'Antiquité en Amérique du Sud et en Amérique centrale. On dit même qu'elle constituait une nourriture sacrée pour les Aztèques. Il est à noter qu'elle ne contient pas de gluten. L'amarante se consomme un peu comme le riz pour accompagner un plat. Chauffés à sec, les grains d'amarante gonflent, ce qui constitue un en-cas original. Vous pouvez aussi consommer l'amarante sous forme de farine.
- **L'orge.** Il en existe deux sortes : perlé et mondé. L'orge mondé n'est pas raffiné, parce qu'il possède encore son enveloppe de son, il est plus nutritif. Il s'utilise dans les soupes, les ragoûts. D'aspect plus blanc, l'orge perlé a subi une transformation industrielle qui lui a fait perdre une partie de ses nutriments. Il est cependant plus rapide à cuire que l'orge perlé.
- **Le maïs.** Cette céréale est souvent cuisinée comme un légume, mais on peut l'utiliser pour faire de la polenta, des tortillas, voire, pourquoi pas, des pop-corns.
- **Le kamut.** Il s'agit d'une très ancienne variété de blé dur que l'on cultivait dans l'Égypte ancienne. Le kamut s'utilise comme le blé : en boulgour, en semoule, en farine…
- **Le millet.** Non, cette céréale n'est pas réservée aux oiseaux ! Vendu sous forme de grains, de flocons ou de farine, le millet peut remplacer la plupart des céréales dans les recettes.
- **L'avoine.** Les Anglo-Saxons sont fous de cette céréale pleine de vertus. Imitons-les et mettons-nous au porridge par exemple !
- **Le quinoa.** Cette céréale, connue depuis des siècles en Amérique du Sud et que les Incas vénéraient, est en vogue chez nous depuis quelques années. Elle se cuisine et se consomme exactement comme le riz : en salade ou chaud pour accompagner un plat.

  ATTENTION !

  Les grains de quinoa sont enrobés d'une substance naturelle au goût amer appelée saponine. Celle-ci vise à protéger le quinoa des insectes et mieux vaut éviter d'en ingérer trop. Pour l'enlever, il est recommandé de bien rincer les grains de quinoa deux fois à l'eau claire. Si votre eau de cuisson mousse beaucoup, c'est que vous n'avez pas enlevé toute la saponine. En général, le quinoa vendu en paquets est déjà rincé et un seul passage sous l'eau suffit. Si vous l'achetez en vrac, il convient d'être plus attentif.
- **Le riz.** Dans le monde, c'est la céréale la plus répandue juste après le blé. Si vous êtes un grand amateur de riz blanc, aucun problème. Cependant, gardez en tête que le riz complet, ou riz brun, est plus nutritif car moins transformé. Son goût est différent et beaucoup de gens aiment sa saveur particulière. Il existe des variétés à temps de cuisson rapide, regardez sur les étals de votre supermarché ou de votre magasin bio.

Le riz est l'un des aliments les moins allergènes et les plus digestes. C'est pour cette raison que c'est souvent la première nourriture solide que l'on prépare aux enfants. Les personnes allergiques au blé et à d'autres céréales peuvent utiliser la farine de riz pour préparer leurs pains et leurs gâteaux.

- **Le seigle.** Cette céréale rustique est surtout consommée en farine. La farine de seigle, en raison de sa valeur diététique, est souvent utilisée pour faire du pain.
- **L'épeautre.** Comme son cousin le kamut, c'est un type ancestral de blé qui a des valeurs nutritives intéressantes. On l'utilise depuis des siècles pour confectionner pains et gâteaux.
- **Le teff.** Voilà l'une des plus anciennes céréales du monde. Son goût peut être un peu sucré et ses grains sont minuscules. En Éthiopie, le teff est l'ingrédient de base de l'*injera*, cette espèce de grande crêpe délicieuse. On utilise aussi le teff dans les soupes, les ragoûts…
- **Le blé.** Est-il nécessaire de présenter la céréale la plus répandue dans le monde ? Pâtes, pains, gâteaux, on retrouve la farine de blé partout. Mais le blé se consomme aussi en grains avec le boulgour, le couscous.

Lorsque vous préparez du riz (ou toute autre céréale), faites-en plus que ce que vous aviez prévu initialement. Les restes se conservent longtemps au réfrigérateur et se réchauffent facilement. Les déclinaisons possibles sont innombrables : riz aux légumes vapeur, chili végétarien, gâteau de riz…

Sélectionner les graines et les noix

Parce qu'elles sont riches en protéines et autres nutriments comme les composés phytochimiques, les graines et les noix constituent un excellent complément à de nombreux plats végétariens. Une poignée de noisettes, d'amandes ou de graines de tournesol grillées complète idéalement une salade, un gratin de légumes ou un plat de pâtes.

Voici, par ailleurs, quelques produits faits à base de graines et de noix et que l'on emploie couramment dans la cuisine végétarienne :

- **Le tahini.** Il s'agit d'une crème lisse, riche et onctueuse faite à partir de graines de sésame broyées et mélangées avec un peu d'eau. Très employé dans la cuisine orientale, le tahini s'utilise notamment pour préparer le houmous – ce délicieux mélange de pois chiches, d'ail, de jus de citron et d'huile d'olive. Mais on peut aussi se servir du tahini pour parfumer les vinaigrettes, les sauces, les tartinades et autres préparations. Le tahini est conditionné en conserve ou en pot en verre. Si vous n'en trouvez pas dans les supermarchés classiques, tournez-vous vers les magasins diététiques ou les épiceries orientales. Une couche d'huile de sésame recouvre généralement le contenu de la préparation et il vous faudra la mélanger à chaque utilisation.

- **Les beurres et les purées de noix.** Le beurre de cacahuètes est le plus connu mais il existe aussi de la purée d'amandes, de noisettes ou encore de noix de cajou. Ces pâtes sont toutes aussi nutritives et délicieuses que le beurre de cacahuètes, elles peuvent, en revanche, être plus difficiles à trouver dans les magasins classiques. On peut les utiliser pour préparer, par exemple, un sandwich, des gâteaux ou tout simplement pour tartiner une tranche de pain pour le goûter.

  Si vous achetez du beurre de cacahuètes ou de la purée d'amandes dans un magasin diététique, il est possible qu'il y ait une couche d'huile à la surface. Ne faites pas l'erreur de jeter cette huile en vous disant que cela sera toujours cela de gras en moins. En procédant ainsi, vous risquez d'avoir rapidement besoin d'un marteau-piqueur pour consommer votre beurre de cacahuètes ou votre purée de noisettes. Conservez vos pots à l'envers est également risqué : l'huile pourrait fuir sur vos étagères. En fait, le mieux est de mélanger l'huile au reste du contenu à chaque utilisation.

Être en phase avec les produits végétariens plus spécifiques

Être végétarien peut s'avérer extrêmement simple. Ni équipement ni produit particulier ne sont nécessaires – à moins que vous ne le souhaitiez.

Il existe de nombreux produits spécifiques que beaucoup de végétariens trouvent très pratiques au quotidien. Tous sont nutritifs, et la plupart sont bien meilleurs pour la santé que leurs équivalents à base de produits d'origine animale. Vous pouvez trouver la plupart de ces produits dans votre supermarché traditionnel, tous sont, en tout cas, disponibles dans les magasins diététiques.

Mettez-vous au soja et à ses dérivés

Les produits à base de soja se trouvent sous toutes les formes et peuvent remplacer, dans les recettes, la viande, le fromage, les œufs, le lait et les autres produits d'origine animale. Sur le plan nutritionnel, les produits à base de soja surpassent leurs équivalents carnés car ils sont dépourvus de cholestérol, faibles en graisses saturées et souvent moins riches en sodium. Autre atout, ils ne contiennent pas de nitrates ou de nitrites, ces conservateurs que l'on retrouve dans la plupart des viandes conservées, comme la charcuterie, et qui pourraient être cancérigènes.

Le tableau 9-1 passe en revue les différents produits à base de soja qui existent et les différentes façons de les utiliser.

Tableau 9-1 : Les produits à base de soja et leurs utilisations

Produits	*Description et usages*
Les fromages de soja	S'ils remplacent les fromages à base de lait animal, ils peuvent tout de même prendre des airs de mozzarella, de fromage aux fines herbes ou de fromage blanc. On les utilise en tartinade, dans les sandwichs ou les salades, sur les pizzas… bref comme du fromage classique.
Le lait de soja	C'est une boisson à base de graines de soja trempées, broyées, mélangées à de l'eau puis cuites. Le lait de soja peut remplacer le lait de vache dans les recettes. Certains le consomment aussi comme boisson.
La margarine de soja	On en trouve dans les magasins diététiques. Sans caséine et autres produits dérivés du lait des margarines classiques, la margarine de soja convient parfaitement aux végans.
La mayonnaise de soja	Vous en trouverez dans les magasins bio. En salade ou à l'apéritif, elle s'utilise comme la mayonnaise classique.
Le miso	Cette pâte fermentée, riche et salée, est un condiment très utilisé en Asie, et notamment au Japon, où elle sert à parfumer les soupes, les entrées, les assaisonnements, les marinades… De couleur beige à brune, cette pâte est faite de graines de soja, de riz ou d'orge, et d'eau salée auxquelles est ajouté un ferment. La durée de fermentation peut aller jusqu'à trois ans. Sur le plan nutritionnel, le miso n'est pas d'un grand intérêt et sa teneur en sodium est très élevée, il convient donc de l'utiliser avec modération.
Les protéines de soja texturées (PST) ou protéines végétales texturisées (PVT)	Faites à base de farine de soja déshuilée, elles se présentent sous la forme de flocons ou de granules. Réhydratées, les protéines de soja texturées prennent une texture élastique semblable à celle de la viande. On peut utiliser les PVT dans les chilis, les veggie burgers et tous les plats qui requièrent un substitut de viande.
La sauce soja	Ce condiment liquide riche, salé et brun foncé que l'on retrouve dans les restaurants japonais est fait à base de graines de soja fermentées. À la maison, on peut l'utiliser pour relever un sauté de légumes ou pour tremper des pâtés impériaux ou des boulettes asiatiques.
Les substituts de viande ou simili-carnés	À base de protéines de soja, de tofu et de légumes, ils ressemblent à la viande de par leur apparence, leur texture et leur saveur. Ils s'avèrent très pratiques pour les végétariens débutants puisqu'on peut les utiliser dans les recettes en lieu et place de la viande.
Les yaourts au soja	À base de lait de soja, ils existent à plusieurs parfums. Vous pouvez en consommer en alternance avec les yaourts traditionnels.
Le tamari	C'est une sauce soja à l'ancienne, c'est-à-dire sans adjonction de céréales. Son goût est très prononcé.

Tableau 9-1 : Les produits à base de soja et leurs utilisations (suite)

Produits	*Description et usages*
Le tempeh	Ce produit à base de soja est typiquement indonésien. Il est constitué de graines de soja parfois mixées avec des céréales. Après avoir fermenté, la préparation est pressée et se présente donc sous la forme d'un bloc compact. On le consomme souvent frit ou grillé, mais il peut très bien se consommer comme le tofu et agrémenter sandwichs, chili et autres.
Le tofu	Cette pâte blanche et molle est obtenue en ajoutant un coagulant au lait de soja dans un processus de caillage assez semblable à celui de la fabrication du fromage. Le goût du tofu est neutre et il existe toute une variété de textures et de densités. Le tofu s'utilise de bien des façons : coupé en cubes et ajouté à un sauté de légumes, mariné et cuit, comme substitut aux œufs ou au lait, dans les sauces, les desserts et toutes sortes de préparations.

À RETENIR

Vous pouvez utiliser différents types de tofu pour différentes recettes. Par exemple, le tofu soyeux, avec sa texture semblable à celle du yaourt, est idéal pour les desserts, les potages, les tartinades… Le tofu ferme, lui, a une texture plus granuleuse. Il se présente sous forme de bloc et s'écrase facilement à la fourchette. On l'utilise pour remplacer les œufs dans de nombreuses recettes. Le tofu extra-ferme ne s'effrite pas, c'est donc le tofu rêvé pour cuisiner un sauté de légumes ou en guise de « steak » dans un burger végétarien.

ATTENTION !

À l'instar du fromage, des œufs, de la viande et de toute nourriture riche en protéines, le tofu et le tempeh se conservent mal hors du réfrigérateur. Veillez à ne pas laisser vos préparations à base de tofu et de tempeh plus de deux heures à température ambiante. Après un repas, couvrez vos restes et mettez-les le plus vite possible au réfrigérateur.

Tirez parti des laits végétaux

En plus du lait de soja, il existe des laits végétaux à base de riz, d'amandes, d'avoine, de noisettes conditionnés en briques. Les personnes allergiques au lait de soja ont souvent recours à ces alternatives.

Sachez qu'il existe du lait de soja sous forme de poudre. Le lait de soja liquide reste cependant l'option la plus pratique. Il existe aussi des glaces au lait de soja ainsi que de la crème à base de soja pour un nuage de lait végétal dans le thé ou le café.

À RETENIR

Le lait de soja est l'un des laits végétaux les plus nutritifs. Certains laits de soja sont enrichis en calcium et en vitamines A, D et B12. Si vous utilisez beaucoup de produits alternatifs au lait de vache, le lait de soja enrichi est souvent la meilleure option sur le plan nutritionnel.

Si vous testez le lait de soja pour la première fois et que vous n'aimez pas, essayez à nouveau en choisissant une autre marque. Le goût des laits de soja varie considérablement d'une marque à l'autre et vous en testerez peut-être plusieurs avant d'en trouver un à votre convenance. Il y a aussi l'option des laits de soja parfumés, à la vanille notamment, pour vous acclimater en douceur.

Incorporez les substituts d'œufs

Les substituts végétariens d'œufs se présentent sous forme de poudre et sont faits à base de féculents. L'utilisation est simple : on remplace chaque œuf d'une recette par une dose de substitut délayé dans un peu d'eau. Les substituts d'œufs se conservent presque indéfiniment dans un placard et il est pratique d'en avoir toujours à portée de main. Contrairement aux œufs, les substituts ne contiennent pas de graisses saturées ou de cholestérol et n'exposent pas au risque de salmonellose.

Laissez-vous tenter par la viande végétale

Saucisses, escalopes, boulettes de bœuf, chorizo… les substituts de viande qui imitent les produits carnés offrent un certain choix. Tous ont des goûts différents, car la composition n'est pas la même d'un produit à l'autre : certains sont à base de soja, d'autres de céréales ou de légumes. Certains sont conçus pour ressembler visuellement et gustativement à de la viande tandis que d'autres ont vraiment une saveur végétale et n'ont de steaks que le nom. Vous pouvez faire cuire ces substituts au four ou à la poêle et les servir de la même manière que des produits carnés.

ASTUCE

L'un des avantages de ce genre de produits, c'est qu'aux beaux jours, par exemple, vous pouvez les apporter aux pique-niques et aux barbecues de vos amis qui ne sont pas végétariens. Pensez à délimiter une zone sans viande sur le barbecue si vous ne souhaitez pas que le steak de votre veggie burger soit cuit sur la même surface que les autres viandes.

Les saucisses végétales et la simili-charcuterie ont des usages multiples : sur une pizza ou dans un sandwich, elles font leur effet. Autres avantages : en plus d'être pauvres en graisses saturées, sans cholestérol, ces produits contiennent une bonne dose de fibres. Ces produits alternatifs sont également pratiques et rapides à utiliser tout en étant savoureux. Cela en fait des produits transitionnels de choix pour les végétariens débutants.

Découvrez le seitan

Le seitan est un aliment caoutchouteux fait à base de protéines de blé (aussi appelées gluten). Il est possible d'acheter des préparations pour faire du seitan dans les magasins diététiques, mais la plupart des gens trouvent plus pratique d'acheter du seitan prêt à l'usage au rayon frais.

Une des meilleures façons d'appréhender les différentes manières de cuisiner le seitan est de se rendre dans un restaurant chinois ou thaï. Il est souvent servi en morceaux ou en allumettes dans un sauté de légumes.

Les plats à base de seitan sont délicieux et vous risquez bien d'y prendre goût. Cependant, comme le seitan n'est pas un produit familier dans les pays occidentaux, il est possible que vous ayez des difficultés à en trouver si vous habitez une petite ville ou même une ville moyenne. Il est même possible qu'il n'y en ait pas à la carte des restaurants asiatiques si vous n'habitez pas une grande ville.

Explorer les alternatives bio et naturelles

Être végétarien n'implique pas forcément de consommer et de manger des produits naturels ou issus de l'agriculture biologique. Cependant, en tant que végétarien, il y a fort à parier que vous serez attiré par ces produits, ne serait-ce que par souci de manger sainement. Dans cette section, vous allez comprendre ce que recouvrent ces termes, ce qui vous aidera à mieux évaluer l'importance de consommer bio ou naturel.

Considérer le naturel

Il n'existe ni définition officielle, ni label légal concernant l'appellation « produit naturel » dans le secteur alimentaire. Le sens communément admis désigne toutefois des produits non dénaturés, transformés au minimum, dépourvus de colorants, de conservateurs, de saveurs artificielles ou d'autres additifs.

Évaluez les bienfaits des produits naturels

Les produits naturels constituent souvent de meilleures options que leurs équivalents traditionnels parce qu'ils contiennent moins d'ingrédients indésirables que les produits transformés et davantage d'ingrédients nutritifs.

Par exemple, pour les müeslis, les céréales du petit-déjeuner, les pains, les produits naturels sont censés être faits à base de céréales complètes, donc plus riches en fibres, vitamines et minéraux que les produits à base de céréales raffinées.

De même, les produits naturels utilisent généralement moins de sucre et de sodium que leurs équivalents transformés. Les produits naturels sont aussi supposés privilégier les ingrédients issus de l'agriculture biologique.

Restez vigilant sur le « naturel »

L'engouement croissant du public pour une alimentation plus saine n'a pas échappé aux industriels. Contrairement au terme « bio », le qualificatif « naturel » n'a aucune définition légale. Les industriels ont donc tendance à s'engouffrer dans la brèche et apposer ce mot un peu partout, parfois abusivement. D'une marque à l'autre, l'appellation « produit naturel » ne recouvrira pas la même exigence. Prenez le temps de lire les étiquettes et, d'une manière générale, privilégiez plutôt l'appellation « bio » qui est mieux encadrée.

Opter pour le bio

Le terme « biologique », ou « organique », s'applique aux produits de l'agriculture qui ont poussé sans engrais toxiques, sans pesticides et en utilisant des méthodes écologiques ne portant pas atteinte à l'environnement. Les produits bio sont produits et transformés sans recours aux antibiotiques, aux hormones de synthèse ou à la modification génétique.

Vous trouverez un grand choix de produits bio dans les magasins diététiques. Cependant, la plupart des supermarchés classiques proposent désormais également un nombre grandissant de produits bio, qu'il s'agisse de fruits et légumes ou de produits transformés.

Privilégiez les fruits et légumes de saison produits localement pour soutenir les petites exploitations agricoles. Les magasins bio favorisent souvent les agriculteurs locaux. Consommer leurs produits permet de les soutenir tout en ayant l'assurance de produits frais. S'il n'y a pas de magasin bio près de chez vous, renseignez-vous auprès des fermiers des environs ou auprès des maraîchers sur le marché. Demandez-leur s'ils utilisent des engrais synthétiques ou des pesticides. De nombreux petits exploitants n'en utilisent pas à cause du coût que cela représente. Et s'ils n'en font pas forcément la publicité, leurs fruits et légumes sont peut-être effectivement bio.

Les fruits et légumes bio ont généralement la même valeur nutritionnelle que les fruits et légumes issus de l'agriculture intensive. Souvent, pourtant, leur aspect n'est pas aussi attrayant que ceux qui ont poussé avec des engrais chimiques et des pesticides. Ils auront, par exemple, des petits défauts sur leur peau et celle-ci ne brillera pas autant que celle de leurs congénères non bio souvent recouverte de cire. Ne vous fiez pas à l'apparence des fruits et légumes bio pour juger de leurs bienfaits.

Décryptez les labels bio

Pendant des décennies, le secteur de l'agriculture biologique s'est autorégulé en établissant, souvent avec exigence, ses propres standards et en arrêtant des pratiques bien définies. Mais la montée en puissance du marché du bio a fini par susciter les intérêts commerciaux et industriels. L'explosion de l'offre et de la demande ne pouvait pas continuer sans un cadre légal minimum.

Nature & Progrès a été, en 1964, le tout premier label français réglementant l'agriculture biologique dans l'Hexagone. Viendra ensuite, en 1985, le label AB, créé par le ministère de l'Agriculture ; ses conditions d'obtention sont plus souples que celles du label précurseur Nature & Progrès. Depuis 2009, le label AB s'est aligné sur les critères du label bio européen (dont le logo est une feuille avec des étoiles sur fond vert). Or, le label européen est moins exigeant que le label AB initial (il autorise ainsi la présence accidentelle d'OGM). En réaction à cet assouplissement, des puristes ont créé le label Bio Cohérence, plus strict mais plus confidentiel aussi.

Les labels bio – européen et AB – signifient que les produits sont 100 % bio. Pour les produits transformés, ce seuil est abaissé à 95 %, si la part restante n'est pas disponible en bio et est expressément autorisée. Entre 70 et 95 % d'ingrédients bio, l'étiquette peut comporter la mention suivante : « X % des ingrédients d'origine agricole ont été obtenus selon les règles de la production biologique. » En deçà de 70 % d'ingrédients bio, aucune référence à l'agriculture biologique n'est autorisée.

Les labels bio – européen et AB – sont une garantie de fiabilité. Des contrôles menés par des organismes agréés par l'État sont régulièrement effectués auprès des professionnels. Il faut cependant préciser que l'agriculture bio relève d'une obligation de moyens, et non de résultats : ainsi, si les producteurs engagés dans cette démarche n'utilisent pas délibérément de produits chimiques de synthèse, il n'est pas exclu que leur production accuse des traces de pesticides résultant d'une contamination accidentelle.

Pesez le pour et le contre du bio

Tout le monde en convient : la priorité est de manger davantage de fruits et légumes, qu'ils soient issus de l'agriculture biologique ou non. La plupart des gens ne mangent pas suffisamment de fruits et légumes et devraient augmenter leur ration quotidienne. Un objectif plus facile à atteindre lorsque l'on est végétarien.

C'est seulement une fois que vous aurez significativement augmenté votre consommation de fruits et légumes qu'il conviendra de vous interroger sur l'intérêt de consommer des produits bio ou non.

Peu d'études ont encore évalué les effets à long terme sur la santé de l'ingestion à petites doses pendant des années de pesticides, d'herbicides et d'autres contaminants. Cependant, il paraît sensé d'éviter, dans la mesure du possible, toute exposition inutile. Une sorte de principe de précaution appliqué à sa propre santé…

D'un autre côté, les produits bio ont aussi leurs inconvénients : ils coûtent plus cher et sont moins faciles à trouver. Tout le monde ne peut pas s'offrir le luxe de manger bio. Par ailleurs, tout le monde ne vit pas à côté d'un magasin ayant une large offre de produits bio.

À RETENIR

Si vous n'avez pas les moyens – financiers ou pratiques – de manger bio, consolez-vous en vous rappelant qu'une alimentation riche en fruits, en légumes et en céréales complètes aidera votre organisme à évacuer les résidus de contaminants que vous avez ingérés.

ASTUCE

Vous pouvez aussi adopter une approche pragmatique en identifiant les fruits et légumes les plus contaminés par l'agriculture traditionnelle. Car tous les fruits et légumes ne sont pas logés à la même enseigne. L'Autorité européenne de sécurité des aliments (EFSA) analyse chaque année des dizaines de milliers d'aliments pour connaître leur teneur en résidus de pesticides. Il en ressort que les plus contaminés sont les concombres et les courgettes, les poivrons, la laitue, les légumes secs, les fruits à noyau (avocats, abricots, mangues…), les fruits à pépins (pommes, poires…), les fraises et les framboises, les agrumes et le raisin. Oignons, échalotes, ail, épinards, asperges, poireaux, pommes de terre et radis faisaient partie, eux, des moins contaminés.

Chapitre 10

Faire ses courses

Dans ce chapitre :

- Acheter les aliments dont vous avez besoin
- Décider où faire ses courses
- Avoir une stratégie d'achats
- Faire des économies

L'un des grands défis lorsque l'on est végétarien et que l'on veut manger sainement est d'avoir les bons ingrédients à portée de main lorsque l'on en a besoin. Se procurer ces aliments peut être une aventure intéressante, car l'alimentation végétarienne ouvre à de nouveaux horizons culinaires.

Ce chapitre va vous aider à acheter les produits qu'il vous faut – au juste prix. Pour cela, ne vous limitez pas à votre supermarché habituel et explorez des endroits où vous n'auriez jamais imaginé mettre les pieds auparavant. Ce chapitre propose aussi des stratégies pour faire ses courses, et notamment comment économiser de l'argent sans faire une croix sur la qualité ou l'intérêt nutritionnel des produits.

Délimitez vos besoins

Avant de vous rendre au supermarché, établissez une liste de ce que vous comptez acheter. Vous aurez ainsi plus de chances de revenir chez vous avec de quoi faire des repas sains et vous aurez moins tendance à faire des achats impulsifs tout en oubliant un ingrédient clé.

La première étape pour concevoir une liste de courses est de cibler vos objectifs nutritionnels.

Pensez vos repas

Dans le chapitre 4, vous trouverez toutes les informations qu'il vous faut pour couvrir vos besoins en vitamines, minéraux, protéines et autres dans le cadre d'une alimentation végétarienne saine et équilibrée.

Toutes ces informations nutritionnelles sont synthétisées dans la figure 10-1. Utilisez-la comme mémento pour concevoir, chaque jour, vos repas et établir votre liste de courses.

Tableau 10-1 : L'alimentation végétarienne idéale sur une journée

		Aliments riches en calcium 8 portions
Graisses : 2 portions	Huile, mayonnaise ou margarine (1 cuil. à café ou 5 ml)	
Fruits : 2 portions	1 fruit moyen, fruits cuits (125 g) ; jus de fruits (125 ml) ; fruits secs (60 g)	Jus de fruits enrichi (125 ml) ; 5 figues
Légumes : 4 portions	Légumes cuits (125 g) ; légumes crus (250 g) ; jus de légumes (125 ml)	Chou chinois, brocolis, chou frisé : cuits (250 g), crus (500 g) ; jus de tomates (125 ml)
Légumineuses, noix et autres aliments riches en protéines : 5 portions	Lentilles ou haricots rouges (125 g) ; tofu ou tempeh (125 g) ; beurre de cacahuètes ou tahini (2 cuil. à soupe ou 30 ml) ; noix (60 g) ; substitut de viande (28 g) ; 1 œuf	Yaourt au lait de vache ou au lait de soja (125 ml) ; fromage (21 g) ; tempeh ou tofu enrichi en calcium (125 g) ; amandes (50 g) ; crème d'amandes ou de sésame (2 cuil. à soupe) ; fèves de soja cuites (100 g) ; noix de soja (100 g)
Céréales : 6 portions	1 tranche de pain, céréales cuites (125 g) ; barre de céréales (28 g)	Céréales de petit déjeuner enrichies en calcium (28 g)

ASTUCE

En complément de la figure 10-1, voici quelques astuces pour planifier vos repas chaque jour :

- Mangez des aliments variés en vous servant suffisamment copieusement pour couvrir vos besoins énergétiques.
- Mangez au moins, chaque jour, 8 portions d'aliments riches en calcium. Vous pouvez faire coup double avec certains de ces aliments : par exemple, un verre de jus d'orange enrichi en calcium compte non seulement pour votre apport en calcium mais aussi pour votre apport en fruits.
- Consommez chaque jour 2 portions d'aliments contenant des acides gras oméga-3 (légumes, noix, graisses…). Voici quelques exemples d'une portion de ces aliments :

- 1 cuillerée à café d'huile de lin,
- 3 cuillerées à café d'huile de colza ou de soja,
- 1 cuillerée à soupe de graines de lin moulues,
- 3 cuil. à soupe de noisettes.

- Utilisez en priorité de l'huile de colza et de l'huile d'olive pour cuisiner. Vous contribuerez ainsi à optimiser l'équilibre en acides gras de votre alimentation.
- Vous pouvez assimiler les graines et les noix à des portions de gras.
- Veillez à absorber suffisamment de vitamine D, que ce soit en vous exposant au soleil, en consommant des aliments enrichis ou en prenant un complément alimentaire.
- Procurez-vous au moins 3 portions de sources de vitamine B12 par jour. Une portion équivaut aux exemples suivant :
  - 1 verre de lait de soja enrichi,
  - 1,5 verre de lait de vache,
  - 1 yaourt,
  - 28 grammes de céréales enrichies pour le petit déjeuner.
- Si vous ne parvenez pas à ingérer suffisamment de vitamine B12 *via* votre alimentation, optez pour un complément alimentaire. Le but est d'atteindre 5 à 10 microgrammes chaque jour ou, à défaut, 2 000 microgrammes par semaine.
- Consommez le moins de sucreries et d'alcool possible histoire de laisser le plus de place possible dans votre alimentation à des produits plus nutritifs.

Rédiger une liste de courses

Les listes de courses sont souvent l'expression d'une personnalité, autant dire qu'il y en a pour tous les goûts ! Il y a ceux qui planifient tous leurs repas de la semaine, établissent une liste de ce qu'il leur faut et s'y tiennent strictement. Mais il y a aussi ceux qui font leurs courses au petit bonheur en déambulant dans les rayons pour remplir leur caddie au gré de leurs envies. Ce n'est que de retour à la maison qu'ils décident ce qu'ils mangeront pour le dîner en fonction de ce qu'ils auront sous la main.

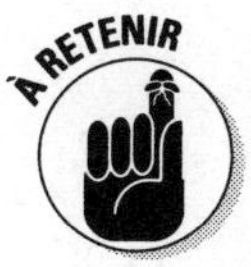

Optez pour la solution qui vous convient. Mais gardez en tête qu'une liste de courses offre des avantages surtout lorsque l'on est un végétarien débutant. Planifier ses repas permet en effet de mieux gérer son alimentation.

Les deux listes de courses qui suivent (l'une pour les courses de la semaine, l'autre pour celles du mois) ne sont qu'une suggestion pour remplir les placards de votre cuisine. N'hésitez pas à les adapter selon vos préférences.

Si elles vous conviennent telles quelles, vous pouvez les photocopier en vue de vos courses… quitte à y mettre ensuite votre touche personnelle.

Les courses pour la semaine

Les aliments de cette liste sont périssables et ne se conservent pas plus d'une à deux semaines au réfrigérateur. Ils demandent donc un approvisionnement régulier. Cette liste a pour but de vous aider à décider quelle nourriture vous voulez acheter cette semaine. Variez vos choix selon les saisons et piochez dans chaque catégorie pour profiter de tous les bienfaits des différents aliments.

Les fruits frais (produits localement de préférence)

- Abricots
- Ananas
- Bananes
- Citrons
- Fraises
- Framboises
- Kiwis
- Mangues
- Myrtilles
- Nectarines
- Oranges
- Pamplemousses
- Pastèque
- Pêches
- Poires
- Pommes
- Prunes
- Raisin
- Autres : ....

Les fruits conditionnés

- Jus de fruits (oranges, pamplemousses, pommes…)
- Mangues et papayes en bocaux
- Salade de fruits sous vide
- Autres : ....

Les légumes frais (produits localement de préférence)

- Asperges
- Betteraves rouges
- Carottes
- Céleri
- Chou
- Brocolis
- Concombres
- Choux de Bruxelles
- Épinards
- Haricots mungo (germes de soja)
- Fines herbes fraîches (basilic, menthe, romarin…)
- Laitue
- Maïs
- Oignons
- Patates douces
- Poireaux
- Poivrons
- Pommes de terre
- Tomates
- Autres : ....

Les légumes conditionnés

- Assortiment de légumes verts sous film
- Crudités sous film
- Jus de légumes (betteraves rouges, carottes, tomates…)
- Autres : ....

Prêts à consommer

- Houmous
- Pâtes à tarte
- Pizza fraîche avec garniture végétarienne
- Autres : ....

Tofu, laitages et œufs (et leurs substituts)

- Fromage maigre ou fromage végétal au soja
- Lait écrémé ou lait de soja
- Œufs (ou substituts d'œufs)
- Tofu (frais ou sous vide)
- Yaourts ou yaourts au soja
- Autres : ....

Pains et autres produits céréaliers

- Crêpes au sarrasin
- Pain de campagne
- Pain pita
- Autres : ....

Substituts de viande

- Charcuterie végétale
- Steaks de soja
- Autres : ....

Les courses pour le mois

Certains produits se conservent longtemps dans un placard, un réfrigérateur ou un congélateur et il est donc inutile d'en acheter sans cesse. La liste qui suit concerne des aliments qui s'achètent à peu près une fois par mois. Il peut être judicieux de les acheter en grande quantité pour faire des économies.

Denrées à stocker sur vos étagères

Les conserves

- Cœurs d'artichauts
- Compote de pommes
- Fruits (cocktail, ananas, pêches...)
- Haricots rouges, flageolets...
- Légumes (asperges, haricots verts, maïs, tomates...)
- Petits pois, lentilles...
- Sauce tomate
- Autres : ....

En-cas

- Barres de céréales
- Chips de pomme de terre et tortilla chips
- Cookies aux céréales complètes
- Crackers aux céréales complètes
- Gressins
- Autres : ....

Fines herbes séchées et épices en poudre

- Aneth
- Ail
- Basilic
- Bouillon végétal
- Cannelle
- Cumin
- Curry
- Feuilles de laurier
- Gingembre
- Origan
- Paprika
- Poivre noir
- Sel
- Autres : ....

Boissons

- Jus de fruits et de légumes en bouteilles ou en briques
- Lait de soja en briques
- Autres : ....

Aliments « secs »

- Café et thé
- Céréales complètes pour le petit déjeuner
- Céréales à cuire (millet, boulgour, quinoa, amarante…)
- Couscous
- Farine complète
- Haricots secs
- Huile végétale
- Pâtes (sans œufs pour les végans et les lacto-végétariens)
- Protéines de soja texturées
- Riz (basmati, complet, sauvage…)
- Soupes déshydratées
- Substituts d'œufs
- Tofu longue conservation
- Autres : ....

Condiments

- Confitures
- Cornichons
- Ketchup
- Mayonnaise de soja
- Miel
- Moutarde
- Olives
- Sauces tomate, pesto
- Tomates séchées
- Sucre brun ou de canne
- Vinaigre
- Autres : ....

Fruits secs

- Abricots
- Dattes
- Figues
- Mangues
- Pommes
- Raisins
- Autres : ....

Denrées à stocker au congélateur

- Fines herbes et oignons
- Fruits
- Légumes
- Pains
- Sorbets
- Substituts de viande
- Autres : ....

En route pour les courses !

La plupart des gens – et c'est particulièrement vrai des végétariens – ne font pas toutes leurs courses au même endroit. Vous serez, par exemple, peut-être amené à acheter votre lait de soja, vos céréales complètes et vos denrées spécifiquement végétariennes dans un magasin diététique tandis que vous continuerez à vous approvisionner en dentifrice, papier toilette et produits frais dans votre supermarché habituel.

Tout dépend de vos préférences. Cette section donne un aperçu des options qui s'offrent à vous, des plus courantes aux plus pointues.

Le supermarché de votre quartier

Face à l'explosion du marché du bio, les supermarchés traditionnels ont beaucoup évolué ces dernières années. Il est désormais rare de ne pas y trouver un rayon (ou, au pire, une étagère) dédié au bio et au diététique. C'est à cet endroit que vous trouverez votre lait de soja notamment. En plus de cet espace spécifique, il est de plus en plus courant de trouver sur les autres étals, au beau milieu des produits classiques, une alternative bio. Ouvrez l'œil !

Les grandes surfaces

Acheter en grande quantité peut s'avérer économique mais ce n'est pas toujours une approche judicieuse. Réfléchissez à deux fois avant d'acheter un pot de cornichons géant ou 3 kg de riz. Non seulement, il faut avoir l'espace pour stocker de grandes quantités, mais en plus certaines denrées ne se conservent pas aussi longtemps que vous le croyez.

Une immense bouteille d'huile végétale, par exemple, peut devenir rance bien avant que vous n'en voyiez le fond.

D'un autre côté, les grandes surfaces offrent un rapport qualité-prix intéressant pour de nombreux produits chers aux végétariens comme les pois chiches en boîte, les jus de fruits et de légumes…

Les magasins bio et diététiques

Si vous n'avez jamais mis les pieds dans un magasin bio et diététique, c'est le moment de sauter le pas ! Même si vous n'y faites pas toutes vos courses, vous y trouverez un choix de produits bio, végétariens et alternatifs que vous ne verrez pas ailleurs. Les produits écologiques et éthiques y sont aussi, sans surprise, plus nombreux que dans les magasins traditionnels.

Ces dernières années, dans les grandes villes surtout, les supérettes bio et diététiques se sont multipliées. Il est, bien sûr, impossible de toutes les recenser ici, mais votre œil de végétarien aux aguets saura à coup sûr les repérer. Ces magasins peuvent être utiles pour des courses d'appoint, mais sachez que les prix y sont souvent assez élevés.

Concernant les magasins bio et diététiques de taille significative, il existe trois grandes enseignes en France :

Le réseau Biocoop

Les Biocoop ne sont pas une enseigne au sens classique du terme mais un réseau de magasins bio, le premier de France. Les 340 enseignes hexagonales n'ont pas de noms standards et les étals varient d'un magasin à l'autre. La plupart sont spacieux et bien approvisionnés en produits locaux, éthiques, écolo et végétariens bien sûr.

Pour trouver une Biocoop près de chez vous : www.biocoop.fr

La Vie Claire

C'est la grande enseigne historique du bio en France. Le fondateur de La Vie Claire, exposé au gaz moutarde pendant la Première Guerre mondiale, était persuadé de devoir son salut à son passage à une alimentation végétarienne. Plusieurs décennies plus tard, entre les produits bio et naturels, la sélection de produits végétariens des 230 magasins que compte l'enseigne en France met toujours en appétit.

www.lavieclaire.com

Naturalia

Avec quelque 70 magasins bio dans toute la France, l'enseigne commence à devenir familière. Passée sous pavillon Monoprix il y a quelques années, la chaîne a les défauts de ses qualités : une efficacité digne de la grande distribution et l'approche plus commerciale qu'authentiquement écolo qui va avec. Les puristes lui préféreront sûrement une Biocoop, les pragmatiques se féliciteront d'avoir un magasin en bas de chez eux.

www.naturalia.fr

Les marchés

Que ce soit le dimanche ou un autre jour, voire les deux, les marchés en plein air peuvent être un bon moyen de s'approvisionner en fruits et légumes de saison. On y trouve aussi souvent d'autres produits locaux, comme du miel, de la confiture ou des gâteaux. Les marchés de producteurs sont évidemment les plus prisés.

Tous les maraîchers ne mettent pas en avant le fait qu'ils n'ont pas recours aux engrais chimiques et autres pesticides. Ce n'est pas parce qu'ils n'ont pas demandé la certification bio que leur production ne l'est pas. Discutez avec eux pour connaître leur approche.

Tous les vendeurs du marché ne sont pas des petits producteurs dont les fruits et légumes ont poussé à quelques kilomètres. Si consommer local est important pour vous, demandez à connaître la provenance des marchandises.

Les Amap et autres circuits courts

Les circuits courts ne datent pas d'hier et le plus vieux d'entre eux, c'est bien sûr la vente à la ferme où la relation avec le producteur est directe, efficace et transparente.

Ces dernières années, toutefois, en réaction à l'agriculture productiviste et à la grande distribution, des modes d'organisation alternatifs se sont développés un peu partout en France. C'est ainsi qu'au début des années 2000, les **Amap (Associations pour le maintien de l'agriculture paysanne)** ont fait leur apparition. Le principe ? Encourager l'agriculture biologique en établissant un lien direct entre les « paysans » et les consommateurs, ces derniers s'engageant à acheter la production des premiers à un prix équitable et en payant à l'avance.

En adhérant à une Amap, on s'engage ainsi à récupérer chaque semaine un panier de produits dont on ignore le contenu à l'avance (voir encadré). Il faut savoir qu'une Amap est une association et qu'en y adhérant, vous vous engagez aussi à prendre part ponctuellement à son animation. Certains aiment cet esprit militant tandis que d'autres déplorent un certain manque de souplesse.

Le réseau **La Ruche qui dit oui** se veut une alternative plus flexible aux Amap. Le principe est le même, mais le fonctionnement – qui passe par une plate-forme internet – est sans engagement de durée ou de régularité. En revanche, contrairement aux Amap, les produits vendus ne sont pas forcément issus de l'agriculture biologique.

L'annuaire national des Amap : www.reseau-amap.org

La Ruche qui dit oui : www.laruchequiditoui.fr

Un panier bio : et pourquoi pas ?

Si vous habitez une grande ville, le phénomène des paniers bio n'a pas pu vous échapper. Il faut dire que pour un citadin, s'abonner à un panier bio, c'est un peu comme si un potager venait à vous. Si vous aimez les surprises (car le contenu des paniers varie selon la saison et les livraisons des petits producteurs), cela peut être un moyen de consommer davantage de fruits et légumes frais en découvrant, à l'occasion, des légumes oubliés. Il existe des paniers de toutes tailles (jusqu'à une dizaine de kilos) et un engagement à l'année n'est pas toujours requis. En plus d'être bio, les fruits et légumes sont souvent produits localement et la démarche a donc aussi une dimension solidaire. Renseignez-vous dans un magasin bio près de chez vous ou contactez une Amap et ouvrez l'œil : certains points relais sont parfois inattendus.

Les épiceries fines

Une confiture exotique, une sauce originale pour les pâtes, une bouteille d'huile d'olive raffinée… les épiceries fines proposent des produits sophistiqués et singuliers qui changent de l'offre aseptisée de la grande distribution. Les prix sont souvent assez dissuasifs, mais pour une occasion, on peut y trouver de beaux cadeaux gourmands pour un végétarien.

Les marchés et les épiceries ethniques

Faire ses courses sur un marché « ethnique » est une expérience réjouissante. Allez-y l'esprit ouvert et préparez-vous à tester des aliments que vous n'avez jamais goûtés jusqu'à présent.

De tels marchés sont l'apanage des grandes agglomérations qui ont de fortes concentrations de populations immigrées. Dans les grandes villes, il est également possible de trouver des épiceries « ethniques ». Parfois, il s'agit d'un simple *corner* dans un restaurant asiatique ou indien.

Faire ses courses en ligne : l'option végane en plus

ASTUCE

Dans la grande distribution, les courses en ligne se généralisent et, comme dans les rayons de votre grande surface habituelle, vous trouverez forcément sur le site internet de ces grandes chaînes des produits adaptés à votre alimentation végétarienne. Pour une sélection bio et plus spécifique, sachez que Naturalia a ouvert une boutique en ligne avec une offre assez variée. Pour les végétaliens et les végans, qui galèrent encore parfois pour trouver leur bonheur, et ce même sur les étals des magasins bio traditionnels, le site Un monde végan constitue une vraie mine d'or. On peut y dénicher toutes sortes de fromages végétaux, substituts d'œufs et autres simili-carnés. Au-delà des produits alimentaires, on trouve aussi sur le site des produits cosmétiques végans, des chaussures sans cuir… Autant dire que le seuil pour se voir offrir les frais de port est rapidement atteint. Avec 4 200 points relais de livraison dans toute la France, ce serait vraiment un malheureux hasard que vous ne puissiez pas profiter de ce site visionnaire.

Un monde végan : `www.unmondevegan.com`

Naturalia : `www.naturalia.fr`

Vivre ses courses comme une aventure

Quel que soit l'endroit où vous faites vos courses, certaines astuces peuvent vous aider à repérer les produits qui conviendront à une alimentation végétarienne équilibrée et gourmande.

Sortez de vos rayons habituels

De temps en temps, sortez de vos rayons habituels et prenez un peu plus de temps pour jeter un œil sur les étals qui n'ont pas vos faveurs habituellement.

Ce conseil est particulièrement valable pour le rayon des fruits et légumes. La plupart des gens se dirigent directement vers les tomates et les laitues sans prêter attention à grand-chose d'autre. Prenez quelques minutes supplémentaires pour vous attarder sur les autres fruits et légumes et spécialement ceux que vous n'avez jamais testés ou que vous consommez rarement.

Testez ce que vous ne connaissez pas

Acheter un produit que l'on ne connaît pas est une petite prise de risque, mais imaginez ce que vous ratez si vous passez à côté de l'un de vos futurs aliments préférés !

Il y a aussi les produits que l'on essaie et que l'on n'aime pas, la première fois. Donnez plusieurs chances aux produits qui ne vous ont pas séduit d'emblée.

Si vous n'avez jamais goûté du lait de soja, un yaourt soja ou du seitan, vous serez peut-être déconcerté par leur saveur et leur texture inédites… avant, sans doute, comme bien des végétariens, de ne plus pouvoir vous en passer.

Contrôler ses dépenses

Être végétarien peut être un mode de vie assez économique. Une alimentation sans viande ni poisson et centrée sur les céréales, les légumes et les protéines végétales induit logiquement moins de dépenses.

ATTENTION !

Les économies normalement générées par une alimentation végétarienne peuvent toutefois être perdues si vous consommez beaucoup de produits spécifiques et prêts à consommer. Pour gérer votre budget nourriture au mieux, suivez les conseils de cette section.

Faites du stock

Il est important d'avoir toujours chez soi de quoi cuisiner un repas relativement rapidement. Tout ce qui se stocke dans un placard a l'avantage de pouvoir se conserver pendant des mois. Les pâtes, la soupe en brique, les conserves de légumes et de légumineuses, les céréales (riz, quinoa...), les sauces et autres condiments sont quelques exemples parmi d'autres. La plupart de ces produits ont aussi l'avantage d'être peu onéreux.

Pensez également aux surgelés basiques, comme les fruits, les légumes, le pain...

Achetez en grande quantité – ou pas

À RETENIR

Acheter des stocks de nourriture peut ne pas se révéler très économique si ces produits se gâtent avant même que vous ne songiez à les consommer.

ASTUCE

Une solution peut être d'acheter en grande quantité, mais à plusieurs : avec un ami ou une voisine par exemple pour partager le cageot d'oranges ou de melons.

Comparez les prix des différentes marques

Les produits de marque coûtent souvent plus cher que leurs équivalents estampillés de la marque du distributeur. C'est notamment vrai pour le lait de soja, les céréales, les conserves... La différence de qualité est pourtant souvent indécelable. Vous savez ce qu'il vous reste à faire !

Levez le pied sur les produits spécifiques

Les produits fins peuvent vite plomber un budget. Il faut savoir se faire plaisir de temps en temps et en offrir à ses proches à l'occasion. La plupart de ces produits sont, cependant, des plaisirs rares car peu abordables pour la plupart d'entre nous. Si vous surveillez votre budget, autant les ignorer.

ASTUCE

Les produits spécifiques que l'on trouve dans les magasins bio et diététiques peuvent, eux aussi, être coûteux. L'une des façons de faire des économies est d'acheter un maximum de produits en vrac. C'est souvent possible pour des ingrédients comme le riz, les lentilles, les céréales, les graines, les noix... Non seulement vous économisez un emballage superflu mais, en plus, vos doses correspondent exactement à la quantité que vous souhaitez.

Choisissez le meilleur rapport qualité-prix – sur le plan nutritionnel

Parfois le meilleur rapport qualité-prix dans l'absolu n'est pas le meilleur qualité-prix pour vous.

Par exemple, si vous achetez un paquet de carottes au supermarché mais que la quasi-totalité du sac finit par pourrir dans votre réfrigérateur, autant, la prochaine fois, acheter une barquette de carottes déjà râpées qu'au moins vous mangerez. Si un type de conditionnement est plus adapté à votre mode de vie et qu'il vous permet de manger davantage de légumes, le coût supplémentaire vaut peut-être la peine.

S'il y a des produits onéreux dont on peut absolument se passer sur le plan nutritionnel, ce sont bien ceux de la *junk food* (les gâteaux, les biscuits, les chips…). Si vous en avez chez vous, il y a de fortes chances pour que vous les mangiez. En n'en achetant pas, non seulement vous ferez des économies, mais vous protégerez également la qualité nutritionnelle de votre alimentation.

Cuisinez chez vous

Si vous allez au restaurant de temps en temps, vous le savez bien : manger à la maison est incomparablement moins coûteux. Même commander à emporter n'est pas si économique.

Chez vous, prenez l'habitude de faire des repas simples. Vous trouverez des idées de recettes dans la quatrième partie de ce guide.

ASTUCE

Pourquoi, par ailleurs, ne pas faire pousser quelques aliments sur votre balcon ou dans votre jardin ? Les tomates et les fines herbes comme le basilic ou le persil sont faciles à entretenir. Voilà des ingrédients frais et à portée de main qui donneront un parfum « maison » à vos plats… et ce gratuitement.

Chapitre 11

Les ustensiles et techniques de cuisine

Dans ce chapitre :

- Définir les ustensiles dont vous avez besoin
- Connaître les fondamentaux de la cuisine végétarienne
- Découvrir les trucs pour vous faciliter la vie

Devenir végétarien est une belle occasion de faire le point sur vos talents culinaires. En apprenant comment utiliser dans votre cuisine des ustensiles et des techniques simples, vous serez mieux à même de cuisiner et d'apprécier des repas végétariens sains et savoureux.

C'est essentiel.

Plus vous cuisinerez et mangerez à la maison, plus vous ferez d'économies et plus vous garderez le contrôle de votre alimentation. Cuisiner vos propres repas est un moyen d'améliorer la qualité générale de ce que vous mangez : vous pouvez, par exemple, décider de réduire votre consommation de sel et de sucre et veiller à ne pas consommer trop d'aliments riches en graisses saturées propices au cholestérol.

Cuisiner végétarien, c'est aussi l'occasion de gagner en créativité. Lorsque vous aurez pris confiance dans vos talents culinaires, vous pourrez expérimenter de nouvelles et délicieuses combinaisons d'ingrédients basiques – les pâtes, les légumineuses, le riz, les légumes, les fruits… Après les éventuels petits ratés du début, votre table pourrait rapidement devenir une destination gourmande prisée pour vos amis et votre famille – qu'ils soient ou non végétariens.

Dans ce chapitre, vous vous familiariserez avec les ustensiles nécessaires et les techniques de cuisine pour concocter des repas végétariens simples. Vous découvrirez également une série d'astuces qui devraient vous faciliter la tâche en cuisine.

Les ustensiles qu'il vous faut

Les magasins regorgent d'ustensiles de cuisine en tout genre destinés à vous faire gagner du temps. Vous pouvez vous en passer, mais sachez que cuisiner avec est résolument plaisant.

Certains d'entre eux sont, de notre point de vue, indispensables. Dans cette section, il sera donc question des ustensiles nécessaires pour équiper une cuisine végétarienne classique.

Utilisez les listes qui suivent pour faire l'inventaire de votre cuisine. Voyez ce qui manque et ce que vous souhaitez acheter. Profitez des soldes pour vous équiper mais aussi des vide-greniers : certains particuliers vident parfois leurs placards pour l'occasion et, c'est bien connu, c'est dans les vieux pots que l'on fait les meilleures soupes.

Si vous ne prenez pas le temps de vous assurer que vous disposez bien des ustensiles qu'il vous faut, la frustration risque d'être au rendez-vous, même pour cuisiner des choses simples. Cela peut aussi être dangereux. Utiliser un couteau dentelé et non un couteau à éplucher pour peler une pomme est, par exemple, le meilleur moyen pour atteindre un résultat laborieux tout en vous coupant un doigt par la même occasion.

Casseroles, cocottes et poêles

Vous n'avez pas besoin d'une batterie complète de casseroles ultra-sophistiquées mais quelques pièces de bonne qualité et de tailles variées sont indispensables. C'est un investissement qui vaut la peine puisqu'elles vous serviront à cuisiner des repas sains et équilibrés tout au long de votre vie de végétarien.

Matériau sain et hygiénique qui ne craint pas l'oxydation, l'inox est un bon choix pour vos casseroles. Optez pour quatre à six modèles dans la liste suivante et vous serez équipé pour cuisiner la plupart des aliments quotidiens – de la sauce pour les pâtes, à la soupe en passant par les pommes de terre :

- une casserole de 16 centimètres de diamètre,
- une casserole de 18 centimètres de diamètre,
- une casserole de 20 centimètres de diamètre,
- une casserole de 24 centimètres de diamètre,
- une cocotte de 4 litres,
- une cocotte de 6 litres ou plus, si vous cuisinez pour un grand nombre de personnes.

À RETENIR

Une poêle est aussi un équipement précieux. Elle vous servira à frire votre tofu ou à faire revenir oignons et champignons. Optez pour une poêle lourde en fonte de 28 centimètres de diamètre. L'inox convient très bien également. Vous pouvez aussi investir dans un ou plusieurs modèles de taille différente parmi les suivants :

- une poêle de 20 centimètres de diamètre,
- une poêle de 24 centimètres de diamètre,
- une poêle de 32 centimètres de diamètre.

ASTUCE

Tachez d'avoir au moins un couvercle pour vos poêles. Il s'avérera utile pour cuire à la vapeur des légumes ou lorsque vous voudrez garder au chaud ce que vous êtes en train de préparer. Si vous achetez toutes vos casseroles, cocottes et poêles dans la même marque, il est probable qu'un ou plusieurs couvercles s'adapteront aux autres modèles.

Les couteaux

Vous avez déjà sûrement remarqué dans certaines cuisines l'assortiment d'immenses couteaux munis de lames dignes de figurer dans les pires films d'épouvante.

Les végétariens n'ont pas besoin de tels ustensiles destinés à découper la chair animale.

À RETENIR

Tout ce dont vous avez besoin est de quatre couteaux dont l'un seulement pourrait éventuellement figurer dans un film d'action (la figure 11-1 montre à quoi ressemblent certains de ces couteaux) :

- **Un couteau dentelé de 14 centimètres**. Il vous servira à découper vos fruits et légumes. Basique dans une cuisine, il a vraiment un usage universel.
- **Un couteau à éplucher**. Vous l'utiliserez pour peler et découper pommes, poires et pommes de terre. Sa petite lame – 7 à 11 centimètres – le rend particulièrement maniable.
- **Un couteau à pain de 25 centimètres**. Avec sa lame dentelée, il vous servira aussi à découper vos cakes et vos gâteaux.
- **Un couteau de chef de 20 à 30 centimètres**. Multi-usage, sa lame épaisse vous permettra de hacher, trancher, ciseler ou émincer vos fruits, légumes frais et autres aliments.

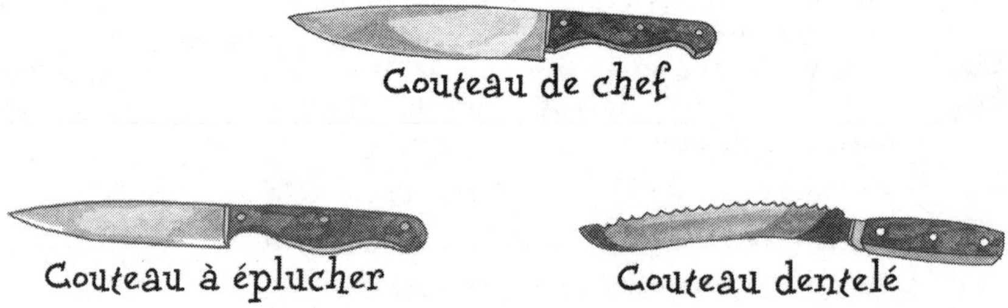

Figure 11-1 : Les couteaux de base pour cuisiner végétarien.

Les ustensiles complémentaires

Les cuisiniers végétariens ont aussi besoin de plats qui vont au four, de moules à cakes ou à gâteaux, d'un verre doseur. Voici au minimum ce qu'il convient d'avoir dans ses placards :

- un moule carré de 20 x 20 centimètres,
- un moule rectangulaire de 33 x 23 centimètres,
- deux moules à cake,
- deux plats à tarte,
- un grand plat à gratin,
- deux feuilles de cuisson,
- un économe,
- un moule à petits-fours ou à petits gâteaux,
- deux ou trois bols en inox,
- deux ou trois saladiers en inox,
- au moins un verre doseur,
- au moins une cuillère doseuse.

Il est tout à fait possible de racler une sauce avec une fourchette ou d'étaler du houmous avec le plat d'un couteau, mais disposer des ustensiles adaptés donne toujours de meilleurs résultats. Les accessoires suivants sont si pratiques qu'ils vous seront bientôt indispensables :

- trois à quatre cuillères en bois de formes et de tailles diverses,
- deux ou trois spatules en silicone,
- une spatule en inox (pour retourner vos crêpes, vos steaks de soja ou décoller vos gâteaux d'une feuille de cuisson),
- une louche,
- une écumoire,
- une passoire en inox,

- un fouet en inox,
- un moulin à légumes,
- un rouleau à pâtisserie,
- un pinceau à pâtisserie.

À RETENIR

Une cuisine bien équipée comprend non seulement des plats et des moules pratiques et fonctionnels mais aussi des plats et des saladiers plus décoratifs, des nappes et des serviettes attrayantes, des jolis dessous-de-plat… Cela peut sembler anecdotique, pourtant la façon de présenter la nourriture influence notre perception. Plus vos plats – et leur contenu, cela va de soi – seront attrayants, plus vos invités seront dans de bonnes dispositions à l'égard de votre cuisine.

Les appareils ménagers qui peuvent s'avérer utiles

Comme la plupart des gens, vous avez sûrement au moins un appareil ménager qui dort depuis des lustres dans un placard. Cette machine à pain, ce gaufrier, cet appareil à fondue au chocolat qui vous semblait une si bonne idée lorsque vous l'avez acheté(e) prend désormais la poussière dans un recoin de votre maison.

ASTUCE

Pour cuisiner végétarien chez soi, il faut de l'espace. Si vos étagères et vos tiroirs sont encombrés d'appareils et de gadgets que vous utilisez à peine, faites le vide. Vendez-les lors d'une brocante ou donnez-les, mais enlevez-les de votre cuisine. Libérez de la place afin d'accéder plus facilement aux appareils que vous utilisez, de fait, au quotidien. Cela contribuera à faciliter et accélérer la préparation de vos repas.

Ce dont vous avez besoin dépend de ce que vous préférez manger et de votre envie ou non de vous lancer dans certaines préparations culinaires. Inutile, par exemple, d'investir dans une machine à pâtes fraîches si vous n'en mangez pas si souvent faute de temps pour les préparer. Autant continuer à acheter les traditionnels paquets de pâtes quitte à vous offrir un bon restaurant italien de temps en temps.

Au-delà de vos envies d'un jour, réfléchissez bien à vos besoins. Dans les sections suivantes, vous allez découvrir les appareils que la plupart des végétariens utilisent régulièrement et trouvent assez pratiques.

Les mixeurs

Les mixeurs sont utiles pour concocter des smoothies à base de fruits ou des jus de légumes. L'avantage par rapport aux extracteurs de jus – un autre appareil ménager très en vogue – est que les mixeurs ne séparent pas le jus de la pulpe, ce qui donne des mélanges riches en fibres… et facilite par la même occasion le nettoyage de l'appareil.

Les mixeurs premiers prix peuvent être séduisants, mais leur moteur tend à surchauffer dès qu'il s'agit de mixer des textures épaisses comme le houmous. Veillez à choisir un mixeur multi-usage avec un bon moteur et une grande capacité comme ceux que l'on trouve dans la restauration.

Une recette

Faites une soupe froide de melon en mixant des melons cantaloup, du yaourt et un peu de miel jusqu'à obtenir un mélange crémeux. Si le résultat n'est pas assez liquide, vous pouvez ajouter du jus d'orange ou d'ananas jusqu'à ce que la consistance vous convienne. Vous pouvez servir cette soupe froide dans un bol avec une pincée de cannelle ou quelques feuilles de menthe fraîche.

Les robots

Les mini-robots de cuisine, ceux qui ont une capacité de 0,5 litre environ, peuvent être appréciables pour trancher, hacher et râper rapidement des petites quantités de nourriture. On les utilise ainsi pour râper quelques carottes ou un bout de chou rouge pour mettre de la couleur dans une salade ou encore lorsque l'on a la flemme d'émincer un oignon au couteau.

Un robot de plus grande capacité est presque indispensable dans la cuisine d'un végétarien qui aime cuisiner. Pour des quantités importantes, il vous offrira un résultat bien plus rapide et satisfaisant que si vous aviez dû tout faire à la main.

Gaspacho

Faire soi-même un gaspacho est un jeu d'enfant si vous avez un robot. Il existe de nombreuses variantes à cette soupe froide espagnole à base de légumes frais. L'une d'elles consiste à mixer les ingrédients suivants jusqu'à obtenir un mélange lisse et onctueux : des tomates fraîches, des oignons, du concombre, des poivrons, du céleri, de l'huile d'olive, de la ciboulette, de l'ail, du vinaigre et du jus de citron.

Les cuiseurs à riz

Si vous aimez le riz, un cuiseur à riz électrique pourrait devenir votre meilleur ami. Avec lui, plus de casseroles qui débordent sur le feu ou les plaques électriques. Le principal argument de ceux qui ne jurent que par leur cuiseur est le suivant : le riz est non seulement parfaitement cuit à tous les coups, mais vous pouvez en plus, durant la cuisson, faire autre chose que surveiller la casserole, que ce soit dans votre cuisine ou ailleurs dans la maison.

La Cocotte-Minute

Comment qualifier de gadget un appareil capable de cuire en 20 minutes un plat censé mijoter 1 heure ? La Cocotte-Minute – ou autocuiseur selon l'appellation technique – est un peu à la cuisine ce que la baguette est à la sorcellerie : magique ! Elle vous permettra de concocter un ragoût végétarien en autant de temps qu'il faut pour mettre la table.

Le fonctionnement d'une Cocotte-Minute est simple. Après avoir placé vos légumes, vos lentilles ou autres dans la cocotte avec de l'eau, vous fermez complètement le couvercle. Une fois sur le feu, de la vapeur va se former à l'intérieur de la cocotte et la pression va porter la température jusqu'à 120 degrés, bien au-delà du seuil de 100 degrés à partir duquel l'eau bout. Avec ce mode de cuisson, les aliments deviennent tendres et cuisent de la manière la plus rapide qui soit.

Certaines personnes se souviennent encore du sifflement strident des Cocotte-Minute de leur mère ou de leur grand-mère. Ces anciens modèles s'ébranlaient dans un tel fracas métallique que l'on s'attendait à tout moment à les voir transpercer le plafond.

Les autocuiseurs modernes ont bien changé : la pression est mieux régulée. Cuisiner avec est plus silencieux et moins dangereux : on peut désormais s'éloigner de la cuisine sans craindre une explosion.

Il existe des Cocotte-Minute de toutes formes et de toutes tailles. Si vous ne devez en avoir qu'une, optez pour une cocotte de 6 litres minimum. Cela vous paraîtra peut-être grand, mais il ne faut pas remplir une Cocotte-Minute à plus du tiers de sa contenance. La vapeur doit occuper l'espace restant. Vous trouverez des autocuiseurs dans tous les magasins d'électroménager et sur certains sites de vente en ligne.

Les mijoteuses

Cet appareil phare des cuisines avant-gardistes des années 1970 s'offre un retour remarqué ces dernières années. La mijoteuse est un appareil simple :

il s'agit d'une cocotte en porcelaine ou en grès insérée dans un boîtier de métal muni d'un couvercle hermétique en verre et d'un élément chauffant électrique.

Pour utiliser la mijoteuse, il suffit de déposer les ingrédients dans la cocotte, de programmer l'appareil et de vaquer à ses occupations. De retour à la maison à la fin de la journée, vous êtes accueilli par une délicieuse odeur de dîner prêt à être servi.

Les mijoteuses sont très pratiques pour élaborer des plats végétariens mêlant légumes, légumineuses et céréales.

Contrairement à la Cocotte-Minute, il n'y a pas de pression dans la mijoteuse et c'est précisément ce qui fait que les aliments mijotent.

Les modèles les plus récents disposent de minuteurs élaborés et permettent de contrôler précisément la température. Toutes les tailles de mijoteuse existent, des petites – pour les célibataires, les couples – jusqu'au modèle familial.

Les bouilloires électriques

Les bouilloires électriques sont relativement bon marché et elles peuvent vous faire gagner pas mal de temps. C'est assez pratique d'avoir de l'eau chaude rapidement lorsque l'on se fait un café, un thé, une soupe miso instantanée ou encore un bol de flocons d'avoine sans lait pour le petit déjeuner. Les bouilloires électriques sont aussi utiles pour faire gonfler de la semoule de couscous ou pour remplir une casserole d'eau bouillante afin de cuire des pâtes ou du riz.

Les techniques élémentaires

Nul besoin d'être un grand chef pour cuisiner de bons repas végétariens. Vous n'êtes même pas obligé d'impressionner vos amis. La seule personne que vous avez à satisfaire, c'est vous-même (et votre famille peut-être).

Si vous avez déjà l'habitude de passer du temps derrière les fourneaux, il y a des chances pour que vous vous attaquiez rapidement à des plats végétariens créatifs, élaborés et raffinés… peut-être même de votre composition, qui sait ?

Mais vous êtes sans doute comme la plupart des gens : quelqu'un qui, sans être un professionnel, est capable de concocter, au quotidien et en un minimum de temps, des bons petits plats.

La cuisine végétarienne ne diffère pas de la cuisine traditionnelle en cela : pour l'une comme pour l'autre, il est possible de faire simple comme très compliqué, c'est une question de choix. Dans cette section, les végétariens débutants se familiariseront avec les techniques de cuisine de base.

Maîtriser les techniques culinaires de base

Se sentir à l'aise en cuisine demande du temps et de la pratique. Comme pour la conduite automobile, le tricot ou le tir à l'arc, on s'améliore avec le temps.

Chaque technique décrite ici nécessite de la pratique. Si vous êtes un cuisinier débutant, n'hésitez pas à solliciter un proche plus confirmé pour vos premiers pas. Vous pouvez aussi prendre des cours de cuisine végétarienne – renseignez-vous dans votre magasin bio ou votre Biocoop.

Cuire au four

De nombreux plats végétariens se cuisent au four (les pommes de terre en robe des champs, les quiches, les cakes…). Voici quelques points à suivre pour réussir une cuisson au four :

À RETENIR

- **Préchauffer le four.** Il faut 10 à 15 minutes à un four pour atteindre la température désirée. Ne mettez pas votre plat au four avant ce délai, la cuisson risquerait d'en pâtir sévèrement.
- **Utiliser la minuterie.** Ne vous fiez pas à votre feeling pour deviner quand votre plat sera cuit. Utilisez la minuterie du four ou un minuteur annexe. Et si vous quittez la cuisine, assurez-vous d'être en mesure d'entendre la sonnerie le moment venu !
- **Avoir le sens de la mesure.** Considérez les ingrédients des cakes, des pains et des gâteaux comme des données scientifiques. Il est essentiel de mettre les bonnes proportions de farine et de levure si vous voulez que les ingrédients réagissent comme prévu.
- **Vérifier la cuisson.** Lorsque la cuisson arrive à son terme, plantez un couteau au milieu du cake. Si la lame ressort impeccable, c'est que votre cake est cuit. Si, en revanche, de la pâte reste attachée sur la lame, il vous faudra vérifier à nouveau dans quelques minutes.

Faire bouillir

Voilà un mode de cuisson à la portée de chacun. Il est important d'attendre que l'eau frémisse avant d'y plonger le riz ou les pâtes sinon le temps de cuisson indiqué sur les paquets est faussé. C'est moins problématique, en revanche, pour les lentilles ou les haricots.

Lorsque vous faites cuire du riz, un couvercle est nécessaire pour garder la vapeur dans la casserole, mais ce n'est pas le cas pour d'autres aliments comme les pâtes.

À RETENIR

Une minuterie peut être utile pour bien gérer le temps de cuisson. Certains aliments – à commencer par les pâtes – supportent mal d'être trop cuits et finissent en bouillie.

Cuire à la vapeur

Cuire à la vapeur en peu de temps et dans un peu d'eau des légumes tels que du brocoli ou du chou-fleur est idéal pour préserver leurs nutriments. La plupart des légumes cuisent à la vapeur en quelques minutes seulement, juste le temps de devenir tendres en gardant leur couleur et leur croquant.

Le micro-onde est un moyen simple et rapide de cuire des aliments à la vapeur. Disposez les légumes dans un récipient en verre et ajoutez quelques cuillerées à soupe d'eau. Couvrez avec un film alimentaire et faites chauffer. Une pomme de terre de taille moyenne met 6 à 8 minutes à cuire tandis qu'une petite portion de brocolis cuit en seulement 1 ou 2 minute.

Cuire à la vapeur sur la gazinière est également possible. Dans une casserole, versez plusieurs cuillerées à soupe d'eau et portez à ébullition. Ajoutez les légumes, couvrez et laissez la vapeur agir tant que nécessaire. Lorsque les aliments sont cuits, retirez du feu et videz l'excédent d'eau éventuel.

ATTENTION !

Lorsque vous faites cuire des aliments à la vapeur, prenez garde au retour de buée quand vous soulevez le couvercle ou le film alimentaire : la vapeur est alors brûlante.

Attention donc à ne pas trop approcher le visage.

ASTUCE

Si vous aimez la cuisson vapeur, vous pouvez aussi investir dans les ustensiles suivants :

- **Le panier en bambou ou en inox :** vous le placez dans une casserole d'eau bouillante et disposez les aliments dessus. Ceux-ci ne sont alors pas immergés du tout et cuisent vraiment à la vapeur. Le panier peut être utile pour garder intacts des aliments fragiles comme des boulettes asiatiques ou des petits légumes. Cette technique évite aussi que trop de nutriments se perdent dans l'eau de la cuisson.
- **Le cuit-vapeur électrique :** c'est un appareil simple à utiliser et qui se nettoie facilement. Vous en trouverez de nombreux modèles dans les magasins d'électroménager.

Faire sauter

De nombreuses recettes végétariennes commencent par cette injonction : « Faites sauter » des oignons, des poivrons, de l'ail… Faire sauter un aliment, c'est le faire cuire à feu vif dans une poêle avec un peu d'huile végétale.

Voici comment il faut procéder : versez quelques cuillerées à soupe d'huile d'olive dans une poêle pour le goût et pour éviter que la nourriture attache. Lorsque la poêle est chaude, mettez-y les légumes en mélangeant assidûment. Lorsqu'ils sont cuits, les oignons deviennent translucides, l'ail brunit et les poivrons deviennent tendres.

ASTUCE

Entretenir ses ustensiles en fonte

Réputée pour être l'un des matériaux les plus nobles pour cuisiner, la fonte nécessite un entretien spécifique. Lorsque vous achetez une casserole ou une poêle en fonte, prenez bien note des recommandations du fabricant, car elles varient d'une marque à l'autre. Il est souvent recommandé de n'utiliser que de l'eau chaude et une brosse à vaisselle pour le nettoyage. Il est ensuite essentiel de bien essuyer la casserole plutôt que la laisser sécher. Et il ne faut en aucun cas ranger votre ustensile en fonte encore humide dans un placard. Pour éviter toute rouille et laisser l'air circuler, vous pouvez placer une serviette en papier entre votre plat en fonte et son couvercle.

Faire mijoter

Les soupes, les ragoûts, les chilis appartiennent à la catégorie de plats que l'on peut laisser mijoter, c'est-à-dire laisser cuire dans une casserole ou une marmite à feu doux pendant au moins 1 heure. De temps en temps, il faut mélanger le contenu pour éviter que le fond attache.

Les grands contenants sont idéaux pour ce genre de plats qui ont tendance à projeter des éclaboussures. Un couvercle peut également être utile. On dit que ce type de plat est encore meilleur réchauffé, alors n'hésitez pas à en cuisiner de grandes quantités.

Préparer les fruits et légumes

La première étape avant de manger des fruits et légumes est de bien les nettoyer, et ce même s'ils sont issus de l'agriculture biologique. Les bactéries peuvent être présentes sur n'importe quel produit.

Utilisez vos mains ou une brosse souple pour frotter les fruits et légumes tandis que vous les maintenez sous l'eau courante quelques secondes pour retirer les saletés visibles. Le savon n'est pas nécessaire.

Certains fruits et légumes comme le brocoli ou les framboises sont pleins de crevasses et il vaut mieux les immerger dans un saladier pour les débarrasser de leurs débris avant de les rincer, eux aussi, à l'eau courante.

Même si vous ne comptez pas manger leur peau, il est important de nettoyer l'extérieur de fruits tels que les melons ou les oranges avant de les couper ou même de les poser sur votre plan de travail. Les éventuelles bactéries présentes sur la peau de ces fruits risquent, en effet, de contaminer leur chair au moment de la découpe.

Les couteaux adéquats facilitent grandement l'épluchage, le hachage, l'émincage et la coupe. Un couteau à éplucher est parfait pour peler et couper en morceaux les pommes, les poires, les concombres... Un couteau de chef permet d'émincer efficacement une laitue, des fines herbes ou hacher un ananas. Pour couper les fruits et légumes mous comme les tomates ou les kiwis, un couteau dentelé fera l'affaire. (Pour plus d'informations sur ces différents couteaux, référez-vous à la section en amont dans ce chapitre.)

Vous pouvez réduire votre temps de préparation des repas en préparant à l'avance vos fruits et légumes. Prenez une demi-heure en revenant de vos courses pour les laver et les couper. Conditionnez ensuite ces morceaux de fruits et légumes dans des boîtes sous vide au réfrigérateur.

Essayez d'optimiser votre préparation de fruits et légumes frais. Ainsi, lorsque vous émincez des oignons, par exemple, stockez le surplus dans des sacs en plastique pour congélation. Vous pouvez faire la même chose avec les fruits. Coupez des pêches et des fraises, congelez-les et utilisez-les plus tard pour faire un smoothie, un dessert, ou tout simplement pour agrémenter un yaourt nature.

Cuisiner plus pour plus tard

Cuisiner en grande quantité est une bonne manière d'optimiser le temps passé en cuisine. Il s'agit de doubler ou de tripler les proportions indiquées dans une recette en vue d'en mettre une partie de côté pour la consommer plus tard. Avec ce petit effort supplémentaire, vous pouvez disposer de suffisamment de nourriture pour deux ou trois repas alors que cela vous a demandé le temps de préparation d'un seul.

Cuisiner en grande quantité fonctionne particulièrement bien pour les plats que l'on peut conserver plusieurs jours au réfrigérateur ou plusieurs semaines au congélateur. Par exemple, vous pouvez servir un chili à dîner un soir, conserver le reste au réfrigérateur et en manger au déjeuner dans les jours qui suivent. De même, vous pouvez congeler des lasagnes et les réchauffer un autre jour pour un repas sur le pouce.

Certaines salades se conservent très bien plusieurs jours au réfrigérateur. C'est le cas notamment des salades de pâtes, de haricots rouges ou de légumes marinés.

Découvrir les trucs pour cuisiner le tofu et le tempeh

On parle souvent du tofu et du tempeh comme s'ils étaient interchangeables. Mais leur apparence, leur goût et leurs usages dans les recettes sont très différents.

Le tempeh et le tofu sont souvent perçus comme des produits typiquement végétariens. Mais, contrairement aux idées reçues, tous les végétariens ne mangent pas du tofu à tous les repas et la plupart n'ont jamais entendu parler du tempeh. Il n'est pas nécessaire de manger du tofu et du tempeh pour être un végétarien à part entière, mais ces produits peuvent vous permettre de cuisiner des plats délicieux et nutritifs.

ASTUCE

Voici quelques astuces pour tirer au mieux parti de ces ingrédients :

- Si vous utilisez le tofu pour remplacer la viande, vous pouvez le couper en cubes et le faire sauter (le tofu extra-ferme est idéal pour cela). Vous pouvez aussi le laisser mariner avant de le couper en morceaux. Si vous congelez du tofu et le faites dégeler, il prendra une texture caoutchouteuse proche de celle de la viande.
- Vous pouvez utiliser du tofu pour réaliser une soupe crémeuse sans produits laitiers. Il suffit de mixer le tofu avec votre bouillon de légumes.
- Le tempeh se cuisine généralement comme la viande. On peut aussi bien le cuire au four qu'au barbecue ou le faire revenir à la poêle. Vous pouvez préparer des morceaux de tempeh et de légumes aussi bien pour un kebab maison que pour un ragoût végétarien ou un sauté.

Chapitre 12

Les astuces culinaires pour passer le cap

Dans ce chapitre :

- Adapter les recettes traditionnelles
- Remplacer la viande par un autre ingrédient
- Découvrir les alternatives aux œufs et aux produits laitiers

Parfois, la seule différence entre un plat classique et sa version végétarienne tient à un seul ingrédient. Ces petites variantes peuvent être stimulantes pour votre créativité. Quoi de plus amusant pour remettre au goût du jour une vieille recette familiale que de la décliner en mode végétarien ?

Vous serez surpris de voir à quel point il est simple de remplacer tel ou tel ingrédient par une alternative végétale. Et, dans bien des cas, la plupart des gens n'y verront que du feu.

Dans ce chapitre, vous découvrirez comment cuisiner vos plats préférés en substituant la viande, mais aussi les œufs et les produits laitiers, par d'autres produits d'origine non animale. Même si vous êtes végétarien et consommez des œufs et des produits laitiers, ces astuces pourront vous être utiles pour réduire votre consommation de graisses saturées.

Revisiter les recettes traditionnelles

Certaines recettes – à commencer par les grands classiques des repas du dimanche – peuvent sembler impossibles à cuisiner sans viande, sans œufs, sans lait ou sans beurre (selon votre degré d'exclusion des produits d'origine animale).

Vous allez pourtant être vite surpris de découvrir à quel point il est facile de s'en passer : dans la plupart des recettes de gâteaux, par exemple, un œuf peut très bien être remplacé… par une simple banane écrasée.

Non, cuisiner végétarien n'a rien de sorcier et jeter toutes les vieilles recettes de votre grand-mère n'est pas forcément nécessaire. La clé pour revisiter les grands classiques ? Un zeste d'imagination, une pincée de créativité et, bien sûr, les quelques astuces que vous trouverez dans cette section.

Vous découvrirez ainsi quelques trucs pour remplacer la viande dans votre assiette. Si vous voulez aller plus loin et lever le pied sur les œufs et les produits laitiers, ce ne sont pas non plus les exemples qui manquent.

Lorsque, pour une recette, vous prévoyez de remplacer les ingrédients d'origine animale, essayez d'anticiper le résultat. Et attendez-vous à ce que le plat final n'ait pas tout à fait les mêmes caractéristiques que le plat « original » à base de produits d'origine animale.

Le mieux pour commencer est de s'entraîner avec des plats et des recettes que vous connaissez bien. Si vous voulez toutefois vous aventurer d'emblée dans des préparations culinaires inédites, attendez-vous à recommencer plusieurs fois avant d'obtenir un résultat concluant. Si vous n'utilisez pas un livre de recettes végétariennes, avec des plats qui ont déjà été testés, il vous faudra forcément tâtonner avant de découvrir l'ingrédient et la quantité qui conviennent le mieux.

Dans bien des cas, plusieurs aliments d'origine végétale sont à même de remplacer un produit d'origine animale. Faites des essais pour trouver celui qui donne le meilleur résultat.

Lorsque vous modifiez une recette, annotez-la au stylo pour vous souvenir des ingrédients alternatifs que vous avez utilisés et de leur quantité. Après avoir goûté le plat, ajoutez dans la marge vos suggestions pour ajuster ou améliorer encore votre recette la prochaine fois. Et ainsi de suite chaque fois, jusqu'à ce que votre satisfaction soit totale.

Explorer les alternatives à la viande

Si, dans votre famille, la viande était de tous les repas, et toujours au cœur de l'assiette, devenir végétarien peut vous sembler particulièrement difficile. Rassurez-vous : le vide laissé par l'absence de viande est facile à combler et, non, vous n'êtes pas condamné à manger exclusivement de la laitue jusqu'à la fin de vos jours.

Vous l'avez forcément déjà remarqué, certains plats végétariens sont issus de recettes originales ne prévoyant pas de viande dès le départ. C'est le cas de la ratatouille et des falafels notamment. Pour ce genre de recettes, il est inutile de chercher à introduire un substitut de viande qui bouleverserait l'équilibre du plat.

D'autres plats ont, en revanche, été conçus en faisant une place à la viande. Ne pas la remplacer par un substitut donnerait vraiment l'impression qu'il manque quelque chose à la recette. Imaginez un peu un veggie burger sans steak végétal ou des lasagnes végétariennes sans garniture !

Certains produits à base de viande – comme les saucisses, le bacon ou la charcuterie – sont, en soi, des traditions culinaires. Eh bien, croyez-le ou non, mais il est possible de leur trouver des substituts végétariens et même végans : c'est ce qu'on appelle les simili-carnés.

Ainsi, quelle que soit la recette, il y a toujours plusieurs options pour remplacer la viande. En voici quelques-unes :

Chorizo, steak, escalope et rôti à base de viande végétale. Ils ont la texture, la couleur et la saveur de la viande… mais ne contiennent pas une once de chair animale, ni même parfois de produit d'origine animale. Du hot-dog aux brochettes de barbecue, l'offre de produits simili-carnés est d'une richesse étonnante. La principale difficulté est celle de l'approvisionnement : ces substituts de viande à base de tofu et autres protéines végétales sont encore rares en France, y compris dans les enseignes bio ou diététiques. Mais vous trouverez votre bonheur sur les sites végans de vente en ligne tels que `www.unmondevegan.com`

- **Le tofu.** Cet aliment doux et crémeux a la particularité d'avoir un goût et une odeur assez neutres. En fait, le tofu s'imprègne des épices, des herbes et des légumes avec lesquels il est cuisiné. Mariné, ou cuit au four ou à la poêle, le tofu est un ingrédient de choix pour remplacer la viande.

  ASTUCE

  Émietté dans des plats tels que les lasagnes ou les spaghettis « bolognaise », le tofu imite parfaitement la viande hachée. Vous pouvez le brunir légèrement en le faisant revenir à la poêle ou le mélanger directement à votre sauce en train de chauffer. Vos invités n'y verront que du feu.

- **Le tempeh.** Moins connu que le tofu, ce produit joue pourtant clairement dans la même catégorie et les deux ingrédients sont interchangeables dans bien des recettes. Cependant, contrairement au tofu, le tempeh a été fermenté, ce qui lui donne un petit goût intéressant de noix et de champignons.

- **Les protéines végétales texturées (PVT).** Issues la plupart du temps du soja (mais on peut trouver des PVT de blé ou d'avoine), ces protéines se présentent sous la forme de flocons ou de morceaux plus ou moins gros. Les PVT sont idéales pour remplacer la viande dans les recettes traditionnelles à base de chair animale. Trouver des PVT au supermarché du coin est hautement improbable et cela peut être difficile dans les magasins spécialisés, le mieux est donc de se tourner vers les sites végans de vente en ligne.

- **Le boulgour.** Ces grains de blé précuits, séchés et concassés ont un léger goût de noisette. Le boulgour peut facilement faire office de substitut de viande dans tous les plats à base de viande hachée puisqu'il en a l'apparence et la texture caoutchouteuse. Une poignée de boulgour dans un plat peut aussi permettre d'absorber l'excédent de liquide ou de sauce.

Bouillon, gélatine : les options végétariennes

Le diable se cache parfois dans les détails. Autrement dit : même en petite quantité, les pires produits d'origine animale peuvent être trouvés dans des produits courants en cuisine. Mais, là encore, les alternatives existent.

Tous les cuisiniers le savent : un bon bouillon est la base de nombreuses recettes de soupes. Mais la plupart des bouillons en cube que l'on trouve dans la grande distribution contiennent du bœuf ou du poulet même si ce n'est pas mis en avant sur l'emballage, il est donc préférable de se tourner vers les marques diététiques proposant des bouillons de légumes 100 % végétaux.

ASTUCE

Bouillon maison

Vous pouvez facilement préparer votre propre bouillon. Pour cela, pas besoin de recette. Conservez simplement au congélateur dans une boîte sous vide vos restes de légumes (carottes, oignons, poivrons…). Lorsque vous en avez une quantité suffisante, laissez mijoter le tout dans une casserole d'eau pendant au moins 1 heure. Salez et poivrez à votre goût, puis filtrez. Une fois le bouillon à température ambiante, versez-le dans un bac à glaçons. Vous aurez ainsi à votre disposition des cubes de bouillons maison.

Vous vous rappelez des rumeurs dans les cours de récréation sur certains bonbons gélatineux ? Eh bien, tout était vrai : la gélatine traditionnelle est faite à partir de peaux et d'os d'animaux. Impossible d'en consommer, donc, pour tout végétarien qui se respecte. Ce n'est pas un problème : on trouve désormais – et parfois même dans la grande distribution – des gélatines végétales, souvent à base d'algues rouges comme l'agar-agar. Ces gélatines végétales s'utilisent de la même manière que la gélatine classique.

ATTENTION !

Il faut cependant savoir que la gélatine végétale a tendance à prendre immédiatement, il peut donc être préférable d'inverser les ingrédients de la recette pour la mettre en dernier. De même, la gélatine végétale se dilue mieux dans le froid. Bref, si vous remplacez de la gélatine traditionnelle par de la gélatine végétale, un essai est à prévoir. À moins de piocher directement dans les nombreuses recettes listant l'agar-agar parmi les ingrédients.

Remplacer les œufs

Combien de fois vous est-il arrivé de vouloir faire un gâteau ou une quiche avant de réaliser qu'il vous manquait un ingrédient essentiel – comme des œufs ?

Tout cela parce que vous ne saviez pas encore que les œufs ne sont pas indispensables. Il existe de nombreux ingrédients à même de les remplacer dans la plupart des recettes. Voilà qui devrait vous éviter de vous précipiter à l'épicerie du coin à la dernière minute chaque fois que vous voulez faire un cake.

Les œufs jouent plusieurs rôles dans les recettes : ils lient les différents ingrédients entre eux, modifient la texture de la préparation et changent également sa couleur (comme pour le pain perdu ou la génoise). Ainsi, le choix de votre substitut d'œufs va dépendre de l'habilité de ce dernier à remplir la fonction voulue. Dans certaines recettes, le rôle de l'œuf est si insignifiant que l'on peut tout simplement se passer d'un quelconque substitut, et ce sans que personne ne s'en aperçoive.

Pour les autres recettes, vous découvrirez dans cette section tous les ingrédients qui peuvent remplacer les œufs.

Faire des gâteaux sans œufs

En pâtisserie, les œufs sont souvent utilisés pour gagner en légèreté, pour faire lever la pâte ou pour lier la mixture. Dans certaines recettes, les œufs sont battus ou montés en neige, ce qui permet de rendre le mélange plus aérien et moins dense.

Le type de pâtisserie ou de gâteaux – cakes salés compris – que vous souhaitez réaliser déterminera si vous pouvez vous passer complètement d'œufs ou si vous devez remplacer ceux-ci par d'autres ingrédients pour assurer telle ou telle fonction dans la recette.

Le nombre d'œufs indiqué dans la recette peut être un bon indicateur sur leur rôle et la possibilité de les remplacer ou non. Par exemple, lorsque la recette originale n'indique qu'un ou deux œufs dans les ingrédients, c'est souvent le signe que ceux-ci ne sont pas indispensables et qu'il n'est pas nécessaire de les remplacer. C'est notamment vrai pour tout ce qui a un rendu relativement plat – comme les crêpes ou même les cookies. Pour les recettes qui demandent davantage d'œufs, en revanche, il est probable que ceux-ci jouent un vrai rôle de « levain » ou de liant, et si vous ne les remplacez pas, votre recette pourrait mal tourner.

Si vous écartez les œufs d'une recette et que vous décidez de ne pas les remplacer, ajoutez tout de même, pour chaque œuf indiqué, une cuillerée à soupe ou deux de liquide supplémentaire – que ce soit du lait de soja, du jus de fruits ou simplement de l'eau. Cette astuce évitera à votre préparation d'être trop sèche par rapport à la version originale.

Dans les pâtisseries et les gâteaux légers, il s'agit de remplacer les œufs par un ingrédient qui fera un peu gonfler la texture. Voici, alors, par quoi remplacer un œuf entier dans une recette :

- **1/2 banane mûre écrasée.** Cette astuce fonctionne bien dans les recettes qui s'accommodent du goût de la banane, comme les gâteaux, les crêpes, les pains maison sucrés.
- **4 cuillerées à soupe de tofu mélangées aux ingrédients liquides de la recette.** Le tofu soyeux est particulièrement adéquat pour cet usage.
- **1/2 cuillerée à café de substitut d'œuf (végan).** Vous en trouverez dans les magasins bio et diététiques les plus pointus ou sur les sites de vente en ligne végétaliens. Ce produit à base d'amidon de pomme de terre et de farine remplace à merveille les œufs dans toutes les recettes.
- **4 cuillerées à soupe de compote de pommes, de poires, d'abricots, de pêches…** Même sans sucres ajoutés, ces purées de fruits apporteront forcément une note sucrée à votre préparation. N'hésitez pas, du coup, à diminuer significativement la dose de sucre indiquée dans la recette originale. Ajouter 1/2 cuillerée à café de levure à la recette peut être une bonne idée : en effet, remplacer les œufs par de la compote peut rendre votre préparation un peu plus dense que ce qui est prévu par la recette originale.
- **1 cuillerée à soupe bombée de farine de soja ou de haricots blancs mélangée à la même quantité d'eau.** Cette association permettra d'épaissir et de faire lever votre préparation.
- **2 cuillerées à soupe de fécule de maïs battues à la fourchette avec 2 cuillerées à soupe d'eau.** Ce mélange-là permet également d'épaissir et de faire lever.
- **1 cuillerée à soupe de graines de lin mixées finement et battues au fouet avec 4 cuillerées à soupe d'eau.** Cette mixture aidera aussi à épaissir et à faire lever votre préparation.

En pâtisserie, on fait souvent dorer les gâteaux en les badigeonnant avec un peu de jaune d'œuf. Vous pouvez obtenir le même résultat avec du lait végétal : avant cuisson, badigeonnez-en votre gâteau avant de le recouvrir de papier sulfurisé. À la sortie du four, un peu de compote de fruits donnera un supplément de lustre à votre pâtisserie.

Mettre du liant dans vos préparations sans utiliser d'œufs

Certaines recettes, comme les galettes et les steaks végétariens, les gratins, les pains de légumes et de lentilles nécessitent un aliment à même de lier entre eux tous les ingrédients. Dans les plats non végétariens – des pains de viande aux gratins en passant par les boulettes de viande –, ce sont les œufs qui font office de liant. Il existe toutefois toutes sortes d'alternatives si vous souhaitez vous passer d'œufs.

Certaines recettes de gratins ou de pains de légumes ne requièrent pas d'ajout de liquide lorsque l'on supprime ou que l'on remplace les œufs. Dans ces cas-là, ce n'est qu'en testant que vous pourrez déterminer si le plat est trop sec ou non et s'il y a besoin de liquide supplémentaire pour compenser l'absence d'œufs.

Dans la liste de substituts suivants, ce n'est qu'à l'usage que vous parviendrez à établir la quantité précise de chaque ingrédient à utiliser pour telle ou telle recette. Pour la plupart des recettes, 2 à 3 cuillerées à soupe des aliments suivants – ou d'une combinaison de ceux-ci – constituent un bon point de départ pour remplacer un œuf entier. Si la recette originale indique deux œufs, partez sur 4 à 6 cuillerées à soupe.

Voici les aliments que vous pouvez utiliser pour remplacer les œufs lorsque ceux-ci font office de liant :

- chapelure,
- concentré de tomate,
- farine de blé complet, d'avoine ou de haricots blancs,
- fécule de maïs,
- fécule d'amarante,
- fécule de pommes de terre,
- flocons d'avoine à cuisson rapide en bouillie ou gruau d'avoine cuit,
- pommes de terre ou patates douces écrasées, ou flocons de pommes de terre.

Toutes ces alternatives fonctionnent parfaitement et acheter un produit en poudre tout préparé n'a rien d'indispensable. Mais les paquets de substitut d'œuf que l'on peut commander en ligne ont aussi leurs avantages. Leur utilisation est simple : un peu d'eau, un peu de poudre, et le tour est joué. Un paquet permet de remplacer une centaine d'œufs et peut se conserver pendant des mois. Autant dire qu'en avoir sous la main dans sa cuisine peut être judicieux.

ASTUCE

Si vous avez recours à des substituts secs – comme la fécule de maïs –, il est souvent préférable de les mélanger au préalable avec un peu de liquide avant de les incorporer au reste de la préparation.

Tous les ingrédients destinés à remplacer les œufs n'ont pas un goût neutre et leur saveur pourra être perceptible une fois le plat préparé. C'est une donnée à prendre à compte lorsque vous cuisinez. Par exemple, si vous ajoutez de la patate douce à un steak végétal en vue de faire un veggie burger, il sera possible de discerner le goût de la patate douce tandis que ce sera plus difficile dans un gratin de légumes. Cela dit, le supplément de saveur apporté par certains ingrédients peut être une excellente surprise.

ASTUCE

Imiter les œufs (durs, en omelette, en neige, brouillés…)

Se passer d'œufs pour faire des crêpes ou un gâteau est déjà difficile à imaginer pour beaucoup de gens, mais dites que vous savez faire une omelette, des œufs brouillés ou des œufs en neige sans casser d'œufs et l'on vous prendra définitivement pour un fou. Il est pourtant possible d'imiter à la perfection ces recettes.

- **Du tofu ferme en guise d'œuf dur.** Pour agrémenter une salade ou la garniture d'un sandwich, quelques morceaux de tofu ferme émiettés et accompagnés de mayonnaise de soja feront parfaitement l'affaire.
- **Une omelette à base de farine.** Un mélange d'eau et de farine de pois chiches (environ 120 g de farine pour 30 cl d'eau) imite très bien la consistance de l'omelette. Pour que le résultat ne soit pas fade, ajoutez à cette base tous les ingrédients de votre choix (dés de tofu, tomates, poivrons, fines herbes…) et versez le tout dans une poêle huilée bien chaude. Vous verrez, votre omelette végétale aura vraiment l'air d'une omelette !
- **Des œufs en neige avec des noix de cajou.** Même pour réaliser une texture légère et mousseuse, les blancs en neige ne sont pas impératifs : en mixant 125 grammes de noix de cajou détrempées avec 1 bon litre de lait de coco ou d'amande, vous obtiendrez une consistance ressemblant à celle de blancs montés en neige.
- **Des œufs brouillés grâce au tofu.** Vedettes des petits déjeuners britanniques, les œufs brouillés peuvent être imités avec du tofu ferme émietté. Après avoir écrasé votre tofu à la fourchette, faites-le revenir avec un peu d'huile d'olive dans une poêle bien chaude. N'hésitez pas à agrémenter à votre convenance votre préparation avec, par exemple, des oignons, de l'ail, des épices ou encore des fines herbes.

Substituer les produits laitiers

Se passer des laitages en cuisine est à la portée de tous. Lait, yaourts, crème fraîche, beurre et fromage ont tous leurs équivalents végétaux. Même si vous n'êtes pas végétalien, ces substituts peuvent être intéressants à découvrir pour enrichir votre palette gastronomique.

Les laits végétaux à la place du lait de vache

Moins difficiles à digérer que le lait de vache, les laits végétaux ont des saveurs différentes selon leur ingrédient de base. Ainsi, si le lait d'avoine a un goût assez neutre et peu sucré, ce n'est pas le cas du lait d'amande, que l'on évitera donc d'utiliser pour une préparation salée. Comme le lait d'amande, la saveur douceâtre des laits de riz et de noisette est idéale pour les desserts et les smoothies.

Mais comment évoquer les laits végétaux sans évoquer le plus connu d'entre eux pour les végétariens : le lait de soja ? S'il n'est pas aromatisé, il remplacera parfaitement le lait de vache dans tous les plats salés (purées, soupes…). Le lait de soja à la vanille est devenu un classique des rayons de supermarchés. Il accompagne délicieusement le bol de céréales du petit déjeuner et fait des merveilles dans les recettes sucrées. On peut aussi le boire en tant que tel ou en mode smoothie.

ASTUCE

Une tasse de lait végétal équivaut à une tasse de lait de vache, il n'y a pas d'équivalence à faire en termes de quantité dans les recettes. Les laits végétaux peuvent être chauffés, mais évitez de les porter à ébullition. Dans la mesure du possible, il est préférable de les consommer chauds plutôt que brûlants.

ATTENTION !

Les laits végétaux ne sont pas adaptés à l'alimentation des nourrissons. Les substituer aux laits pour bébés classiques peut entraîner de graves carences. Consultez le chapitre 21 pour plus d'informations sur l'alimentation des nouveau-nés et des enfants.

Vive les yaourts végétaux et la crème de soja !

La crème de soja et les yaourts au soja s'utilisent exactement comme la crème fraîche et les yaourts à base de lait de vache. Désormais très répandus dans la grande distribution, les yaourts végétaux se déclinent souvent en différents parfums. La crème de soja, très pratique pour les sauces, s'utilise aussi dans les quiches, les gratins, les gâteaux… Elle peut, en revanche, être plus difficile à apprivoiser pour réaliser des sauces chaudes : le feu doux est alors de rigueur.

Les fromages végétaux sont dans la place

Comme les fromages classiques, les fromages végétaux doivent être consommés avec modération du fait de leur teneur en gras – fût-il végétal.

Bien sûr, de nombreux fromages forts en goût n'ont pas leurs équivalents végétaux. D'ailleurs, les fromages végétaux se dégustent rarement en tant que tels. En revanche, dans un plat où le fromage n'est pas l'ingrédient central – comme un gratin –, les fromages végétaux tirent leur épingle du jeu.

ASTUCE

Ricotta et parmesan maison

Vous pouvez fabriquer vous-même votre ricotta en écrasant du tofu nappé de quelques cuillerées à café de jus de citron. Ce « fromage » maison vous permettra de garnir vos lasagnes, cannellonis, feuilletés et bien d'autres recettes. Vous pouvez aussi faire du parmesan végétal en mixant levure maltée, amandes légèrement torréfiées (ou noix de cajou, graines de sésame) et sel. En revanche, *a contrario* du « vrai » parmesan, celui-là ne se cuit pas : on le saupoudre sur les pâtes, le gratin ou les pommes de terre après la sortie du four.

Il n'y a pas que le beurre dans la vie

Le premier substitut de beurre qui vient à l'esprit est la margarine. Mais si on fait le choix d'une alimentation végétalienne, il faut savoir que la margarine traditionnelle, si elle est surtout composée d'eau et d'huile végétale, contient tout de même un peu de laitage. Proposée elle aussi sous forme solide, la margarine de soja est une option.

Les huiles végétales remplacent très bien le beurre dans la plupart des recettes. Optez pour une huile vierge de première pression à froid. Chaque huile végétale a sa saveur et ses propriétés particulières. Certaines huiles, comme l'huile de noix, ne se cuisent pas. L'huile d'olive et l'huile de colza sont des basiques dans une cuisine : elles se conservent bien et peuvent tout faire (cuire et assaisonner). Elles se complètent idéalement : la saveur méditerranéenne de l'huile d'olive peut parfumer certains plats quand le goût neutre de l'huile de colza passera idéalement inaperçu dans les gâteaux et les plats sucrés par exemple.

On y pense trop rarement, mais les purées d'oléagineux (amandes, noisettes, sésame…) peuvent aussi avantageusement remplacer le beurre tant sur les tartines du petit déjeuner ou du goûter qu'en cuisine (pour une sauce au sésame, par exemple dans une salade ou un plat chaud). Ces purées d'oléagineux sont généralement coûteuses, mais elles se conservent longtemps.

ASTUCE

Pour les tartinades ou les sandwichs, un avocat écrasé peut parfaitement, grâce à sa texture grasse, jouer le rôle du beurre. C'est aussi le cas, pour une déclinaison sucrée, de la banane écrasée, éventuellement mélangée à un peu d'huile de colza.

Savoir choisir ses livres de cuisine

Même s'il n'est pas difficile de modifier les recettes non végétariennes en enlevant les ingrédients d'origine animale, avoir sous la main quelques livres de cuisine végétarienne peut être utile.

Ces livres peuvent vous aider, car ils fournissent des instructions explicites et détaillées pour la préparation de recettes que vous ne connaissez peut-être pas. Ils peuvent aussi servir de point de départ : vous vous inspirez du début d'une recette du livre avant de la modifier pour en faire un plat bien à vous.

Certains aiment aussi tout simplement feuilleter ce genre d'ouvrages pour glaner quelques idées. Si vous êtes en panne d'inspiration, ouvrir un livre de recettes peut être un bon moyen de se souvenir des plats que vous n'avez pas cuisinés depuis un bout de temps.

Il existe de nombreux livres de cuisine végétarienne pour faire des veggie burgers, par exemple, des pâtisseries véganes ou encore pour cuisiner indien. Même si vous possédez déjà de nombreux livres de recettes, il est assez classique d'en préférer un ou deux particulièrement et d'y revenir encore et encore. Certains livres ne vous serviront peut-être que pour une ou deux recettes, mais vous ne vous en rendrez compte qu'à l'usage, pas à l'achat.

À RETENIR

Lorsque vous achetez un livre de cuisine végétarienne, soyez attentif à la complexité des recettes ainsi qu'au nombre et au type d'ingrédients nécessaires. Les ouvrages les plus pratiques pour la cuisine de tous les jours sont ceux qui contiennent les recettes les plus simples, celles qui ne nécessitent ni équipement ultra-sophistiqué, ni technique de cuisine trop élaborée. La liste des ingrédients devrait être courte et dépourvue de trop d'aliments exotiques difficiles à trouver ou trop chers.

Pour la cuisine quotidienne, vous devriez, de toute façon, très vite apprendre à vous passer d'un livre de cuisine. En gagnant en confiance, vous parviendrez à marier, sans même les doser, tous les ingrédients qui vous plaisent. C'est cela, la liberté de cuisiner !

À RETENIR

Seule la pâtisserie ne souffre pas l'à-peu-près. En la matière, si vous voulez éviter toute mauvaise surprise, mieux vaut respecter scrupuleusement les proportions indiquées. En revanche, pour toutes les autres recettes – de la salade de fruits aux lasagnes végétariennes –, mettre un peu plus de ci et un peu moins de ça ne constitue pas une prise de risque majeure.

Quatrième partie

Recettes végétariennes

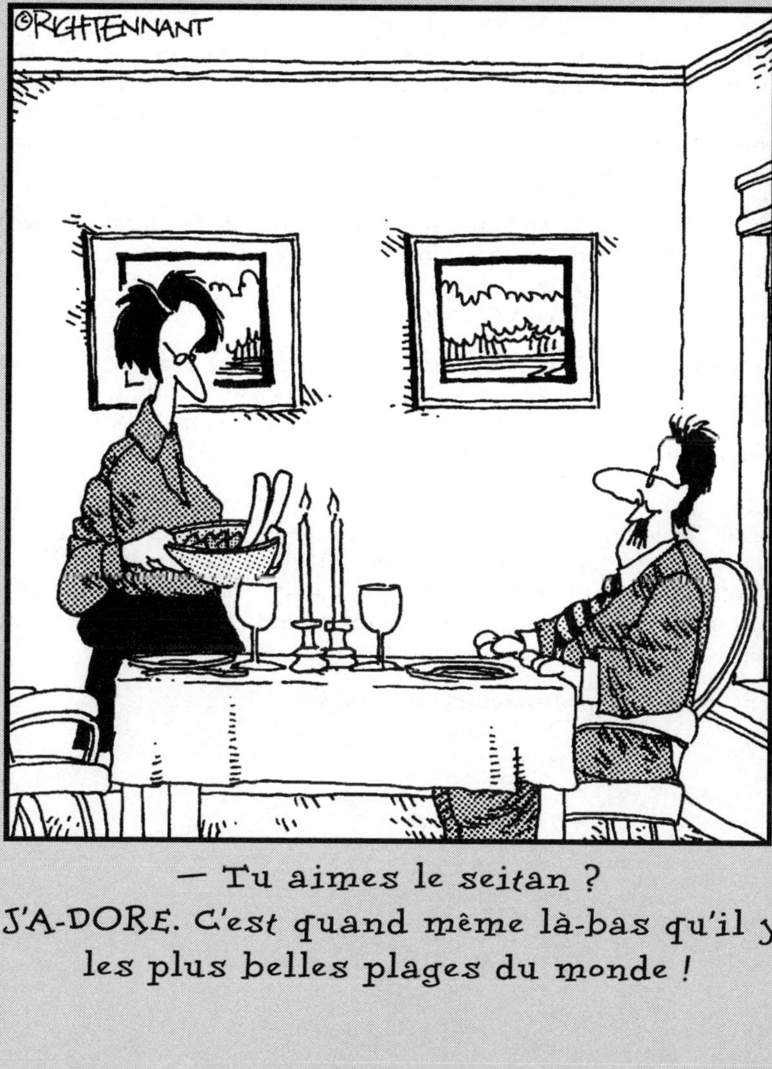

— Tu aimes le seitan ?
— J'A-DORE. C'est quand même là-bas qu'il y a les plus belles plages du monde !

Dans cette partie…

Votre tête et votre cuisine sont prêtes : c'est le moment de passer à la pratique ! Vous trouverez, dans cette partie, des recettes végétariennes pour tous les jours et pour toutes les occasions. Certaines – qui sait ? – deviendront peut-être des classiques à votre table tandis que d'autres vous inspireront des associations auxquelles vous n'aviez pas encore pensé.

Pas de liste d'ingrédients à rallonge, ni d'instructions de préparation compliquées pour ces recettes : eh oui, préparer des repas végétariens peut être simple et rapide. Si vous n'êtes pas un habitué des fourneaux, rassurez-vous : aucune de ces recettes ne requiert de talents culinaires exceptionnels.

La plupart de ces recettes peuvent être adaptées à votre convenance. Certaines sont véganes, mais toutes peuvent facilement être revues en ajoutant, ou au contraire en supprimant, des produits d'origine animale (comme le beurre, le lait, les œufs…) en vous appuyant sur le chapitre 12 de ce guide, notamment.

Ces recettes sont désormais les vôtres. Aussi, lorsque vous en testez une, pensez à vous munir d'un stylo pour noter dans la marge ce qui vous a plu et moins plu ou les idées de variantes que vous avez imaginé pour une prochaine fois. Si une modification dans telle ou telle recette vous satisfait, prenez bien note de ce que vous avez changé, comme la quantité des ingrédients que vous avez ajoutés (ou supprimés), cela vous sera utile pour la prochaine fois.

En tout cas, n'oubliez pas l'essentiel : faites-vous plaisir !

Chapitre 13

Au-delà des tartines : réveiller son petit déjeuner

Dans ce chapitre :

- Faire de la place aux fruits dès le réveil
- Remplacer les œufs par du tofu
- Remettre ses classiques au goût du jour

Recettes dans ce chapitre

- Smoothie aux fruits rouges
- Compote de pommes à la cardamome
- Tofu brouillé
- Omelette de tofu
- Les crêpes de maman
- Porridge fruité
- Pain perdu végan
- Granola aux amandes et aux graines de sésame

Deux tartines de confiture et un verre de jus d'orange. Pour bien des gens, voilà à quoi ressemble invariablement le petit déjeuner tout au long de l'année. Si cette routine vous convient, tant mieux. Mais si vous avez envie d'explorer d'autres options saines et nutritives pour bien commencer la journée sans pour autant passer des heures en cuisine, ce chapitre est celui qu'il vous faut.

Si vous vous intéressez, même de loin, à la nutrition, l'importance du petit déjeuner n'a pas pu vous échapper : le premier repas de la journée est celui qui vous fournit l'énergie pour partir du bon pied et donner le meilleur de vous-même.

Parmi les options végétariennes sans prise de tête, il y a, bien sûr, le bol de céréales avec un peu de lait, les fruits, le yaourt et les incontournables tartines de confiture. Mais si vous disposez d'un petit peu de temps le matin, préparer quelque chose d'un peu plus consistant peut être amusant. Et puis, la plupart des grands classiques du petit déjeuner, comme les plats aux œufs, peuvent être préparés de mille façons, c'est-à-dire avec autant, ou aussi peu, de produits d'origine animale que vous souhaitez.

Commencer la journée en mode fruité

Rien de tel qu'un smoothie ou une compote maison à base de fruits frais pour faire le plein de vitamines dès le début de la journée ! En plus d'être saines et peu caloriques, ces options sont on ne peut plus simples à préparer… et à décliner comme bon vous semble !

Smoothie aux fruits rouges

Contrairement à son cousin le milk-shake, le smoothie – qui signifie « lisse », en anglais – est, avant tout, à base de fruits frais. *A contrario* du milk-shake, le lait ne fait donc pas systématiquement partie des ingrédients. La couleur pourpre de ce smoothie est à elle seule la promesse d'une matinée dans la bonne humeur. Pensez à le servir dans un verre transparent pour bien profiter de ses belles couleurs.

Quantité : pour 1 grand smoothie (ou 2 petits)

Temps de préparation : 5 min

250 ml de lait de soja à la vanille

1/2 banane bien mûre

250 g d'un mélange de fruits rouges surgelés (fraises, framboises, mûres, myrtilles…)

1 cuil. à café de sucre roux

1. Placez tous les ingrédients dans un mixeur.
2. Mixez le tout à la vitesse maximum pendant 1 minute jusqu'à ce que le mélange soit lisse. Raclez les bords du mixeur avec une spatule pour pousser les éventuels ingrédients encore solides au fond. Mixez à nouveau une vingtaine de secondes.
3. Versez le tout dans un grand verre (ou deux petits verres) et dégustez immédiatement, à l'aide d'une paille si vous le souhaitez.

ASTUCE

Les smoothies sont une manière idéale de consommer vos fruits un peu trop mûrs. En été, il y a toujours l'embarras du choix, et quelques feuilles de menthe peuvent faire la différence. En hiver, une poire ou une pomme avec le jus d'une orange peut être une bonne base à agrémenter de gingembre ou de quelques pruneaux. Dans tous les cas, lorsque vous utilisez des fruits frais, ajoutez deux ou trois glaçons à votre mélange au moment de mixer. Pour le reste, laissez libre cours à vos envies !

Compote de pommes à la cardamome

La compote de pommes est une valeur sûre pour réveiller en douceur son organisme. La compote peut être préparée la veille et se conserve plusieurs jours au réfrigérateur.

Quantité : pour 4 portions

Temps de préparation : 10 min

Temps de cuisson : 10 min

400 g de pommes

le jus de 1/2 citron

1 cuil. à soupe de sucre roux

1 cuil. à café rase de cardamome

1. Épluchez les pommes et coupez-les grossièrement.
2. Pressez le demi-citron et versez le jus sur les pommes.
3. Versez 2 grands verres d'eau dans une casserole. Ajoutez-y les pommes. Couvrez et faites chauffer à feu moyen en mélangeant régulièrement.
4. Lorsque les pommes se délitent, ajoutez le sucre roux et la cardamome en faisant cuire à feu doux.

Variante ! À la place de la cardamome, vous pouvez mettre de la cannelle (1 cuillerée à café rase) ou du gingembre frais haché finement.

En parlant de petit déjeuner fruité…

Si vous êtes à la recherche d'une recette gourmande, saine et riche en fruits pour démarrer la journée, le « miam ô fruits » mis au point par la diététicienne France Guillain est incontournable. Recommandé par de nombreux naturopathes et, dit-on, adopté par Zinedine Zidane, le « miam ô fruits » se compose d'un mélange de plusieurs ingrédients : 1/2 banane écrasée, 2 cuil. à soupe d'huile de colza, 1 cuil. à soupe de graines de lin et de sésame broyées finement, 1 cuil. à soupe de noix (amandes, noisettes…), 1/2 citron pressé et trois sortes de fruits de saison coupés en morceaux. Le mieux, si vous voulez connaître tous les secrets et les bienfaits de cette recette étonnante est de vous reporter au livre *La Méthode France Guillain* (éditions du Rocher, 2009).

Remplacer les œufs par du tofu

Les œufs sont un classique du petit déjeuner, particulièrement dans les pays anglo-saxons ou quand on a tendance à vivre « à l'international ». Si vous n'êtes pas familier avec l'utilisation du tofu, vous serez peut-être surpris d'apprendre que celui-ci peut les remplacer à merveille dans certaines recettes. Si le tofu constitue un substitut d'œuf idéal dans bien des cas, ne demandez pas l'impossible non plus : ne vous attendez pas, par exemple, à être en mesure de réaliser des simili-œufs sur le plat.

En revanche, en mélangeant du tofu avec des épices que vous ferez revenir avec des oignons et des poivrons, vous obtiendrez une succulente variante des traditionnels œufs brouillés. Servi avec des toasts, ce tofu brouillé fera un petit déjeuner original, sain et réconfortant.

Tofu brouillé

Le tofu prend le goût de ce avec quoi il est cuisiné. Ce plat a donc quasiment les mêmes saveurs que les œufs brouillés – un savoureux mélange d'oignons, de poivrons et d'épices. Servez le tofu brouillé chaud accompagné de toasts de pain complet, d'une salade verte et d'un jus de fruits. Le tofu brouillé peut aussi vous servir – froid ou chaud – à garnir un sandwich.

Quantité : pour 4 personnes

Temps de préparation : 10 min

Temps de cuisson : 10 min

680 g de tofu ferme

500 g de poivrons verts, rouges et jaunes émincés

1 oignon moyen haché

1 gousse d'ail hachée

2 cuil. à soupe d'huile d'olive

1 pincée de curcuma (pour la couleur)

1 pincée de sel et de poivre

1. Faites chauffer l'huile d'olive dans une grande poêle. À feu moyen, faites revenir l'oignon, l'ail et les poivrons, en remuant de temps en temps. Procédez ainsi durant 8 minutes environ, jusqu'à ce que l'oignon soit translucide et que les poivrons soient tendres.

2. Écrasez le tofu dans la préparation oignon-poivrons. Ajoutez le curcuma, poivrez et mélangez le tout en remuant avec une cuillère ou une spatule en bois. Faites chauffer le tout pendant environ 2 minutes tout en continuant à mélanger les ingrédients. Une fois hors du feu, salez à votre convenance.

ASTUCE

Variante ! Les légumes et les épices de la recette peuvent être déclinés selon vos goûts. Il est ainsi possible de remplacer les poivrons par des champignons. Libre à vous également d'ajouter des fines herbes ou des herbes de Provence.

Omelette de tofu

Oui, il est possible de faire une omelette sans casser des œufs ! La preuve avec cette recette à base de tofu soyeux et de farine de pois chiches à déguster telle quelle ou à agrémenter des légumes de votre choix (courgettes, champignons…). Dans ce cas, faites-les revenir avec l'oignon émincé avant d'ajouter la préparation. À déguster chaud accompagné d'une salade.

Quantité : pour 4 personnes

Temps de préparation : 10 min

Temps de cuisson : 10 min

550 g de tofu soyeux

75 g de farine de pois chiches

3 cuil. à soupe de levure de bière

2 cuil. à soupe de fécule de maïs ou de pommes de terre

1 oignon émincé

1,5 cuil. à soupe d'huile d'olive

1 pincée de curcuma (pour la couleur)

1 pincée de sel et de poivre

1. Faites chauffer l'huile d'olive dans une grande poêle. À feu moyen, faites revenir l'oignon, en remuant de temps en temps. Procédez ainsi durant 8 minutes environ.

2. Dans un saladier, mélangez le tofu soyeux, la farine de pois chiches, la levure de bière, la fécule de maïs ou de pommes de terre, la pincée de curcuma et celle de poivre. Versez cette préparation dans la poêle où vous avez cuit vos oignons. Faites chauffer le tout à feu moyen sans remuer pour que l'omelette soit bien cuite d'un côté. Lorsque la consistance est satisfaisante et que l'omelette commence à se décoller de la poêle, retournez-la à l'aide d'une spatule en bois pour faire cuire l'autre côté. Une fois hors du feu, salez à votre convenance.

ASTUCE

Variante ! Vous pouvez facilement décliner cette recette en tortilla végane. Dans ce cas, faites revenir pendant une vingtaine de minutes dans une poêle, à couvert, quelques pommes de terre coupées finement avec l'oignon et une gousse d'ail. Une fois les pommes de terre cuites mais encore fermes, incorporez-les dans le saladier avec les autres ingrédients. Faites ensuite à nouveau chauffer votre poêle avec de l'huile d'olive et versez-y l'ensemble de la préparation. Le procédé de cuisson est identique à celui de l'omelette : il faut attendre que le côté en contact avec la poêle se décolle avant de retourner la tortilla pour faire cuire l'autre côté.

Dynamiser les classiques

Les crêpes, le pain perdu, le porridge, le granola sont des petits déjeuners végétariens depuis toujours. Ce n'est pas une raison pour ne pas donner à ces incontournables un petit quelque chose en plus auquel les non-végétariens ne penseraient pas forcément !

Les végétariens qui veillent à leur santé, par exemple, préfèrent souvent les céréales complètes, aiment ajouter des noix et des fruits secs ici et là et n'hésitent pas à remplacer les produits laitiers par des alternatives végétales. Testez, goûtez et fiez-vous à vos papilles.

Les crêpes de maman

Cette recette toute simple et qui ne nécessite pas de repos est parfaite pour improviser en quelques minutes une tournée de crêpes pour le petit déjeuner. Pour une préparation plus nutritive et moins riche en graisses saturées, optez pour du lait végétal et une portion de farine de châtaignes.

Quantité : pour 4 personnes (environ 15 crêpes moyennes)

Temps de préparation : 10 min

Temps de cuisson : 1 min par crêpe

- 200 g de farine de blé (ou 150 g de farine de blé et 50 g de farine de châtaignes)
- 1/2 l de lait demi-écrémé ou de lait végétal (soja, amande ou noisette)
- 4 œufs
- 1 cuil. à soupe d'huile de colza pour la poêle

1. Versez la farine et le lait dans un saladier.
2. Incorporez les œufs. Le mélange doit être lisse et homogène.
3. Huilez généreusement une poêle et faites-la bien chauffer avant de faire la première crêpe.
4. Garnissez vos crêpes comme bon vous semble (sucre, jus de citron, purée d'amandes, chocolat fondu, confiture…).

Pour garder vos premières crêpes chaudes et tendres alors que vous préparez les suivantes, remplissez une casserole d'eau et mettez-la sur le feu. Dessus, posez une grande assiette : vous pouvez y déposer vos crêpes avant de les recouvrir d'une autre assiette en guise de couvercle.

Si vous ne venez pas à bout de toutes les crêpes le matin même, vous pouvez les conserver sans problème au réfrigérateur. Les crêpes se réchauffent très bien au micro-ondes. Voilà qui fera des heureux pour le goûter !

Porridge fruité

Cette recette ne paye pas de mine, mais l'acidité de la granny-smith lui donne quelque chose de spécial. Au-delà de la texture du porridge, préparez-vous au croquant des noisettes. Vous pouvez déguster ce porridge tel quel, mais il sera également délicieux nappé de lait de soja à la vanille.

Quantité : pour 2 personnes

Temps de préparation : 5 min

Temps de cuisson : 5 min

2 verres d'eau remplis aux trois quarts

1 verre de flocons d'avoine

1/2 pomme granny-smith pelée et coupée en petits dés

2 cuil. à soupe de noisettes hachées

1 pincée de cannelle

1 cuil. à soupe de sucre roux

1. Faites bouillir l'eau dans une casserole de taille moyenne.
2. Ajoutez les flocons d'avoine et portez à ébullition pendant 1 minute en remuant constamment.
3. Ajoutez la pomme, les noisettes et la cannelle. Laissez cuire à feu doux 2 à 3 minutes supplémentaires, le temps que la mixture soit bien chaude. La texture doit être épaisse et crémeuse.
4. Retirez du feu et versez dans des bols. Saupoudrez les deux portions de cannelle et de sucre roux.

Variante ! Vous pouvez aussi remplacer l'eau par du lait végétal (riz, amande, soja, noisette…), mais dans ce cas, n'allez pas jusqu'à l'ébullition. Si vous préférez que les morceaux de pomme soient plus tendres, incorporez-les dès la première étape dans l'eau bouillante.

Pain perdu végan

Petit déjeuner nourrissant et astucieux quand le pain a perdu sa fraîcheur, le pain perdu peut se décliner en mode végan. Dans cette recette, des bananes et du lait de soja remplacent les œufs traditionnels. Évidemment, ne vous attendez pas à ce que le résultat ressemble tout à fait – visuellement et gustativement – à la recette classique, mais il s'agit d'une adaptation intéressante d'un point de vue nutritionnel.

Quantité : pour 4 personnes

Temps de préparation : 10 min

Temps de cuisson : 5 min

8 tranches de pain complet ou multi-céréales (un peu sec de préférence)

2 grandes bananes bien mûres

250 ml de lait de soja à la vanille (ou nature)

1/2 pincée de noix de muscade

quelques gouttes d'extrait de vanille (même si vous utilisez du lait de soja vanillé)

1 cuil. à café de cannelle

sucre en poudre

fruits rouges pour la garniture (optionnel)

1. À l'aide d'un robot, mixez les bananes, le lait de soja, la muscade et la vanille. Versez la mixture dans un plat large avec un minimum de profondeur, comme un moule à gâteau ou à tarte.

2. Huilez généreusement une poêle et faites-la bien chauffer (une goutte d'eau doit frémir si elle tombe dans la poêle).

3. Trempez chaque tranche de pain dans la mixture à base de bananes et de lait de soja, puis déposez-la dans la poêle. Le premier côté du pain mettra environ 2 minutes à cuire. À l'aide d'une spatule en bois, retournez la tranche délicatement, car le pain aura tendance à coller à la poêle. Faites cuire l'autre côté de la tranche, environ 3 minutes cette fois.

4. Retirez le pain de la poêle et disposez-le dans une assiette en présentant la face la plus dorée. Saupoudrez de sucre et garnissez éventuellement de fruits rouges.

Granola aux amandes et aux graines de sésame

Cette forme de müesli composé de céréales croustillantes est devenue la star des petits déjeuners « tendance » et sains ces dernières années. Ludique à faire, le granola a l'avantage de très bien se conserver dans un bocal hermétique. Il se déguste avec du yaourt, de la compote ou un bol de lait végétal (amande, soja, riz…).

Quantité : pour 4-5 personnes ou 1 grand bocal

Temps de préparation : 20 min

Temps de cuisson : 30 min

300 g de flocons d'avoine

250 g de compote de pommes

150 g d'amandes hachées

150 g de graines de sésame

60 g de pommes séchées

4 cuil. à soupe de miel liquide

2 pincées de cannelle en poudre

2 cuil. à soupe d'huile de colza

1. Préchauffez votre four à 180 °C (th. 6).
2. Versez la compote, le miel et l'huile dans une casserole. Faites chauffer à feu doux.
3. Lorsque le contenu de la casserole est liquide, intégrez les amandes hachées, les graines de sésame et la cannelle et remuez.
4. Étalez grossièrement le mélange obtenu sur une plaque de cuisson. Enfournez pour une trentaine de minutes, en remuant de temps en temps pour éviter que cela brûle.
5. À la sortie du four, ajoutez les pommes séchées que vous aurez pris le soin de hacher finement. Remuez le tout en concassant les plus gros morceaux.
6. Conservez dans un bocal hermétique et dégustez au petit déjeuner (ou au goûter), accompagné d'un yaourt.

Variante ! Les recettes de granola peuvent facilement se décliner à l'infini, alors laissez libre cours à votre fantaisie : troquez les flocons d'avoine contre des flocons d'orge, les amandes contre des noisettes et, pourquoi pas, les fruits secs contre du chocolat noir.

Pour changer de la confiture…

Si vous êtes accro aux tartines du matin, rien ne vous empêche de varier tout de même les plaisirs ! La traditionnelle confiture de fraises ou d'abricots peut ainsi être troquée de temps à autre contre de la pâte à tartiner aux amandes ou aux noisettes. Vous en trouverez dans tous les magasins bio. Manger des noix le matin est une excellente façon de faire le plein d'énergie et d'éviter le petit creux de 11 h 00.

Chapitre 14

Préparer des apéritifs conviviaux

Dans ce chapitre :

- Revisiter les incontournables de l'apéro
- Convoquer des saveurs du monde entier
- Étonner ses convives avec des mets originaux

Recettes dans ce chapitre

- Tapenade d'olives vertes aux amandes
- Mélange de fruits secs aux épices
- Tarama aux algues
- Champignons farcis
- Houmous
- Tartinade de haricots rouges
- Guacamole
- Tzatziki
- Caviar de courgettes
- Ail rôti
- Pop-corn au cheddar et au piment d'Espelette

Moment de convivialité par excellence, l'apéro peut être une bonne occasion d'initier vos convives aux délices de la cuisine végétarienne. Car, pour les non-végétariens, l'apéritif se résume souvent aux sempiternelles assiettes charcuterie-fromage. C'est en devenant végétarien que l'on réalise la variété incroyable de collations savoureuses et saines qu'offre cette cuisine… pour peu que l'on se donne la peine de ne pas céder à la facilité de l'option chips-cacahuètes, bien sûr.

Souvent moins fastidieux à préparer qu'un plat complet, les amuse-gueules, tapas et autres zakouskis sont bel et bien une occasion de vous amuser en cuisine… et pourquoi pas en mettant vos hôtes à contribution, d'ailleurs ? De la bouchée à la tartinade, de la recette d'ici à celle de là-bas, toutes les déclinaisons de formes et de saveurs sont possibles.

Si vous en avez l'envie, et le temps, souvenez-vous que l'apéritif peut faire office de repas léger : il vous suffit, alors, de proposer diverses collations sur un plateau. Il y a des restes ? Formidable, vous aurez de quoi agrémenter une salade ou garnir un sandwich le lendemain !

Revisiter les classiques

En matière d'apéro, on a tous en tête une ou deux préparations « incontournables ». Pas forcément végétariennes, pas nécessairement faites maison, mais rien ne vous empêche de les revisiter. Cela bluffera sans aucun doute vos convives qui, selon la recette, n'y verront que du feu ou seront épatés par votre inventivité.

Tapenade d'olives vertes aux amandes

D'inspiration provençale, cette préparation se déguste sur des tartines de pain légèrement grillées. Où que vous la savouriez, son goût méditerranéen vous transportera aux pays des cigales !

Quantité : pour 4 à 6 personnes

Temps de préparation : 10 min

250 g d'olives vertes

150 g d'amandes émondées

50 g de câpres

le jus de 1 citron

3 cuil. à soupe d'huile d'olive

1 pincée de sel et de poivre

1. Pressez le citron.
2. Dénoyautez les olives.
3. Mixez les olives, les amandes, les câpres, l'huile d'olive, le jus de citron, le sel et le poivre. Vous devez obtenir une texture homogène.
4. Réservez au frais ou dégustez immédiatement.

ASTUCE

Variante ! Pour une tapenade d'aspect plus rustique, qui aura une consistance plus granuleuse et croquante, vous pouvez hacher grossièrement les ingrédients sans les passer au mixeur.

Mélange de fruits secs aux épices

Le bol de fruits secs semble indissociable de l'apéritif. Pour changer des préparations vues et revues proposées par la grande distribution, voici une recette originale. Avis aux palais sensibles : la saveur épicée de la recette reste douce.

Quantité : pour 4 à 6 personnes

Temps de préparation : 5 min

Temps de cuisson : 10 min

50 g d'amandes entières

50 g de noisettes

50 g de noix de cajou

50 g de pignons de pin

1 cuil. à soupe de graines de sésame

1 cuil. à soupe d'huile d'olive

1 cuil. à café de miel

1/2 cuil. à café de cumin en poudre

1 pincée de paprika

1 pincée de sel et de poivre

1. Préchauffez le four à 180 °C (th. 6).
2. Mélangez les amandes, les noisettes, les noix de cajou, les pignons de pin, les graines de sésame, l'huile d'olive, le miel, le cumin, le paprika, le sel et le poivre dans un récipient.
3. Disposez le mélange sur une plaque et passez au four 10 minutes.
4. Laissez refroidir.
5. Servez le mélange ou conservez-le dans un bocal fermé hermétiquement.

ASTUCE

Variante ! Vous pouvez adapter la recette suivant les fruits secs (noix, graines de citrouille…) et les épices (curry, piment d'Espelette…) dont vous disposez chez vous. Au lieu d'utiliser votre four, vous pouvez également faire revenir le tout quelques minutes dans une poêle.

Tarama aux algues

La couleur rosée et les saveurs marines – mais végétariennes – de cette préparation donneront une touche chic à votre apéritif !

Quantité : pour 4 à 6 personnes

Temps de préparation : 10 min

- 200 g de tofu fumé
- 4 cuil. à soupe de crème de soja
- 1 cuil. à soupe d'algues en paillettes (dulse, nori, palmaria palmata, ulva, porphyra…)
- 1 gousse d'échalote
- 2 cuil. à soupe de concentré de tomate
- le jus de 1/2 citron
- 1 cuil. à soupe d'huile de colza
- 1 pincée de sel et de poivre

1. Mixez le tofu fumé, la crème, les algues, l'huile de colza et l'échalote.
2. Ajoutez à la préparation le concentré de tomate, le jus de citron, le sel et le poivre.
3. Mettez au frais jusqu'au moment de servir.
4. Dégustez sur des toasts ou des blinis.

Champignons farcis

Délicieux et nourrissant, ce classique de l'apéro a l'avantage de se manger facilement avec les doigts !

Quantité : pour 6 personnes (3 champignons par personne)

Temps de préparation : 15 min

Temps de cuisson : 25 min

- 18 champignons de Paris de taille moyenne
- 3 cuil. à soupe de pignons de pin hachés
- 90 g de chapelure
- 3 cuil. à soupe de tomates séchées hachées
- 3 cuil. à soupe de persil frais haché

3 cuil. à soupe de basilic frais haché (+ quelques feuilles pour la décoration)

3 cuil. à soupe de parmesan (optionnel)

1 petit oignon émincé

2 gousses d'ail émincées

2 cuil. à soupe d'huile d'olive

sel - poivre

1. Préchauffez le four à 180 °C (th. 6).

2. Nettoyez les champignons et essuyez-les soigneusement. Coupez l'extrémité des pieds des champignons puis séparez délicatement les pieds des chapeaux. Un petit cratère doit apparaître dans chaque chapeau. Hachez finement les pieds et mettez-les de côté.

3. Dans une poêle, à feu moyen, faites revenir avec l'huile d'olive, l'oignon, l'ail et les pieds de champignons. Au bout d'environ 5 minutes, lorsque l'oignon est translucide, ajoutez les pignons de pin, la chapelure, les tomates séchées, le persil, le basilic et le parmesan. Salez et poivrez à votre convenance.

4. Garnissez généreusement les chapeaux des champignons avec la mixture.

5. Placez les champignons sur une plaque huilée et enfournez. Comptez 20 minutes de cuisson environ, les champignons doivent être chauds. Retirez du four et placez les champignons dans un plat. Décorez de quelques feuilles de basilic.

Variante ! Selon vos envies et ce que vous avez sous la main, vous pouvez varier les ingrédients de la farce en remplaçant, par exemple, les pignons de pin par des noisettes ou des noix et le basilic par du thym ou du romarin.

Charcuterie et fromage : jouez la carte végane

Si vous êtes vous-même amateur de chorizo ou de cheddar végan, pourquoi ne pas profiter d'un apéritif pour faire découvrir à vos convives ces alternatives végétales ? Ils n'en ont sûrement jamais goûtées, et peut-être même jamais entendu parler, et seront sûrement curieux de tester. Vous en trouverez sur les étals de certains magasins bio traditionnels et sur le site de vente en ligne *Un monde végan*.

www.unmondevegan.com

Préparer caviars et tartinades

Vous ne vous en êtes peut-être jamais rendu compte, mais plusieurs spécialités méditerranéennes, orientales et latinos sont, de fait, végétariennes. Vous les retrouverez à la carte des restaurants étrangers, mais aussi au menu de la plupart des restaurants végétariens. Et vous pouvez aussi les préparer vous-même en suivant les recettes proposées de cette section.

ASTUCE

Certaines des recettes qui suivent sont à base de légumineuses. Cet ingrédient populaire dans de nombreuses cultures est un grand classique de l'alimentation végétarienne. La texture crémeuse et savoureuse des légumineuses, mixées avec d'autres ingrédients, en fait une base de pâte à tartiner idéale pour l'apéritif. Pour en savoir plus sur les légumineuses en tant qu'ingrédients de la cuisine végétarienne, reportez-vous au chapitre 9 de ce guide.

À base de concombre, de courgette ou d'avocat, les autres recettes de cette section sont délicieuses et variées. Elles plairont aussi bien aux végétariens qu'aux non-végétariens. Leur utilisation ne se limite pas à l'apéritif : vous pouvez vous servir de ces préparations pour donner de la couleur et de la saveur à vos repas ou pour garnir une assiette complète, notamment.

Houmous

Cette préparation lisse et crémeuse à base de pois chiches vient du Moyen-Orient. Ce mets sain et populaire se sert dans un ramequin avec un filet d'huile d'olive. Le houmous se déguste traditionnellement avec du pain pita (ce pain plat typiquement oriental), mais vous pouvez aussi y tremper des crudités.

Quantité : pour 4-6 personnes

Temps de préparation : 15 min

Temps de cuisson : 5 min

2 boîtes de conserve de 400 g de pois chiches

2 grosses gousses d'ail émincées

le jus de 2 citrons

2 cuil. à soupe d'huile d'olive

3 cuil. à soupe de tahini (pâte de sésame)

1 pincée de paprika

1 pincée de cumin en poudre

sel - poivre

1. Versez les boîtes de pois chiches avec leur jus dans une casserole et portez à ébullition.
2. Égouttez les pois chiches et réservez le jus de cuisson.
3. Mixez les pois chiches et les gousses d'ail. Incorporez ensuite, petit à petit, le jus de citron, l'huile, le cumin et le tahini. Salez et poivrez à votre convenance. La pâte doit être lisse et homogène. Si elle est compacte, ajoutez un peu d'eau de la cuisson des pois chiches jusqu'à ce que la texture soit satisfaisante.
4. Réservez au frais pendant au moins 1 heure.
5. Servez le houmous dans un bol nappé d'un filet d'huile d'olive et saupoudré d'une pincée de paprika.

ASTUCE

Si vous optez pour le pain pita en accompagnement (on en trouve dans de nombreux commerces), celui-ci doit être réchauffé au four au dernier moment, car il se dessèche vite.

Le tahini

Le tahini est une pâte à base de graines de sésame moulues. Sa saveur douce de sésame en fait un ingrédient de choix pour les sauces et les vinaigrettes. Vous trouverez du tahini dans les magasins bio traditionnels mais aussi dans les épiceries orientales, voire dans certains supermarchés classiques. Le tahini est souvent conditionné en pot. La fine couche d'huile sur le dessus est parfaitement normale : mélangez-la à la pâte avant de vous servir une cuillerée de celle-ci.

Tartinade de haricots rouges

Cette préparation couleur marsala à la saveur douce et à la texture crémeuse apportera une touche d'originalité à votre apéritif. Elle se déguste aussi bien tiède que froide sur des toasts ou en guise d'accompagnement de chips tortilla, de crudités ou même de pain pita (ce pain plat typiquement oriental).

Quantité : pour 4 personnes

Temps de préparation : 5 min

Temps de cuisson : 5 min

1 boîte de conserve de 250 g de haricots rouges

10 brins de ciboulette émincés

1 petit oignon

2 cuil. à soupe d'huile d'olive

3 cuil. à soupe de crème de soja

sel - poivre

1. Versez la boîte de haricots rouges avec son jus dans une casserole. Laissez sur le feu jusqu'à ce que le tout soit bien chaud.
2. Égouttez les haricots rouges et écrasez-les. Ajoutez l'oignon émincé finement et l'huile d'olive, puis remettez le mélange sur le feu pendant 5 minutes en mélangeant constamment.
3. Hors du feu, incorporez la crème de soja. La pâte doit être lisse et homogène. Si elle est compacte, ajoutez un peu de crème de soja jusqu'à ce que la texture soit satisfaisante.
4. Ajoutez la ciboulette. Salez et poivrez à votre goût.
5. Servez la tartinade dans un ramequin décoré d'un brin de ciboulette coupé en deux.

Variante ! La recette est à accommoder selon les ingrédients dont vous disposez : un peu de persil haché, une pincée de paprika ou de cumin, une gousse d'ail, quelques dés de tomate ou un avocat écrasé peuvent ainsi l'enrichir avantageusement.

Guacamole

Savourez cette préparation riche et onctueuse d'inspiration mexicaine accompagnée de chips tortilla comme il se doit… ou, pourquoi pas, tartinée sur des toasts. L'avocat ayant une texture semblable à celle du beurre, il n'est pas indispensable d'avoir recours à un mixeur. La préparation aura alors l'aspect typique du guacamole fait maison. Notez qu'après avoir préparé le guacamole, vous devez le consommer rapidement, sinon la surface noircira. En conservant votre préparation au frais et recouverte d'un film alimentaire, vous devriez toutefois gagner un peu de temps.

Quantité : pour 4-6 personnes

Temps de préparation : 10 min

2 avocats moyens

1 petit oignon doux haché finement

1 gousse d'ail émincée

le jus de 1 citron

1 pincée de piment d'Espelette (optionnel)

sel - poivre

1. Coupez les avocats en deux, enlevez leur noyau et leur peau (voir la figure 14-1 pour les instructions en images).

2. Dans un récipient, écrasez la chair de l'avocat à l'aide d'une fourchette jusqu'à obtention d'une texture à peu près lisse.

3. Ajoutez l'oignon, l'ail, le jus de citron et la pincée de piment, salez et poivrez à votre convenance, puis mélangez le tout à la main. Si la préparation n'est pas assez lisse à votre goût, vous pouvez passer le tout au mixeur. Servez sans tarder.

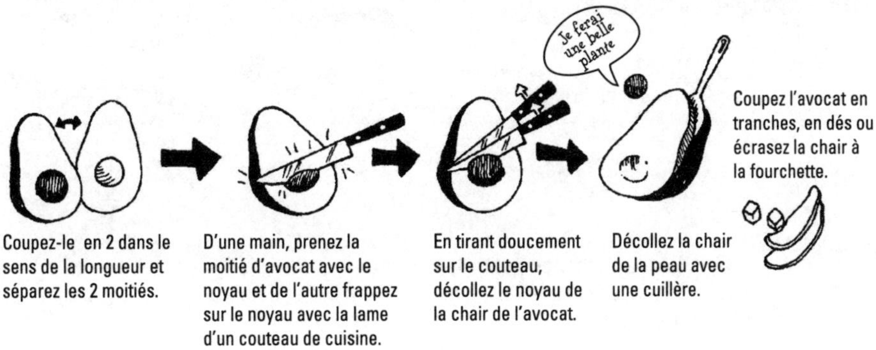

Figure 14-1 : Récupérer la chair d'un avocat pour en faire du guacamole.

Tzatziki

Cette spécialité grecque à base de yaourt et de concombre a des équivalents dans bien des pays du monde : dans le Caucase mais aussi en Inde avec le *raïta.* On peut l'utiliser pour y tremper des crackers aux céréales, des bâtons de crudités, du pain pita ou pour accompagner une tarte aux légumes.

Quantité : pour 3-4 personnes

Temps de préparation : 20 min

1 concombre

1 gousse d'ail

1 bouquet d'aneth

4 cuil. à soupe d'huile d'olive

1 yaourt (grec si possible) au lait de brebis

sel - poivre

1. Pelez le concombre et coupez-le finement (voir la figure 14-2). Hachez finement l'ail et l'aneth.

2. Versez le yaourt dans un grand bol. Ajoutez le concombre, l'ail, l'aneth et l'huile d'olive. Salez et poivrez à votre convenance et mélangez le tout.

3. Couvrez et mettez au frais pendant au moins 1 heure.

Variante ! Soyez créatif et variez les plaisirs : remplacez l'aneth par de la menthe, de la coriandre ou une pincée de cumin. Un filet de jus de citron peut également être une option.

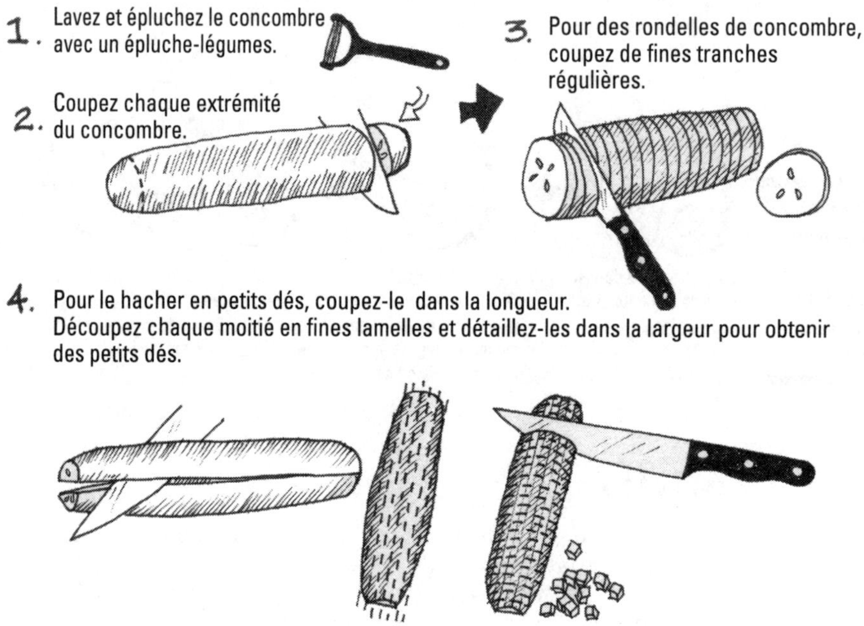

Figure 14-2 : Couper un concombre en petits morceaux.

Caviar de courgettes

À la belle saison, c'est la recette qui change pour l'apéritif ! Ultra-sain, ce caviar végétal se tartine sur des toasts, mais on peut aussi y tremper des bâtons de crudités pour profiter pleinement de la saveur douce de ce légume-fruit.

Quantité : pour 4-6 personnes

Temps de préparation : 20 min

Temps de cuisson : 10 min

- 2 courgettes moyennes
- 2 cuil. à soupe de tahini (purée de sésame)
- 1 cuil. à soupe de graines de sésame

- 1 cuil. à soupe d'huile d'olive
- 1 pincée de cumin
- le jus de 1 citron
- 1 gousse d'ail
- sel - poivre

1. Faites bouillir une casserole d'eau chaude.
2. Lavez les courgettes, pelez-les et coupez-les en rondelles. Plongez-les dans l'eau chaude.
3. Une fois que les courgettes sont bien tendres, égouttez-les soigneusement. Lorsqu'elles ont bien dégorgé, écrasez-les à la fourchette.
4. Mixez la chair des courgettes avec le tahini, l'huile d'olive et le jus de citron. Ajoutez l'ail émincé et la pincée de cumin, salez et poivrez à votre convenance. Réservez au frais.
5. Dans une poêle, faites légèrement griller les graines de sésame.
6. Au moment de servir, saupoudrez le caviar de courgettes de graines de sésame grillées.

Créer d'autres apéros ludiques

À l'apéritif, tout est une question de taille et de présentation. Un cake salé coupé en dés ou une part de quiche font ainsi d'excellents amuse-gueules. Bien des recettes des chapitres 15 et 16 peuvent se décliner à l'apéro, n'hésitez pas à piocher dedans ! Mais il existe aussi des apéritifs plus inattendus, tels que les deux recettes qui suivent.

Ail rôti

Cette recette on ne peut plus simple à réaliser embaumera toute votre maison ! Très nutritif, l'ail rôti se déguste écrasé sur du pain, tout simplement.

Quantité : pour 4 portions

Temps de préparation : 10 min

Temps de cuisson : 45 min

- 1 grosse tête d'ail
- 2 cuil. à café d'huile d'olive

1. Préchauffez le four à 180 °C (th. 6).
2. Pelez la tête d'ail en laissant simplement une fine enveloppe. Les gousses doivent être intactes et rester solidaires.
3. Avec un couteau, coupez environ 1 cm du haut de la tête d'ail (voir figure 14-3) pour découvrir l'intérieur des gousses. Versez un filet d'huile d'olive sur les gousses.
4. Enveloppez la tête d'ail dans du papier d'aluminium, pas trop étroitement mais en fermant complètement le tout. Placez au four.
5. Faites cuire environ 45 minutes, jusqu'à ce que les gousses soient tendres. Retirez du four.
6. Placez la tête d'ail dans un plat et détachez chaque gousse avec un couteau. Étalez l'ail fondant sur du pain. Si les gousses sont dures, pressez leur base pour libérer l'ail rôti.

Variante ! Si vous n'utilisez pas de papier d'aluminium ou que vous ne souhaitez pas faire cuire une tête d'ail complète, vous pouvez vous contenter de détacher quelques gousses entières et intactes puis de les badigeonner d'huile d'olive avant de les faire cuire au four. La cuisson sera alors moins longue : 30 minutes environ.

L'ail rôti est facile à préparer et amusant à servir.

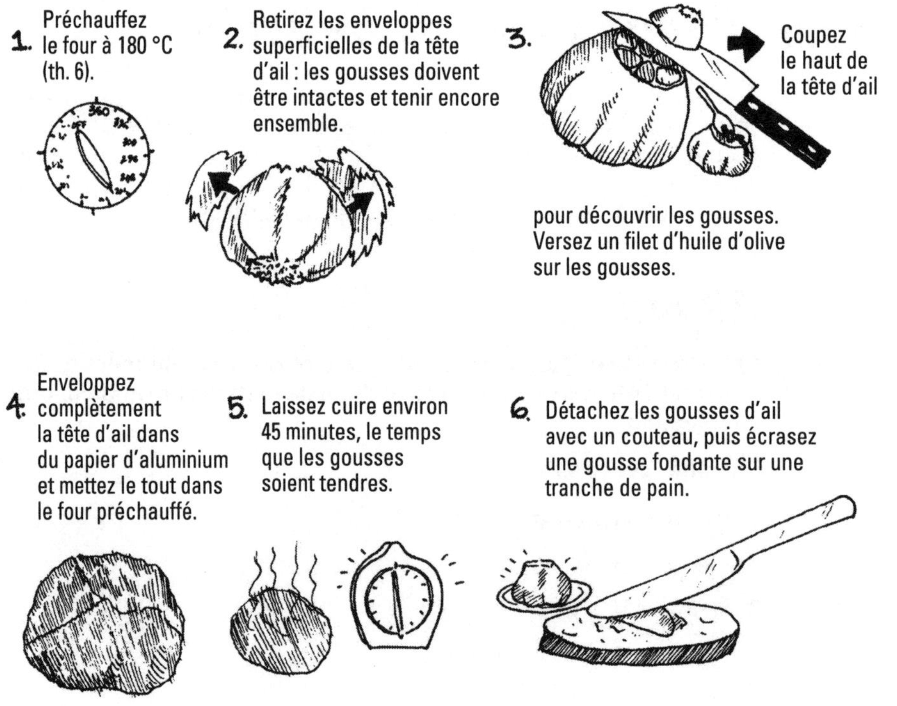

Figure 14-3 : Préparer de l'ail rôti.

Pop-corn au cheddar et au piment d'Espelette

Festive et originale, cette recette joyeuse plaira aux jeunes comme aux grands.

Quantité : pour 4 personnes

Temps de préparation : 10 min

Temps de cuisson : 10 min

- 1 grosse poignée de grains de maïs secs
- 1 cuil. à soupe d'huile d'olive
- 60 g de cheddar râpé
- 1 cuil. à café de piment d'Espelette
- 5-6 tomates cerise (optionnel)

1. Préchauffez le four en mode gril.
2. Sur feu moyen, versez l'huile dans une grande casserole. Ajoutez les grains de maïs et couvrez avec un couvercle, transparent si possible.
3. Lorsque des crépitements se font entendre, remuez énergiquement la casserole sans ôter le couvercle.
4. Attendez quelques secondes après la fin des « pop » avant de sortir du feu.
5. Sur du papier sulfurisé, disposez les pop-corn et saupoudrez généreusement de cheddar râpé. Jetez quelques pincées de piment d'Espelette par-dessus.
6. Passez au gril pendant 2 minutes. Le fromage doit fondre mais les pop-corn ne doivent pas brûler !
7. Sortez du four et laissez refroidir un peu avant de déguster. Les pop-corn collent entre eux grâce au fromage, formant ainsi des bouchées prêtes à être dégustées. Présentez les pop-corn dans des ramequins avec les tomates cerise coupées en deux pour la déco.

Chapitre 15

Concocter entrées, soupes, salades et accompagnements

Dans ce chapitre :

- Préparer des entrées originales
- Improviser des salades de saison
- Faire des soupes savoureuses et roboratives
- Compléter un plat par un accompagnement réussi

Recettes dans ce chapitre

- Terrine de carottes et champignons
- Crumble de tomates et poivrons
- Tofu « mayo »
- Salade à l'italienne
- Salade aux deux haricots
- Salade d'endives à la poire et aux noix
- Soupe de lentilles à la tomate
- Velouté de carottes aux noix de cajou et aux épices douces
- Gaspacho classique
- Taboulé
- Frites maison au four

Les entrées, les soupes, les salades et les accompagnements donnent au repas un supplément de saveur, de texture et de couleur. Leur emploi est polyvalent : un bon bol de soupe ou une salade gourmande peuvent, à la fois, jouer les entrées, les accompagnements et même faire office de déjeuner ou de dîner complet pour peu qu'on les associe.

Si vous aimez les entrées, les soupes, les salades et les accompagnements, veillez à avoir une certaine diversité d'ingrédients dans votre placard et votre réfrigérateur. Vous pourrez ainsi donner de la variété à vos repas mais aussi concocter des repas légers ou sur le pouce.

Réussir son entrée

Une entrée n'est pas indispensable pour faire un bon repas. Une fois que l'on a pris l'habitude d'en préparer et d'en manger, pourtant, il devient vite impossible de faire une croix dessus. Pour peu qu'un plat roboratif suive, la simplicité est souvent de mise. Mais si l'on dispose d'un peu de temps, des préparations plus élaborées sont envisageables.

Terrine de carottes et champignons

Qui a dit qu'une terrine ne pouvait pas être uniquement à base de céréales et de légumes ? Celle-ci se déguste aussi bien chaude que froide.

Quantité : pour 4 personnes

Temps de préparation : 30 min

Temps de cuisson : 1 h 25

250 g de champignons de Paris

400 g de carottes

2 oignons

8 cuil. à soupe de flocons de quinoa

quelques branches de thym

2 cuil. à soupe d'huile d'olive

sel - poivre

1. Lavez les champignons, enlevez les pieds et hachez-les. Lavez et pelez les carottes et hachez-les également. Pelez et émincez aussi les oignons.

2. Mettez les champignons, les carottes et les oignons dans une casserole avec l'huile d'olive et le thym. Salez, poivrez à votre convenance. Faites cuire à feu doux et à couvert pendant une vingtaine de minutes en remuant régulièrement et en ajoutant un peu d'eau si nécessaire.

3. Préchauffez votre four à 200 °C (th. 7).

4. Ôtez le couvercle de la casserole et faites ensuite cuire à feu vif pendant 5 bonnes minutes pour assécher la préparation.

5. Une fois hors du feu, ajoutez les flocons de quinoa. Retirez les branches de thym. Versez la préparation dans une terrine et enfournez au bain-marie pour 1 heure. Dégustez chaud ou froid.

Pour gagner du temps, vous pouvez opter pour des champignons de Paris en boîte que vous aurez bien égouttés au préalable.

Crumble de tomates et poivrons

Plus connu en tant que dessert, le crumble se décline aussi en version salée. Ce plat plutôt estival se déguste chaud ou tiède.

Quantité : pour 4 personnes

Temps de préparation : 20 min

Temps de cuisson : 1 h 15

500 g de tomates

500 g de poivrons rouges

80 g de farine

50 g de chapelure

3 cuil. à soupe de pignons de pin

50 g de parmesan ou de comté râpé

thym séché ou herbes de Provence

2 cuil. à soupe d'huile d'olive

sel - poivre

1. Faites chauffer une grande casserole d'eau. Lavez les tomates et les poivrons et plongez-les 1 minute dans l'eau bouillante. Ôtez ensuite la peau des tomates et des poivrons en épépinant ces derniers (voir figure 15-1).

2. Préchauffez votre four à 150 °C (th. 5).

3. Coupez les tomates en rondelles et les poivrons en dés et disposez-les dans un plat à gratin. Salez, poivrez à votre convenance, versez un filet d'huile d'olive et parsemez de thym séché. Enfournez pour 45 minutes.

4. Pendant que les tomates et les poivrons cuisent au four, préparez la pâte à crumble en mélangeant dans un saladier la farine, la chapelure, le fromage râpé et les pignons de pin.

5. Sortez le plat à gratin du four et émiettez la pâte à crumble sur les tomates et les poivrons. Enfournez de nouveau pour 30 minutes en augmentant la température à 180 °C (th. 6). Dégustez chaud ou tiède.

Variante ! Pour varier, vous pouvez remplacer les tomates et les poivrons par des courgettes et les pignons de pin par des noix de cajou. Si vous recevez, vous pouvez présenter ce crumble dans des ramequins individuels.

Préparer un poivron n'a rien de sorcier, suivez simplement les différentes étapes.

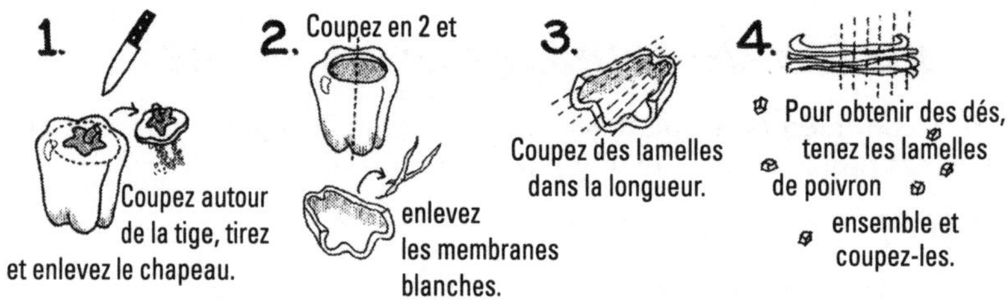

Figure 15-1 : Comment préparer un poivron.

Tofu « mayo »

Le traditionnel « œuf mayo » se décline aussi en version végétale grâce au tofu, la moutarde et le curcuma apportant la couleur jaune. Accompagné de carottes râpées ou d'une salade verte, ou encore servi sur un lit de tomates fraîches coupées en rondelles, ce tofu mayo fera à coup sûr son petit effet.

Quantité : pour 5 à 6 personnes

Temps de préparation : 10 min

400 g de tofu ferme

5 cuil. à soupe de mayonnaise de soja

2 cuil. à café de moutarde

1/2 cuil. à café d'ail en poudre

1/2 cuil. à café de curcuma

2 petits oignons doux

3 branches de céleri

sel - poivre

1. Dans un saladier, écrasez le tofu avec une fourchette jusqu'à ce qu'il soit en miettes.

2. Ajoutez la mayonnaise de soja, la moutarde, l'ail en poudre, le curcuma, du sel et du poivre à votre convenance et mélangez le tout.

3. Épluchez et hachez finement les oignons, coupez finement le céleri. Ajoutez-les dans le saladier et mélangez. Conservez au frais avant de servir.

ASTUCE

Cette recette peut aussi servir de garniture pour un sandwich.

Dépasser la salade verte

Rien de tel qu'une salade à base d'ingrédients de saison pour se rafraîchir le palais aux beaux jours ou pour changer des plats chauds durant les mois d'automne et d'hiver. Délicieuses et faciles à préparer, les salades sont aussi une bonne façon de consommer des crudités.

Salade à l'italienne

On ne compte pas les variantes de cette recette de salade composée. Il faut dire que les proportions et le dosage des ingrédients n'ont pas besoin d'être exacts pour que le résultat soit excellent. C'est peut-être bien, d'ailleurs, ce parfum d'improvisation qui fait le charme de cette salade nutritive et délicieuse. La seule règle à suivre ? Tout couper en petits morceaux.

Quantité : pour 6 personnes

Temps de préparation : 45 min

1 grande laitue romaine

3 cuil. à soupe de pignons de pin

5 cuil. à soupe de pois chiches (en conserve ou en bocal)

1 concombre

1 poivron vert

1/2 poivron jaune

1 grosse tomate

5 radis roses

1/2 oignon rouge

10 olives noires

2 cuil. à soupe de basilic frais ciselé

7 cuil. à soupe de copeaux de parmesan

huile d'olive

jus de citron (ou vinaigre balsamique)

sel - poivre

1. Sur une plaque de four ou dans une poêle, faites dorer à sec les pignons de pin.

2. Lavez soigneusement la salade et coupez à la main les feuilles en deux. Rincez et égouttez les pois chiches. Pelez le concombre et coupez-le en dés. Lavez, épépinez et coupez les poivrons en dés (voir figure 15-1). Lavez la tomate et détaillez-la également en dés. Lavez les radis et coupez-les en rondelles. Épluchez et émincez l'oignon.

3. Mélangez toutes les crudités avec les pignons de pin, les olives noires, le basilic et les copeaux de parmesan (si vous mangez du fromage) dans un grand saladier.

4. Assaisonnez selon votre goût, de préférence avec de l'huile d'olive et du jus de citron (ou du vinaigre balsamique), et servez sans attendre.

Variante ! Cette salade est avant tout un joyeux méli-mélo de crudités, alors n'hésitez pas à faire avec les ingrédients que vous avez sous la main : carottes râpées, courgettes en fines lamelles… Pour accentuer les saveurs italiennes de la recette, vous pouvez aussi ajouter quelques tomates séchées.

Salade aux deux haricots

On ne pense pas forcément à marier les longs et fins haricots verts aux petits et costauds haricots rouges. Dans cette salade colorée, ces deux haricots font la paire.

Quantité : pour 8 personnes

Temps de préparation : 10 min

1 boîte de conserve de 750 g de haricots verts

1 boîte de conserve de 750 g de haricots rouges

1/2 oignon rouge

1/2 poivron rouge

3 cuil. à soupe d'huile d'olive

1 cuil. à soupe de vinaigre

sel - poivre

1. Rincez et égouttez les haricots verts et les haricots rouges et placez-les dans un grand saladier. Ajoutez l'oignon rouge émincé et le poivron rouge coupé en dés (voir figure 15-1).

2. Assaisonnez avec l'huile d'olive, le vinaigre, du sel et du poivre à votre convenance.

3. Placez au réfrigérateur pour déguster bien frais.

Variante ! Vous pouvez remplacer les haricots verts par une boîte de maïs, ou tout simplement ajouter une boîte de maïs à la recette qui gagnera encore ainsi en couleurs.

ASTUCE

N'hésitez pas à doubler les doses pour cette salade nourrissante et qui se conserve très bien. L'huile d'olive de la vinaigrette peut avoir tendance à se solidifier au réfrigérateur, mais une fois à température ambiante, elle retrouve rapidement sa consistance liquide.

Salade d'endives à la poire et aux noix

Si, durant l'été, les idées de salades ne manquent pas, c'est moins le cas lorsque vient l'automne. Heureusement, les endives sont là !

Quantité : pour 4 personnes

Temps de préparation : 10 min

4 endives

1 poire

1 poignée de cerneaux de noix

50 g de roquefort ou de parmesan

2 cuil. à soupe d'huile d'olive

1/2 cuil. à soupe de vinaigre de cidre (ou de jus de citron)

sel - poivre

1. Lavez et coupez les endives et la poire après l'avoir pelée.
2. Dans un saladier, mélangez les endives, la poire, les noix et le roquefort ou le parmesan (si vous consommez du fromage).
3. Assaisonnez avec l'huile d'olive et le vinaigre de cidre, salez, poivrez à votre convenance et dégustez sans tarder.

Variante ! Vous pouvez remplacer la poire par une pomme.

Servir des soupes en toute saison

Légumineuses et féculents constituent la base de nombreuses soupes végétariennes. Grâce à ces ingrédients roboratifs, une simple soupe peut devenir un plat principal à part entière.

ASTUCE

Pour donner de la consistance à une recette de soupe un peu trop légère, vous pouvez y ajouter une boîte de conserve de pois chiches, flageolets ou haricots rouges rincés et égouttés. Vous pouvez aussi y ajouter du riz cuit avant de mixer le tout.

Soupe de lentilles à la tomate

Cette soupe a un goût riche et savoureux et les lentilles cuisent rapidement du fait de leur petite taille et de leur forme plate. Si vous le souhaitez, vous pouvez y ajouter des épinards, la soupe n'en sera que plus colorée et nutritive.

Quantité : pour 8 personnes

Temps de préparation : 10 min

Temps de cuisson : 1 h

500 g de lentilles vertes ou brunes (sèches)

1 gousse d'ail

1 oignon

2 cuil. à soupe d'huile d'olive

1 boîte de conserve de tomates en dés ou en pulpe (400 g)

2 feuilles de laurier

sel - poivre

1. Rincez les lentilles. Pelez et émincez l'ail et l'oignon.
2. Dans une grande casserole, mettez les lentilles, l'huile d'olive et l'oignon et l'ail émincés. Ajoutez 5 verres d'eau, couvrez et faites cuire à feu moyen jusqu'à ébullition – soit pendant 15 minutes environ.
3. Ajoutez les tomates et les feuilles de laurier. Salez et poivrez à votre convenance.
4. Laissez mijoter à couvert à feu doux pendant 45 minutes environ, jusqu'à ce que les lentilles soient tendres.
5. Retirez les feuilles de laurier. Mixez et servez la soupe chaude.

Velouté de carottes aux noix de cajou et aux épices douces

Douce et colorée, cette soupe égayera votre hiver. Le croquant riche et savoureux des noix de cajou apporte une touche d'originalité. Vous pouvez servir cette soupe accompagnée d'un peu de riz et d'une salade verte.

Quantité : pour 6 personnes

Temps de préparation : 20 min

Temps de cuisson : 1 h

7 carottes

1 patate douce

1 oignon

1 cuil. à café rase de curry

1 cuil. à café rase de cumin

1 cuil. à café rase de curcuma

6 cuil. à soupe de crème de soja

6 poignées de noix de cajou

sel - poivre

1. Lavez et épluchez les carottes et la patate douce et pelez l'oignon. Coupez grossièrement le tout.

2. Versez 1,2 litre d'eau dans une grande casserole. Ajoutez-y les carottes, la patate et l'oignon. Couvrez et portez à ébullition. Baissez ensuite le feu et laissez cuire jusqu'à ce que les carottes soient cuites, soit 30 à 40 minutes environ.

3. Hors du feu, mixez les légumes cuits.

4. Ajoutez les épices et mixez à nouveau. Incorporez enfin la crème de soja, salez et poivrez à votre convenance et mélangez. La texture doit être veloutée. Si ce n'est pas le cas, rajoutez un peu d'eau.

5. Concassez les noix de cajou et faites-les chauffer à sec, avec un peu de sel, dans une poêle ou sur une plaque au four.

6. Au moment de servir, émiettez les noix de cajou au-dessus de chaque bol de soupe.

Variante ! Pour une saveur plus exotique, vous pouvez remplacer la crème de soja par du lait de coco.

Gaspacho classique

Cette soupe épicée espagnole que l'on ne présente plus se déguste froide. De nombreuses variantes existent, de la plus légère à la plus riche. À vous de trouver la texture, la dose d'épices et la température – certains aiment cette soupe très froide – que vous préférez. La couleur et le goût de cette soupe peuvent légèrement changer selon la variété de tomates que vous utilisez.

Quantité : pour 5 personnes

Temps de préparation : 15 min

Temps de trempage : 30 min

800 g de tomates entières pelées (fraîches ou en conserve)

1 poivron vert

1 concombre

1/2 oignon

1 tranche de pain de mie blanc rassis

1 cuil. à soupe d'huile d'olive

2 cuil. à soupe de vinaigre

1 gousse d'ail

1/2 pincée de piment de Cayenne

le jus de 1 citron

sel - poivre

1. Coupez la tranche de pain en petits morceaux et déposez le tout dans une assiette creuse. Versez l'huile, le vinaigre et l'ail émincé. Écrasez le mélange avec une fourchette et mettez de côté pendant 30 minutes.

2. Si vous avez opté pour des tomates fraîches, ébouillantez-les afin de les peler plus facilement. Coupez, par ailleurs, le poivron vert en dés (voir figure 15-1) ainsi que le concombre pelé. Émincez le demi-oignon.

3. Mettez le mélange à base de pain dans un mixeur en ajoutant une tasse du liquide de la boîte de conserve de tomates pelées (ou 1 demi-tomate pelée fraîche). Ajoutez l'oignon, le poivron vert, le concombre (en réservant un peu de poivron et d'oignon pour la garniture). Mixez pendant 1 minute à vitesse modérée.

4. Ajoutez le reste des tomates et leur jus, le piment de Cayenne et le jus de citron, salez et poivrez à votre convenance et mixez à nouveau pour écraser les tomates entières. Mettez au frais.

5. Au moment de servir, garnissez de croûtons, d'oignon et de poivron vert coupés en dés.

Pour accompagner

Toutes les recettes d'entrées, de soupes et salades de ce chapitre peuvent faire office d'accompagnement pour un plat principal. Ces garnitures nutritives apporteront une touche de couleur, de velouté ou de croquant à vos repas. Pour clore ce chapitre, voici deux autres exemples d'accompagnements possibles, aussi populaires l'un que l'autre.

Taboulé

Le jus de citron donne à ce plat né au Moyen-Orient une saveur acidulée tandis que la menthe lui apporte son parfum caractéristique. Du fait de son ultrafraîcheur, on a plutôt tendance à consommer le taboulé quand la température monte, mais il peut aussi être très agréable en hiver entre deux plats plus riches.

Quantité : pour 6 personnes

Temps de préparation : 20 min

Temps de réfrigération : 2 h minimum

- 280 g de semoule à couscous grains fins
- 1/2 boîte de pois chiches
- 3 oignons frais
- 60 g de menthe fraîche ciselée
- 110 g de persil frais ciselé
- le jus de 1 citron
- 5 cl d'huile d'olive
- 2 tomates moyennes
- sel - poivre

1. Dans une casserole, faites bouillir 500 ml d'eau (deux fois le volume de la semoule), ajoutez la semoule, couvrez et retirez du feu. Attendez 10 minutes que la semoule absorbe l'eau et mélangez. Couvrez et réservez pendant 15 minutes.

2. Dans un saladier, mélangez les pois chiches rincés et égouttés, les oignons finement émincés, la menthe, le persil, le jus de citron et l'huile d'olive. Ajoutez la semoule et mélangez. Réservez au frais pendant au moins 2 heures, le mieux étant de laisser reposer toute une nuit.

3. Au dernier moment avant de servir, intégrez les tomates coupées en petits morceaux.

Variante ! Vous pouvez aussi ajouter une poignée de raisins secs ou d'oléagineux.

Frites maison au four

Cette recette est d'une simplicité enfantine : il n'y a pas à se soucier des mesures et c'est chaque fois délicieux. Le piment de Cayenne et le paprika donnent aux frites une belle couleur cuivrée, mais le piment n'est pas indispensable si vous n'aimez pas trop les épices. Vous pouvez servir ces frites avec du tofu brouillé ou en guise d'accompagnement pour n'importe quel plat principal. Ces frites au four sont toujours un succès et – s'il en reste ! – elles se réchauffent très bien.

Quantité : pour 6 à 8 personnes

Temps de préparation : 10 min

Temps de cuisson : 40 min

6 pommes de terre de taille moyenne

huile d'olive en spray

piment de Cayenne en poudre

paprika en poudre

1. Préchauffez votre four à 200 °C (th. 7).
2. À l'aide du spray, vaporisez de l'huile d'olive sur une plaque de four (si vous n'avez pas de spray, enduisez simplement la plaque d'une fine couche d'huile).
3. Lavez soigneusement les pommes de terre et, sans les éplucher, coupez-les en morceaux (en quatre si ce sont de petites pommes de terre, en 6 ou 8 si elles sont plus grosses, les morceaux doivent en tout cas être assez consistants et égaux). Placez les frites dans un saladier.
4. Saupoudrez à votre convenance les frites de paprika et de piment de Cayenne. Mélangez pour que les pommes de terre soient bien imprégnées.
5. Disposez les frites recouvertes d'épices sur la plaque huilée. Vaporisez un peu d'huile d'olive sur l'ensemble (ou badigeonnez les morceaux d'huile d'olive si vous n'avez pas de spray).
6. Enfournez pour 40 minutes environ, jusqu'à ce que les pommes de terre soient cuites (c'est-à-dire moelleuses à l'intérieur). Servez avec la sauce de votre choix.

Variante ! En procédant de la même manière, vous pouvez faire des frites de patates douces. Exotisme garanti !

Chapitre 16

Préparer des plats principaux sans viande

Dans ce chapitre :

- Préparer des plats à base de légumineuses
- Utiliser les pâtes de façon créative
- Revisiter la « fast-food »
- S'inspirer de la cuisine asiatique

Recettes dans ce chapitre

- Cassoulet végétarien
- Burritos aux haricots rouges
- Chili sin carne
- Tagliatelles primavera au pesto
- Macaronis à la tomate et au basilic frais
- Lasagnes végétariennes
- Pizza aux légumes
- Burger végétarien au tempeh
- Sauté de légumes à la chinoise
- Curry de patates douces au lait de coco

Si l'alimentation végétarienne est une nouveauté pour vous, la perspective de faire un repas sans viande peut être difficile à envisager dans un premier temps. La culture occidentale a en effet tendance à centrer le repas sur la viande. D'ailleurs, si vous demandez à des non-végétariens ce qu'ils ont mangé la veille au soir, ils mentionneront à coup sûr le poulet ou le poisson mais omettront de parler de la salade, des petits pois ou des carottes.

Il faut savoir qu'en général, les repas végétariens sont rarement constitués d'un unique plat principal. Pour beaucoup de végétariens, en effet, le repas se compose plutôt de plusieurs plats d'« accompagnement ». Des lentilles, du riz et des légumes, par exemple, feront une belle assiette complète, saine, savoureuse et colorée.

Mais si, lorsque l'on devient végétarien, la notion de plat principal change, elle ne disparaît pas complètement pour autant. Durant la période de transition, ou tout simplement lorsque l'on reçoit, fonder son repas sur un plat principal peut être « rassurant ». D'autant qu'il existe bel et bien des plats principaux dans la cuisine végétarienne : d'ailleurs, ils ressemblent souvent aux plats principaux à base de viande... mais sans la viande. Les lasagnes ou le chili con carne, par exemple, peuvent très bien se préparer sans viande – on parlera alors de *chili sin carne* ! Et puis, il y a aussi les plats d'inspiration asiatique à base de tofu, notamment.

Haricots blancs, rouges, noirs : la polyvalence des légumineuses en boîte

Les légumineuses sont l'un des ingrédients de base dans presque toutes les cuisines du monde. Peu coûteuses, nutritives et riches en protéines, elles devraient être l'un des piliers de vos repas végétariens. Voici quelques recettes pour les apprivoiser.

Cassoulet végétarien

Cette spécialité du Languedoc à base de haricots blancs tient son nom du plat dans lequel on la fait traditionnellement mijoter : la *cassole.* Si la recette originale comprend de la viande, elle se décline avantageusement en mode végétarien.

Quantité : pour 4 personnes

Temps de préparation : 15 min

Temps de cuisson : 40 min

1 boîte de 800 g de haricots blancs au naturel

1 boîte de 400 g de tomates concassées

2 oignons

2 gousses d'ail

3 carottes

1 bouquet garni

2 cuil. à soupe d'huile d'olive

sel - poivre

1. Faites chauffer un peu d'huile dans une grande casserole.
2. Pelez et émincez finement les oignons et les gousses d'ail et faites-les revenir dans la grande casserole. Lorsque l'ail et les oignons sont dorés, ajoutez les tomates et le bouquet garni dans la casserole. Laissez rissoler.
3. Épluchez les carottes et coupez-les en fines rondelles. Ajoutez-les dans la casserole et couvrez. Laissez cuire à feu doux pendant 15 minutes.
4. Rincez et égouttez les haricots blancs et intégrez-les dans la casserole. Salez et poivrez à votre convenance.
5. Après avoir versé un verre d'eau dans la casserole, laissez mijoter à feu doux pendant 25 minutes. Dégustez bien chaud.

ASTUCE

Ce plat se réchauffe bien au four dans un plat à gratin : vous pouvez alors le parsemer de chapelure.

Burritos aux haricots rouges

Cette préparation d'inspiration mexicaine conviviale et ludique se compose d'une tortilla de farine de blé garnie d'une multitude d'ingrédients. Habituellement, on utilise plutôt des haricots noirs pour la garniture, mais ces derniers sont difficiles à trouver en France et les haricots rouges font très bien l'affaire.

Quantité : pour 4 à 6 burritos

Temps de préparation : 5 min

Temps de cuisson : 10 min

1 boîte de 800 g de haricots rouges

4 tortillas de blé souples (vous en trouverez au rayon tex-mex)

La quantité que vous souhaitez de tomates fraîches coupées, de feuilles de laitue, d'échalotes ou d'oignons doux émincés, d'avocat…

1 oignon

1 gousse d'ail

1 cuil. à café de poudre de chili

125 ml de yaourt classique ou de soja (pour les végans)

1 cuil. à soupe d'huile d'olive

sel - poivre

1. Dans une poêle, faites revenir dans l'huile l'ail et l'oignon émincés.
2. Après avoir rincé et égoutté les haricots rouges, ajoutez-les dans la poêle et faites cuire à feu moyen pendant 7 minutes. Ajoutez la poudre de chili. Écrasez grossièrement les haricots rouges et réservez.

3. Pour chaque burrito, suivez les instructions :

   Disposez 1 tortilla à plat dans une grande assiette (si vous le souhaitez, vous pouvez la réchauffer auparavant dans une poêle chaude, environ 30 secondes de chaque côté). Déposez ensuite 3 à 4 cuillerées à soupe de haricots rouges au centre de la tortilla.

4. Pliez une extrémité de la tortilla en la ramenant vers le milieu, puis fermez les deux côtés de la tortilla vers le centre. Pour que le burrito ne se déplie pas, ses extrémités ne doivent pas être apparentes (voir la figure 16-1).

5. Garnissez le burrito, selon votre goût, de dés de tomates, de salade, d'oignons nouveaux ou d'échalotes en dés, d'avocat… Salez et poivrez à votre convenance. Ajoutez 1 cuillerée à soupe de yaourt et servez immédiatement.

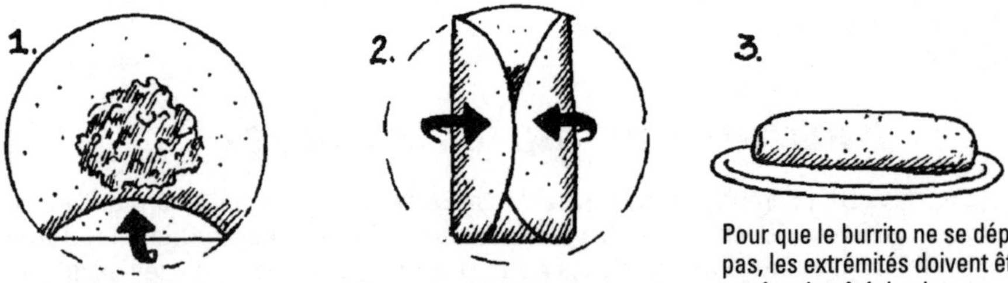

Figure 16-1 : Comment plier un burrito.

Ramenez une extrémité de la tortilla vers le centre.

Fermez les 2 côtés du burrito en les ramenant vers le milieu.

Pour que le burrito ne se déplie pas, les extrémités doivent être posées du côté du plat.

Chili sin carne

La déclinaison sans viande de cette recette typique du Sud des États-Unis – non, elle ne vient pas du Mexique, mais du Texas ! – est à la carte de la plupart des restaurants végétariens. Facile à réaliser, elle fait aussi un excellent plat à déguster en famille (en dosant les épices) ou entre amis.

Quantité : pour 4 à 6 personnes

Temps de préparation : 15 min

Temps de cuisson : 40 min

1 boîte de 800 g de haricots rouges

1 boîte de 400 g de tomates concassées

1 petite boîte de maïs doux

2 poivrons rouges

1 oignon

2 gousses d'ail

1 cuil. à soupe de cumin en poudre

2 cuil. à café d'origan

1/2 cuil. à café de piment fort en poudre

1/2 cuil. à café de quatre-épices

quelques feuilles de coriandre fraîche

2 cuil. à soupe d'huile d'olive

sel - poivre

1. **Émincez l'ail, l'oignon (voir figure 16-2) et les poivrons et faites-les revenir à la poêle dans de l'huile d'olive pendant environ 5 minutes.**

2. **Ajoutez les tomates et les épices et laissez mijoter le tout pendant 5 minutes.**

3. **Rincez et égouttez le maïs et les haricots rouges et intégrez-les dans la poêle. Laissez mijoter à feu très doux pendant 30 minutes. Salez et poivrez à votre convenance.**

4. **Au moment de servir, disposez quelques feuilles de coriandre sur la préparation.**

ASTUCE

Si vous n'êtes pas amateur d'épices, contentez-vous d'une pincée de piment fort, de quatre-épices et de cumin et optez, en revanche, pour 2 cuillerées à soupe d'origan.

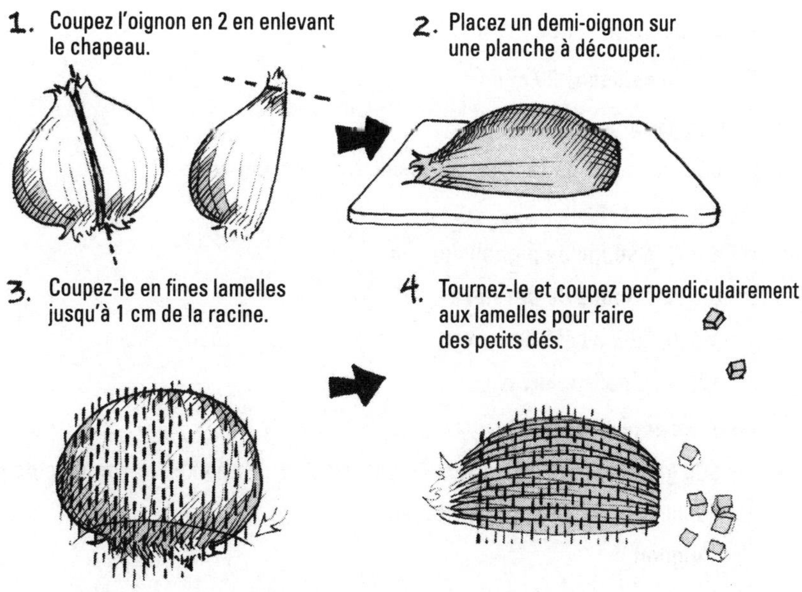

Figure 16-2 : Émincer un oignon.

Pasta mania !

Les pâtes sont l'aliment ludique par excellence. Il en existe de toutes les couleurs et de toutes les formes. La variété de sauces et d'ingrédients qui peuvent les accompagner est, elle aussi, presque infinie. Autre atout : une fois cuites, les pâtes se conservent plusieurs jours au réfrigérateur.

Tagliatelles primavera au pesto

Originaire de Ligurie, en Italie, le pesto est une sauce savoureuse à base de basilic, de pignons de pin, de parmesan, d'ail et d'huile d'olive. L'idéal est de faire du pesto en été lorsque le basilic est frais : son odeur merveilleuse embaumera alors toute votre cuisine. Préparer du pesto est un jeu d'enfant : la quantité de pesto de cette recette correspond au double de ce que vous devez prévoir pour 500 g de pâtes. Comme le pesto se conserve sans problème une semaine au réfrigérateur dans un récipient hermétiquement fermé, autant faire des réserves ! Vous pouvez aussi congeler votre pesto durant plusieurs mois. Si vous n'êtes pas en mesure de faire votre pesto maison, vous trouverez des sauces prêtes à l'emploi au supermarché.

Primavera signifie « printemps » en italien. Vous ne serez donc pas surpris de découvrir que ce plat se compose avant tout d'herbes fraîches et de légumes du marché.

Quantité : pour 6 personnes

Temps de préparation : 15 min

Temps de cuisson : 20 min

Pour le pesto :

- une trentaine de feuilles de basilic fraîches émincées
- 4 gousses d'ail
- 4 cuil. à soupe de pignons de pin
- 6 cuil. à soupe de parmesan
- 1/4 de cuil. à café de poivre
- 125 ml d'huile d'olive

Pour les pâtes :

- 500 g de tagliatelles (ou autres pâtes de votre choix) à la semoule de blé dur
- 3 cuil. à soupe de pignons de pin
- 1 oignon
- 1 gousse d'ail

500 g d'asperges

1 courgette

1 carotte

250 g de champignons frais

200 g de petits pois congelés

2 oignons verts

1/2 cuil. à café de poivre

3 cuil. à soupe de parmesan

6 tomates cerise

persil haché pour la garniture finale

2 cuil. à soupe d'huile d'olive

1. Pour le pesto, mettez le basilic, l'ail pelé, les pignons de pin, le parmesan et le poivre dans un mixeur. Mixez jusqu'à obtention d'un mélange homogène et lisse. Ajoutez l'huile d'olive et mixez jusqu'à ce que la préparation soit onctueuse. Réservez le tout.

2. Dans une grande casserole, faites cuire les pâtes en suivant les instructions indiquées sur l'emballage. (Suivez les étapes 3 à 5 pendant la cuisson des pâtes.) Égouttez les pâtes et mettez-les de côté.

3. Dans une petite poêle, faites chauffer 1 cuillerée à soupe d'huile d'olive. Ajoutez les pignons de pin et faites cuire à feu doux en remuant régulièrement jusqu'à ce qu'ils commencent à grésiller. Lorsque les pignons sont dorés (au bout de 3 minutes environ), ôtez la poêle du feu et réservez.

4. Dans une grande poêle, cette fois, faites chauffer le reste de l'huile d'olive. Faites revenir l'ail et l'oignon émincés (mais pas les oignons verts) jusqu'à ce que ce dernier devienne translucide (soit environ 7 minutes).

5. Ajoutez dans la poêle les asperges coupées en diagonale, la courgette coupée en rondelles, la carotte taillée en fines lamelles et les champignons coupés. Faites cuire à feu moyen pendant 5 minutes environ.

6. Intégrez les petits pois et les oignons verts émincés et continuez à faire chauffer pendant 2 minutes.

7. Ajoutez le poivre, puis les pâtes cuites, le parmesan, les pignons et le pesto en mélangeant bien tous les ingrédients. Garnissez votre plat de demi-tomates cerise et de persil haché et servez immédiatement.

Variante ! Si vous êtes végan, troquez tout ou partie du parmesan par de la levure maltée. Si vous êtes pressé, notez que la sauce au pesto peut être remplacée par un mélange d'herbes, d'épices et de légumes de votre choix agrémenté de 2 à 3 cuillerées à soupe d'huile d'olive. Vous pouvez aussi remplacer les pignons de pin par des noisettes concassées.

Macaronis à la tomate et au basilic frais

Ce plat léger et simple peut être préparé tout au long de l'année, mais il n'est jamais meilleur qu'en été, lorsque les tomates et le basilic sont frais et de saison. Les végans peuvent suivre la recette en faisant l'impasse sur le fromage ou le remplacer par un équivalent végan. Il y a des restes ? Tant mieux, c'est encore meilleur le lendemain, lorsque les pâtes ont absorbé toute la sauce.

Quantité : pour 6 personnes

Temps de préparation : 15 min

Temps de cuisson : 10 min

500 g de macaronis à la semoule de blé dur

500 g de dés de tomates fraîches (grossièrement épépinées)

3 cuil. à soupe de basilic frais émincé

3 cuil. à soupe de noisettes concassées

250 g de mozzarella

4 cuil. à soupe d'huile d'olive

quelques feuilles de basilic, des demi-tomates cerise et des olives noires pour la garniture

poivre fraîchement moulu

1. Dans un petit saladier, mélangez les tomates, le basilic, les noisettes et la mozzarella coupée en morceaux.
2. Dans une grande casserole, faites cuire les macaronis en suivant les instructions indiquées sur l'emballage, puis égouttez-les.
3. Dans un grand saladier, mélangez les pâtes cuites avec l'huile d'olive. Ajoutez ensuite le mélange à base de tomates. Poivrez à votre convenance.
4. Servez immédiatement à l'assiette en parsemant de feuilles de basilic, d'olives noires et de tomates cerise. Pensez à proposer à votre tablée un moulin à poivre.

Lasagnes végétariennes

Voilà un plat qui plaira autant aux végétariens qu'aux non-végétariens. Il se sert accompagné d'une salade verte et de pain, tout simplement.

Quantité : pour 4 personnes

Temps de préparation : 40 min

Temps de cuisson : 1 h 15

1 paquet de feuilles de lasagnes au blé dur

4 oignons

6 tomates fraîches (ou pelées, en boîte)

2 cuil. à café de thym séché

200 g de coulis de tomates

2 courgettes

2 carottes

6 cuil. à soupe de ricotta

6 cuil. à soupe de crème fraîche épaisse

3 cuil. à soupe de parmesan râpé

2 cuil. à soupe d'huile d'olive

quelques branches de basilic frais

1. Préchauffez votre four à 200 °C (th. 7). Dans une grande poêle, faites revenir les oignons émincés dans 1 cuillerée à soupe d'huile d'olive jusqu'à ce qu'ils soient translucides et fondants. Ajoutez les tomates coupées, le thym et le coulis de tomates et laissez mijoter.
2. Coupez les courgettes et les carottes en fines rondelles et incorporez-les au mélange. Couvrez et laissez mijoter à feu doux pendant 20 minutes.
3. Dans un saladier, mélangez la ricotta et la crème fraîche épaisse.
4. Dans un grand plat à gratin légèrement huilé, procédez au montage des lasagnes comme suit :
   - Disposez une première couche de feuilles de lasagnes non cuites (ajustez au mieux et, si besoin, cassez des feuilles de lasagnes pour épouser la forme du plat).
   - Versez ensuite une couche de la préparation à base de tomates, d'oignons, de courgettes et de carottes.
   - Nappez d'une couche du mélange ricotta-crème fraîche.

- Recouvrez d'une nouvelle couche de feuilles de lasagnes et ainsi de suite…
- La dernière couche doit être le mélange de légumes saupoudré de parmesan.

5. Enfournez. Laissez cuire et gratiner pendant 45 minutes.

6. Garnissez de feuilles de basilic frais et servez accompagné d'une salade verte.

Variante ! N'hésitez pas à changer de légumes en troquant, par exemple, les courgettes contre du brocoli ou même des petits pois. Si vous n'avez pas de parmesan, vous pouvez utiliser du gruyère.

Les favoris de toujours

Qui a dit qu'il était interdit de déguster une part de pizza ou un burger lorsque l'on a une alimentation végétarienne ? De nos jours, toutes les recettes – même celles qui sont devenues des piliers de la « fast-food » – ont leurs équivalents végétariens. Voici deux exemples parmi les plus populaires qui gagnent à être revus à la sauce veggie.

Pizza aux légumes

La pizza, dans sa forme la plus simple – c'est-à-dire avec de la sauce tomates fraîche et de la mozzarella –, est, en soi, végétarienne. La recette qui suit est un soupçon plus élaborée avec, notamment, de délicieux légumes rôtis pour davantage de saveur. Mais ce n'est pas tout : avec une pâte à pizza maison, rien de plus tentant que d'être créatif en testant toutes sortes de garniture. Autre option possible : ne pas utiliser de fromage. Vous serez surpris de découvrir à quel point une pizza végane, sans fromage, peut être bonne. Et puis, sans ces produits laitiers riches en matières grasses, la pizza peut devenir un plaisir sain à déguster sans culpabilité !

La recette de pâte à pizza est ici prévue pour 2 pizzas. Si vous ne comptez pas préparer les 2 pizzas le jour même, gardez la moitié de la pâte pour un autre jour. La pâte à pizza se conserve jusqu'à 3 mois au congélateur.

Quantité : pour 2 grandes pizzas

Temps de préparation : 50 min

Temps de repos : 1 h

Temps de cuisson : 1 h 10

Pour la pâte à pizza :

- 1,5 cuil. à café de levure
- 1 cuil. à soupe de miel ou de sucre
- 1 cuil. à café d'huile d'olive
- 1/2 cuil. à café de sel
- 230 g de farine de blé T65
- 230 g de farine de blé T80
- huile pour le plat à pizza

Pour la garniture :

- 250 g des ingrédients suivants de votre choix : brocoli, champignons, poivrons verts, oignons, olives noires
- 2 cuil. à soupe d'huile d'olive
- 2 cuil. à soupe de vinaigre balsamique
- 1 petite boîte de concentré de tomate
- 1 cuil. à café d'herbes de Provence
- 1 cuil. à café d'origan
- 1 cuil. à café de sucre
- 2 boules de mozzarella
- quelques feuilles de basilic frais
- 1 pincée de poivre
- 1 pincée de sucre

1. Préchauffez votre four à 190 °C (th. 6/7).

2. Dans un grand saladier, délayez la levure dans 425 ml d'eau chaude (45 °C environ). Ajoutez le miel ou le sucre, puis l'huile et mélangez. Ajoutez progressivement le sel et les farines en alternant entre les deux types. Mélangez bien après chaque ajout de farine, soit à l'aide d'une cuillère en bois, soit avec vos mains. La pâte doit être souple.

3. Sur une planche en bois farinée, pétrissez la pâte pendant 5 minutes en ajoutant un peu de farine si nécessaire.

4. Huilez légèrement le grand saladier et placez-y la pâte à pizza. Recouvrez le saladier d'une serviette et laissez reposer à température ambiante pendant environ 1 heure.

5. Pendant que la pâte repose, lavez et coupez en morceaux les légumes prévus pour la garniture.

6. Versez l'huile d'olive et le vinaigre balsamique dans un grand plat à gratin. Ajoutez-y les légumes en veillant à bien les imprégner d'huile et de vinaigre. Étalez les légumes uniformément dans le plat et faites-les rôtir au four pendant 35 à 40 minutes, en remuant de temps en temps, jusqu'à ce que les légumes soient cuits et dorés. Réservez.

7. Dans un petit bol, versez le concentré de tomate ainsi qu'1,5 fois son volume d'eau. Ajoutez les herbes, une pincée de poivre et une pincée de sucre. Mélangez le tout, votre sauce pour le fond de votre pizza est prête.

8. Divisez la pâte à pizza en deux. Réservez l'autre moitié pour plus tard si vous le souhaitez (au réfrigérateur ou au congélateur). Pétrissez brièvement la pâte avant de l'étirer sur un plat à pizza légèrement huilé. Vous pouvez aussi étaler d'abord la pâte sur une surface farinée à l'aide d'un rouleau à pâtisserie ou même presser simplement la boule de pâte sur le plat à pizza avant de l'étaler uniformément avec vos mains. Si la pâte a tendance à ne pas rester en place, laissez reposer 5 minutes et étirez-la de nouveau.

9. Étalez votre sauce à base de concentré de tomate sur la pâte en laissant 2 cm vierges sur les bords de la pizza. Disposez uniformément les morceaux de mozzarella sur la pizza avant d'ajouter les légumes rôtis. Enfournez la pizza pour 30 minutes jusqu'à ce que les bords soient dorés et croustillants. Prenez garde à ne pas cuire votre pizza trop longtemps.

10. À la sortie du four, laissez reposer pendant 5 minutes. Disposez des feuilles de basilic sur la pizza, puis coupez-la en parts et servez immédiatement.

Burger végétarien au tempeh

Connaissez-vous le « *sloppy Joe* » ? Ce burger pas comme les autres à l'allure « débraillée », comme son nom l'indique, est très populaire aux États-Unis. Contrairement aux burgers classiques, tous les ingrédients sont mélangés et cuits ensemble. Du coup, c'est aussi le plus simple à décliner en mode végétarien. La recette originale est à base de viande hachée et son alternative végane au tempeh est bluffante… le gras en moins ! Le *sloppy Joe* se sert traditionnellement dans du pain à burger, mais vous pouvez aussi le déguster sur un toast de pain complet.

Quantité : pour 4 personnes

Temps de préparation : 15 min

Temps de cuisson : 20 min

4 pains à burger aux céréales complètes

250 g de tempeh (peu importe la variété) émietté

1 gousse d'ail

1 oignon

1/2 poivron vert

2 cuil. à soupe de sauce soja

3 cuil. à soupe de ketchup

1 pincée de piment de Cayenne

1 cuil. à café de moutarde

2 cuil. à soupe de vinaigre de cidre

2 cuil. à café de sucre

1 cuil. à soupe d'huile d'olive

1. Dans une poêle, faites chauffer l'huile d'olive. Ajoutez l'ail et l'oignon émincés, le poivron vert coupé en dés et faites revenir jusqu'à ce que les oignons soient translucides, voire dorés (au bout de 10 minutes environ).

2. Ajoutez le tempeh et la sauce soja et mélangez. Faites cuire pendant 2 minutes.

3. Incorporez le ketchup, le piment, la moutarde, le vinaigre et le sucre. Laissez mijoter pendant 10 minutes. Servez sur les pains à burger.

Variante ! Vous pouvez remplacer le tempeh par du tofu ferme.

Les options d'inspiration asiatique

Les deux recettes qui suivent sont de bons exemples de plats végétariens simples et savoureux inspirés par la cuisine asiatique qui sait si bien mettre en valeur les produits à base de soja. Sains et pleins de protéines, ces plats sont à consommer sans modération.

Sauté de légumes à la chinoise

Pour parfumer et cuisiner les légumes d'un sauté chinois, la tradition veut que l'on utilise de l'huile de cacahuètes. Dans cette recette, l'huile est remplacée par du beurre de cacahuètes, plus facile à trouver et tout aussi parfumé. N'hésitez pas à modifier la quantité et la variété des légumes de la recette selon vos envies et en fonction de ce que vous avez sous la main. Ce plat très nutritif regorge de vitamines, de minéraux et de fibres. S'il y a des restes, pas de problème : le sauté de légumes se réchauffe très bien.

Quantité : pour 4 personnes

Temps de préparation : 20 min

Temps de cuisson : 15 min

500 g de tofu extra-ferme

4 cuil. à soupe de sauce soja

1 cuil. à café de sucre

1/4 de cuil. à café de gingembre en poudre

2 gousses d'ail

1 gros oignon

3 branches de céleri

3 carottes

5 à 6 bouquets de brocoli

4 cuil. à soupe de pousses de bambou

6 cuil. à soupe de champignons frais coupés

250 g de chou chinois

220 g de pousses de soja

1 cuil. à soupe de beurre de cacahuètes

1 cuil. à soupe de fécule de maïs

3 cuil. à soupe d'huile

1. Dans un bol, mélangez la sauce soja, le sucre, le gingembre et l'ail émincé. Réservez.

2. Dans une grande poêle, faites chauffer l'huile à feu moyen. Ajoutez le tofu coupé en gros dés en faisant revenir chaque côté jusqu'à ce qu'il soit doré. Retirez les morceaux de tofu et placez-les sur une assiette recouverte de papier absorbant pour retenir l'excès d'huile. Mettez de côté.

3. Dans la poêle, ajoutez l'oignon émincé, le céleri et les carottes finement coupés. Faites revenir le tout à feu moyen pendant 3 à 4 minutes en mélangeant régulièrement.

4. Ajoutez le reste des légumes dans la poêle ainsi que le beurre de cacahuètes et la préparation à base de sauce soja. Poursuivez la cuisson pendant 2 minutes en mélangeant bien.

5. Intégrez la fécule de maïs, les cubes de tofu et 5 cl d'eau et laissez encore cuire jusqu'à ce que le liquide s'épaississe et que tous les ingrédients soient fumants. Servez immédiatement accompagné de riz.

Curry de patates douces au lait de coco

Riche en fibres et en vitamines, la patate douce a, contrairement à ce que sa saveur sucrée pourrait laisser croire, un index glycémique moindre que la pomme de terre classique. Dans cette recette délicieusement exotique, elle se mêle au lait de coco, au curry, au gingembre, à la coriandre mais aussi aux tomates, aux petits pois et au poivron. Un festival de saveurs et de couleurs.

Quantité : pour 4 personnes

Temps de préparation : 20 min

Temps de cuisson : 30 min

500 g de patates douces

2 gousses d'ail hachées

3 oignons nouveaux

1 cuil. à soupe de racine de gingembre râpé

1 poivron rouge

1 boîte de 40 cl de lait de coco

1 boîte de 400 g de tomates concassées

1 cuil. à soupe rase de curry en poudre

150 g de petits pois surgelés

250 g de tofu extra-ferme

1 cuil. à soupe d'huile

sel - poivre

coriandre fraîche

1. Épluchez et coupez les patates douces en cubes. Faites chauffer l'huile dans une casserole. Faites-y revenir l'ail haché, les oignons émincés et le gingembre. Lorsque les oignons sont translucides, ajoutez les cubes de patate douce et le poivron rouge coupé en lamelles. Laissez cuire quelques minutes en remuant.

2. Ajoutez le lait de coco, les tomates concassées et la poudre de curry dans la casserole. Une fois que le mélange a frémi, baissez le feu et couvrez. Laissez mijoter pendant 15 minutes : les cubes de patate douce doivent être tendres mais ils ne doivent pas se déliter.

3. Intégrez les petits pois et le tofu coupé en dés et faites encore mijoter pendant 5 minutes. Salez et poivrez à votre convenance. Parsemez de feuilles de coriandre fraîche et dégustez.

Variante ! Vous pouvez remplacer les petits pois par des épinards surgelés. Aubergines et courge butternut se marient bien également avec les saveurs de cette recette.

Chapitre 17

Réaliser de délicieux desserts

Dans ce chapitre :

- Faire le point sur les options à base de chocolat
- Tirer le meilleur parti des fruits
- Revoir les classiques de grand-mère

Recettes dans ce chapitre

- « Cheesecake » au chocolat
- Crème au chocolat
- Gâteau au chocolat facile
- Cookies aux éclats de chocolat
- Pommes au four
- Crumble aux poires et aux fruits rouges
- Tarte aux pommes et aux dattes
- Riz au lait vanillé aux pruneaux
- Tarte Tatin aux mangues

La plupart des gens voient les desserts comme un plaisir coupable, c'est-à-dire bourré de calories et sans grand intérêt nutritionnel. C'est vrai en ce qui concerne les gâteaux, les tartes et autres biscuits industriels riches en sucre et en graisses saturées. Sans parler des arômes artificiels, des colorants et de la gélatine – pas végétarienne pour deux sous, faut-il le rappeler ?

Les desserts « végétariens », toutefois, ne sont pas tout à fait comme les autres. Ne vous faites pas d'illusion : ce n'est pas parce qu'un dessert est estampillé « végétarien » qu'il est forcément meilleur pour votre santé. Dans l'ensemble, cependant, les desserts faits maison avec des ingrédients sains et complets et avec peu de produits d'origine animale sont meilleurs pour votre organisme… et surtout pas moins bons au palais !

Les recettes de ce chapitre vont vous convaincre que la formule « dessert végétarien » n'est pas vaine. La plupart des desserts proposés font la part belle aux fruits pour faire le plein de fibres et de vitamines et gagner en légèreté. Chaque fois que c'est possible, par ailleurs, la farine complète remplace la farine raffinée. De même, le sucre est utilisé avec parcimonie pour une suavité satisfaisante, mais sans excès. Vous allez voir, que ce soit au quotidien ou pour une occasion, c'est à tous ces petits détails que l'on reconnaît un « dessert végétarien ».

Desserts au chocolat

Parfois, on n'a envie que d'une chose : du chocolat. Les desserts de cette section combleront les amoureux de cacao et apporteront une touche finale remarquée à n'importe quel repas.

Et s'il vous faut absolument un alibi santé, souvenez-vous que le chocolat regorge d'antioxydants, de magnésium et même de fibres (surtout s'il est fort en cacao). Notez, par ailleurs, que les quatre recettes qui suivent sont véganes. Avec autant de bonnes raisons de craquer, ce serait dommage de ne pas se faire du bien !

« Cheesecake » au chocolat

Ce gâteau à deux couches si populaire aux États-Unis est devenu très tendance en France. Dans les recettes de cheesecake, le tofu remplace à merveille le traditionnel *cream cheese*. Cette recette à se damner ne fait pas exception avec sa texture crémeuse et son goût fort en chocolat.

Quantité : pour 8 personnes

Temps de préparation : 30 min

Temps de cuisson : 50 min

Temps de réfrigération : 2 h

Pour la garniture :

500 g de tofu ferme

260 g de sucre de canne blond

80 g de chocolat noir pâtissier

1 cuil. à café d'extrait naturel de vanille

1/2 cuil. à café d'extrait naturel d'amandes amères

une pincée de sel

Pour le fond :

- 6 à 8 de biscuits Petit-Brun extra® (naturellement végans)
- 50 ml de margarine allégée

1. Retirez l'emballage du tofu. Enveloppez le tofu dans du papier sulfurisé et placez-le dans une assiette en posant un poids dessus pendant 20 minutes. Pendant que le tofu s'essore, préparez le fond du cheesecake.
2. Émiettez les biscuits et placez-les dans un bol. Faites fondre la margarine à feu doux dans une poêle, puis versez-la sur les biscuits. Mélangez jusqu'à ce que la préparation soit homogène.
3. Dans un moule carré antiadhésif de 20 cm de côté, répartissez la pâte sur tout le fond en la pressant, puis réservez.
4. Dans un mixeur, mélangez le tofu (par portions de 100 g) avec le sucre (gardez 1/3 de sucre pour plus tard). Mixez jusqu'à ce que les ingrédients soient parfaitement mélangés. Placez le mélange tofu-sucre dans un saladier. Préchauffer votre four à 180 °C (th. 6).
5. Dans une casserole, faites fondre le chocolat à feu très doux. Dans le même temps, faites cuire le fond du cheesecake au four pendant 8 minutes, puis laissez refroidir.
6. Lorsque le chocolat a fondu, versez-le sur le mélange de tofu. Intégrez la vanille, l'extrait d'amandes, le sel et le sucre restant. Mélangez jusqu'à ce que la préparation soit homogène.
7. Versez la préparation sur le fond de biscuits et enfournez pour 40 minutes. Lorsque le *cheesecake* est prêt, ses bords remontent légèrement avec de petites fissures à la surface. Le centre du *cheesecake*, lui, reste plat mais il doit être à la fois moelleux, ferme et sans humidité apparente. Laissez reposer le cheesecake au frais pendant au moins 2 heures à compter de sa sortie du four.

Variante ! Vous pouvez servir le cheesecake accompagné de quelques framboises fraîches si c'est la saison. Sinon, vous pouvez mixer des framboises congelées avec un peu de sucre pour faire un coulis de fruits rouges.

Crème au chocolat

Cette crème au chocolat simplissime peut aussi bien jouer les desserts de tous les jours que les douceurs des grandes occasions pour peu qu'on l'agrémente de fruits confits hachés finement (gingembre, citron…), d'épices (cannelle, piment d'Espelette…) ou d'éclats de noix (coco râpée, noisettes, amandes, pistaches…). Seule contrainte : ce dessert demande un peu d'anticipation à cause du temps de repos nécessaire.

Quantité : pour 4 personnes

Temps de préparation : 10 min

Temps de cuisson : 5 min

Temps de réfrigération : 24 h

500 g de tofu soyeux

250 g de chocolat noir pâtissier

1. Faire fondre le chocolat noir dans une casserole au bain-marie.
2. Une fois le chocolat fondu, mixez-le avec le tofu jusqu'à ce que la préparation soit bien homogène. Si vous souhaitez agrémenter la crème de fruits confits ou d'épices, vous pouvez les ajouter à ce moment-là avant de mélanger à nouveau (si vous avez opté pour les éclats de noix, saupoudrez-les simplement au dernier moment juste avant de servir sinon ils risquent de perdre leur croquant).
3. Répartissez le mélange dans 4 ramequins (ou 4 coupes en verre pour un effet plus raffiné).
4. Laissez reposer au réfrigérateur pendant 24 heures dans l'idéal.
5. Au moment de servir, vous pouvez, si vous le désirez, ajouter sur vos crèmes quelques fruits rouges, une pincée de fruits confits ou des éclats de noix.

Gâteau au chocolat facile

Voilà une recette de gâteau à toutes épreuves : du genre de celle qui peut sauver tout parent pris au dépourvu mais désireux de faire un dessert vite fait, (très !) bien fait. Impossible à rater et facile à réaliser, cette recette ne demande que des ingrédients que vous avez probablement déjà dans votre placard. Délicieux, ce gâteau au chocolat est aussi du plus bel effet saupoudré d'un peu de sucre glace. Et personne ne vous croira lorsque vous direz qu'il est sans œufs ni beurre.

Quantité : pour 8 personnes

Temps de préparation : 10 min

Temps de cuisson : 30 min

175 g de farine de blé T65

115 g de cacao amer

1 cuil. à café de bicarbonate de sodium

1/2 cuil. à café de sel

225 g de sucre de canne

125 ml d'huile végétale

2 cuil. à café d'extrait naturel de vanille

2 cuil. à soupe de vinaigre de cidre

sucre glace pour la décoration

1. Préchauffez votre four à 190 °C (th. 6/7). Huilez un moule à gâteau carré de 20 cm de côté. Tamisez ensemble la farine, la poudre de cacao, le bicarbonate, le sel et le sucre directement dans le moule.

2. Dans un verre doseur avec bec verseur, mélangez l'huile, 125 ml d'eau froide et la vanille. Versez la préparation liquide dans le moule à gâteau en mélangeant la pâte avec une fourchette ou un petit fouet. Lorsque la pâte est lisse et homogène, ajoutez le vinaigre et remuez rapidement. Vous allez voir des petits bouillons pâles se former dans la pâte : c'est la réaction du bicarbonate au vinaigre. Mélangez jusqu'à ce que le vinaigre soit réparti de manière homogène dans la préparation.

3. Enfournez pour 30 minutes et laissez refroidir. À l'aide d'une passoire, saupoudrez le gâteau de sucre glace avant de servir.

Variante ! Vous pouvez remplacer l'eau froide par du café froid : le mariage chocolat-café est souvent plus apprécié par les adultes que par les enfants. Si vous avez le temps, au lieu du sucre glace, vous pouvez agrémenter le gâteau d'un glaçage en faisant fondre quelques carrés de chocolat auxquels vous ajouterez du sucre glace et un peu de crème de soja.

Cookies aux éclats de chocolat

Voilà une recette de cookies un peu plus saine que la recette classique. Le résultat est moelleux et tendre. Les enfants les adorent, ils sont faciles à emporter et se congèlent très bien… que demander de plus ?

Quantité : pour 60 petits cookies environ

Temps de préparation : 30 min

Temps de cuisson : 10 min par fournée

175 ml de margarine allégée ramollie

110 g de sucre en poudre

110 g de cassonade

1 cuil. à soupe de substitut d'œuf

1 cuil. à café d'extrait naturel de vanille

30 g de farine T65

90 g de farine de blé T80

1/4 de cuil. à café de sel

1 cuil. à café de bicarbonate de sodium

1/2 cuil. à café de levure chimique

1/2 cuil. à café de cannelle en poudre

400 ml de flocons d'avoine

175 g d'éclats ou de pépites de chocolat noir

3 cuil. à soupe de copeaux de caroube

1. Préchauffez votre four à 180 °C (th. 6).

2. Dans un grand saladier, mélangez la margarine, le sucre, la cassonade, le substitut d'œuf préalablement mélangé à 50 ml d'eau et la vanille jusqu'à obtention d'une pâte lisse.

3. Dans un autre saladier, mélangez les 2 farines avec le sel, le bicarbonate, la levure et la cannelle. Ajoutez le tout au mélange à base de margarine.

4. Intégrez les flocons d'avoine. La pâte va devenir moins souple.

5. Versez dans le saladier les éclats de chocolat noir (pour obtenir des éclats à partir d'une plaque de chocolat, enveloppez celle-ci dans un linge et frappez avec une masse), les copeaux de caroube et malaxez avec vos mains.

6. À l'aide d'une cuillère à café, prélevez des boules de pâte, puis écrasez-les sur une plaque huilée en les espaçant de 3 cm les unes des autres. Faites cuire chaque fournée 10 à 12 minutes, jusqu'à ce que les cookies soient légèrement dorés.

Desserts fruités

Les desserts à base de fruits sont toujours une bonne option car, tout en comblant les envies de sucré, ils apportent un supplément de fibres et autres nutriments bons pour la santé. Ces desserts sont aussi généralement moins caloriques.

Pommes au four

Les pommes au four sont un dessert rapide à préparer, surtout lorsque votre four est déjà chaud parce que vous y avez fait cuire autre chose avant. Cuites, les pommes se conservent jusqu'à 3 jours au réfrigérateur. On peut les déguster en dessert mais aussi au goûter ou au petit déjeuner.

Quantité : pour 4 personnes

Temps de préparation : 10 min

Temps de cuisson : 1 h

4 grosses pommes acidulées

110 g de cassonade

1 cuil. à café de cannelle en poudre

1 cuil. à soupe de margarine allégée

125 ml de jus de pommes (optionnel)

1. Préchauffez votre four à 180 °C (th. 6).

2. Lavez et évidez les pommes mais en laissant un peu de chair au fond de chaque fruit (le trou à la place du cœur de la pomme ne doit pas aller de part en part). Épluchez ensuite la partie supérieure des pommes sur un tiers de leur hauteur environ (voir figure 17-1).

3. Dans un bol, mélangez la cassonade avec la cannelle en poudre. À l'aide d'une cuillère, répartissez la mixture dans le cœur de chaque pomme.

4. Divisez la margarine en quatre et mettez-en une lichette dans le cœur de chaque pomme.

5. Disposez les pommes dans un plat carré de 20 cm de côté en versant 125 ml d'eau ou de jus de pommes.

6. Enfournez pour 1 heure, jusqu'à ce que les pommes soient tendres. Servez chaud, éventuellement accompagné de glace à la vanille, ou froid.

Variante ! À la place du mélange cassonade-cannelle, vous pouvez mettre un peu de confiture de votre choix.

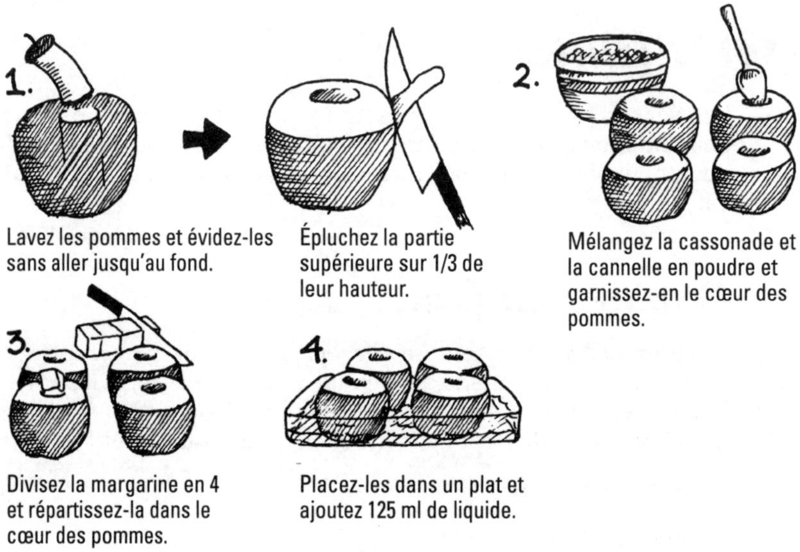

Figure 17-1 : Évider et garnir des pommes au four.

Crumble aux poires et aux fruits rouges

Ce dessert rustique n'est pas appelé à remporter des prix de beauté, mais il est formidable pour utiliser des fruits mûrs et pour servir une grande tablée sans se compliquer la vie. Les framboises apportent une touche festive et colorée : c'est simple, on se croirait un dimanche ou un jour de vacances.

Quantité : pour 6 personnes

Temps de préparation : 20 min

Temps de cuisson : 40 min

Pour la garniture :

- 6 grosses poires mûres
- 175 g de fruits rouges frais ou congelés
- 2 cuil. à soupe de cassonade
- 2 cuil. à soupe de farine T80

Pour le crumble :

- 200 ml de flocons d'avoine
- 110 g de cassonade
- 40 g de farine T80 (ou moitié T80, moitié T65)
- 50 ml de margarine allégée
- 3 cuil. à soupe d'amandes hachées
- huile pour le plat

1. Préchauffez votre four à 190 °C (th. 6/7). Huilez un grand plat rectangulaire. Pelez, évidez et coupez les poires en tranches.
2. Dans un grand saladier, mettez les poires, les fruits rouges, la cassonade et la farine. Mélangez pour bien imprégnez les fruits. Versez ce mélange à base de fruits dans le plat huilé.
3. Dans un petit saladier, mélangez les flocons d'avoine, la cassonade, la farine et la margarine. À l'aide d'une fourchette, liez bien ensemble les ingrédients jusqu'à ce que la margarine soit bien incorporée et que le mélange soit friable. Ajoutez les amandes.
4. Répartissez le crumble sur les fruits en tapotant avec vos doigts.
5. Enfournez pour 40 minutes environ, jusqu'à ce que le dessus du crumble soit doré. Servez chaud ou froid.

Variante ! Remplacez les poires par des pommes et les amandes par des noisettes.

Tarte aux pommes et aux dattes

Ce dessert classique, mais indémodable, ne déçoit jamais. Si vous avez le temps, faites votre pâte vous-même : c'est le petit plus qui fait toute la différence.

Quantité : pour 6 personnes

Temps de préparation : 35 min

Temps de cuisson : 40 min

Pour la pâte :

- 200 g de farine de blé T80
- 40 g de poudre d'amandes
- 1 cuil. à soupe de sucre de canne blond
- 5 cuil. à soupe d'huile végétale
- 1 pincée de sel

Pour la garniture :

6 grosses pommes

3 cuil. à soupe de poudre d'amandes

5 cuil. à soupe de dattes séchées en petits morceaux

1 cuil. à soupe de sucre de canne blond

1. Préchauffez votre four à 180 °C (th. 6).
2. Dans un saladier, versez la farine puis ajoutez la poudre d'amandes, le sucre, l'huile et le sel. Malaxez avec vos doigts en ajoutant un tout petit peu d'eau.
3. Sur un plan de travail légèrement fariné, étalez la pâte à l'aide d'un rouleau à pâtisserie puis ajustez-la dans un moule à tarte de 22 cm de diamètre légèrement huilé et fariné.
4. Pelez et coupez les pommes en lamelles. Parsemez le fond de la tarte de poudre d'amandes et des morceaux de dattes et disposez les lamelles de pomme par-dessus le plus harmonieusement possible.
5. Saupoudrez de sucre et enfournez pour 40 minutes. Servez tiède ou froid.

Variante ! Vous pouvez décliner la garniture en fonction des fruits de saison en remplaçant le mariage pommes-dattes par un mélange fraises-pistaches, poires-figues ou abricots-pistaches.

D'autres grands classiques

Le riz au lait et la tarte Tatin figurent parmi les recettes « de grand-mère » les plus réconfortantes qui soient. Dans cette section, ces deux classiques au parfum d'enfance sont revisités avec du lait de soja pour l'une et des fruits exotiques pour l'autre.

Riz au lait vanillé aux pruneaux

Oui, on peut préparer un riz au lait avec du lait de soja à la place du lait de vache. D'ailleurs, dans cette recette, tout lait végétal – du lait d'amande au lait de riz – peut faire l'affaire. Utilisez le lait végétal que vous avez sous la main.

ASTUCE

Si l'une de vos recettes de famille préférées est à base de lait de vache, sachez que vous pouvez sans problème remplacer celui-ci par du lait de soja en utilisant exactement les mêmes proportions. Remplacer le lait de vache par du lait végétal réduit la quantité de lipides de la recette sans pour autant sacrifier le goût ou la texture originale.

Cette recette utilise du lait de soja vanillé à cause de sa texture crémeuse et de son arôme de vanille.

Quantité : pour 4 personnes

Temps de préparation : 10 min

Temps de cuisson : 1 h 10

1 litre de lait de soja vanillé

110 g de riz rond blanc

4 cuil. à soupe de sucre de canne blond

6 pruneaux dénoyautés

1. Dans une casserole, faites chauffer le lait de soja vanillé. Lorsque le lait frémit, ajoutez le riz rond.
2. Faites cuire à feu très doux, sans couvrir, pendant 1 heure.
3. Découpez les pruneaux en morceaux. Ajoutez le sucre et les morceaux de pruneaux dans la casserole et continuez à faire cuire pendant 5 minutes.
4. Répartissez la préparation dans des ramequins. Dégustez chaud, tiède ou froid.

Variante ! Le lait de soja vanillé n'a qu'un seul défaut : avec lui, pas de grains de vanille apparents. Si vous aimez particulièrement la saveur de la vanille, n'hésitez pas à ajouter une gousse fendue lorsque vous faites chauffer le lait.

Le riz au lait se réchauffe très bien dans un four encore chaud mais éteint.

Tarte Tatin aux mangues

Cette tarte renversée créée accidentellement est un grand classique de la cuisine française. Mais, ici, les traditionnelles pommes sont remplacées par un fruit exotique : la mangue.

Quantité : pour 6 personnes

Temps de préparation : 30 min

Temps de cuisson : 45 min

Pour la pâte :

- 180 g de farine T80
- 1 cuil. à soupe de sucre de canne blond
- 2 cuil. à soupe de purée d'amandes
- 2 cuil. à soupe d'huile végétale
- 1 pincée de sel

Pour la garniture :

- 3 belles mangues
- 3 cuil. à soupe de sucre de canne blond
- huile pour le plat

1. Préchauffez votre four à 180 °C (th. 6).
2. Pour la pâte, mélangez la farine, le sucre, la purée d'amandes, l'huile et le sel dans un saladier. Ajoutez un tout petit peu d'eau pour agréger la pâte. Sur un plan de travail légèrement fariné, étalez la pâte à l'aide d'un rouleau à pâtisserie, puis enroulez la pâte autour du rouleau et couvrez d'un linge.
3. Pelez, dénoyautez et coupez les mangues en tranches pas trop fines. Huilez généreusement un moule à tarte de 22 cm de diamètre. Saupoudrez de sucre et disposez les mangues en mettant leur côté bombé en contact avec le moule.
4. Recouvrez les mangues de la pâte à tarte en faisant rentrer les bords de la pâte à l'intérieur du moule.
5. Enfournez pour 45 minutes. À la sortie du four, laissez tiédir avant de démouler en prenant garde au jus qui risque de couler. Servez seul ou accompagné de crème de soja bien fraîche agrémenté d'1 demi-sachet de sucre vanillé.

Chapitre 18

Cuisiner un repas pour les fêtes

Dans ce chapitre :

- Créer des repas végétariens festifs
- Tirer parti des vieilles traditions
- Connaître des recettes pour les grandes occasions

Recettes dans ce chapitre

- Courge farcie
- Pain de légumes aux noisettes et au fromage
- Risotto à la crème d'avocat
- Purée de pommes de terre onctueuse et sauce aux champignons
- Légumes racines rôtis
- Tartelettes aux pignons de pin

La période des fêtes est toujours un moment de l'année particulier : cela tient à la famille et aux amis avec lesquels on est, mais aussi aux traditions qui accompagnent ces retrouvailles. Et s'il y a une tradition qui compte, c'est bien celle des repas.

On associe tous certains plats à certaines occasions. Pour beaucoup, Noël rime ainsi avec huîtres, saumon fumé et foie gras. Pas pour les végétariens qui, eux, tireront parti de la richesse et de la diversité des fruits et légumes et du monde végétal en général.

Vous allez le voir dans ce chapitre, les repas de fêtes sans viande se caractérisent par une abondance de nourritures colorées, savoureuses et joyeuses.

Adopter de nouvelles... traditions

Les traditions culinaires varient et il arrive même que certaines changent complètement avec le temps. Tout dépend, en fait, de ce qui vous est devenu familier avec les années. Pour une certaine famille végétarienne, le repas de Noël sera, par exemple, constitué d'une série d'*antipasti* suivis d'un risotto tandis que pour une autre, le repas tournera autour d'une courge farcie et d'une bûche.

De nombreuses recettes de ce guide peuvent être servies pour des occasions festives. Mais gardez en tête qu'en utilisant des ingrédients de saison, vous contribuerez à faire écho à l'atmosphère de la période : les champignons et les poires, par exemple, évoquent bien la fin de l'année.

ASTUCE

Si l'alimentation végétarienne est une nouveauté pour vous et que vos traditions culinaires sont encore centrées sur des produits d'origine animale, ne vous inquiétez pas. Sélectionnez les aspects qui vous conviennent encore dans les repas de fête classiques et trouvez des alternatives pour tout ce qui ne vous convient plus.

Si la purée de pommes de terre, les petits pois ou le riz qui accompagnent la dinde ou les noix de Saint-Jacques vous conviennent encore, gardez-les. Vous pouvez toujours remplacer la viande ou les crustacés par un pain de légumes aux noix (une recette qui figure dans ce chapitre).

Utilisez votre imagination et pensez à ce que vous aimez manger. Avec le temps, vous allez installer de nouvelles traditions culinaires et elles vous seront très vite aussi chères que celles d'autrefois.

Rendre un repas de fête spécial

En lisant les recettes qui suivent, réfléchissez à ce qui vous tient à cœur dans les repas de fête. Les partagez-vous dans la salle à manger ou dans la cuisine ? Sortez-vous du placard votre plus belle nappe et votre porcelaine la plus fine pour l'occasion ? Décorez-vous la table avec des bougies ? Et la musique, y êtes-vous attentif ?

L'atmosphère que vous allez créer dans la pièce où vous allez manger et la façon dont vous allez présenter vos plats vont donner le ton du repas et contribuer à ce que celui-ci sorte du quotidien. Bien sûr, vous pouvez cuisiner les recettes de ce chapitre à n'importe quel moment de l'année, mais si vous les réservez pour certaines occasions en sortant le grand jeu, votre repas aura vraiment, comme tous les repas de fête, quelque chose de spécial.

Recettes festives à savourer

Beaucoup de végétariens ont leurs propres traditions. Peut-être trouverez-vous certaines des vôtres dans les pages qui suivent.

Courge farcie

La courge farcie fait un délicieux plat principal pour les repas de fête. Posée au milieu de la table, elle amène tout de suite de la couleur. N'importe quelle courge convient pour cette recette, mais la courge poivrée et la courge *butternut* – ou doubeurre (voir figure 18-1) – sont les plus courantes dans les grandes surfaces. La recette qui suit est valable pour une grosse courge, c'est-à-dire de quoi servir quatre bonnes portions. N'hésitez pas à doubler ou tripler les quantités si vous avez un certain nombre d'invités. Autre possibilité : farcir plusieurs petits potirons, par exemple, que vous servirez individuellement, effet garanti !

Quantité : pour 4 personnes

Temps de préparation : 20 min

Temps de cuisson : 1 h

1 courge *butternut* (ou 2 petites courges poivrées pour 4 portions individuelles)

1 oignon moyen

80 g de champignons frais coupés

1 gousse d'ail

60 g de céleri émincé (feuilles et branches)

1/4 de cuil. à café de poivre noir

2 cuil. à soupe de persil frais haché

1/2 cuil. à café de sauge

1/2 cuil. à café de thym

le jus de 1 citron

1/2 pomme granny-smith en dés

2 cuil. à soupe de noisettes hachées

2 cuil. à soupe de raisins secs blonds

3 tranches de pain complet émietté grossièrement

5 cuil. à soupe de cheddar râpé (ou de fromage végan)

2 cuil. à soupe d'huile d'olive

1. Préchauffez votre four à 180 °C (th. 6). Coupez la courge en deux. À l'aide d'une cuillère, ôtez les pépins et les fibres.

2. Dans un plat légèrement huilé, disposez les deux moitiés de courge. Remplissez d'eau sur 1,5 cm. Versez un filet d'huile sur les 2 demi-courges. Enfournez pour 30 minutes : la chair de la courge doit être tendre mais toujours ferme (ne laissez pas trop cuire la courge sinon elle finira en morceaux à la fin de la recette).

3. Pendant que la courge cuit au four, faites chauffer l'huile d'olive dans une petite poêle. Faites-y revenir l'oignon et l'ail émincés, les champignons et le céleri jusqu'à ce que les oignons deviennent translucides. Ajoutez enfin le poivre, le persil, la sauge, le thym et le jus de citron et ôtez du feu.

4. Versez la préparation à base d'oignons dans un saladier. Ajoutez les dés de pommes, les noisettes, les raisins, le pain émietté et le fromage. Mélangez jusqu'à obtenir une farce homogène.

5. Retirez la courge du four. Si vous le souhaitez, transférez les courges dans un plat plus décoratif. Sinon, enlevez l'eau du plat de départ. Remplissez chaque moitié de courge avec la farce en pressant légèrement.

6. Versez un filet d'huile d'olive sur les deux moitiés de courge farcies et faites cuire au four pendant 20 minutes supplémentaires environ, jusqu'à ce que le fromage ait fondu et que la farce soit dorée.

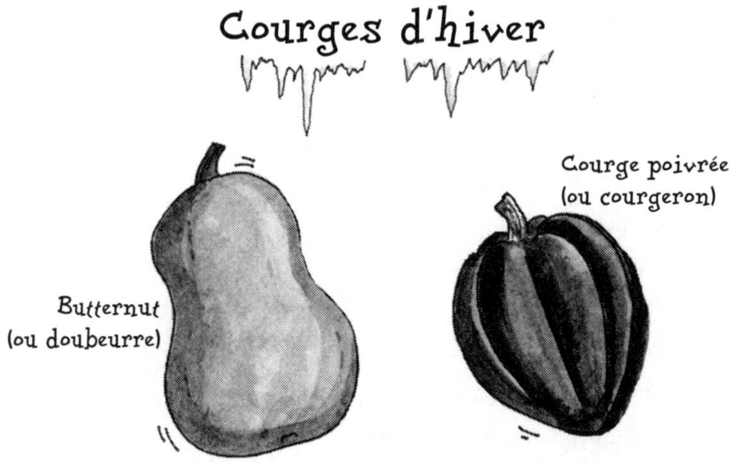

Figure 18-1 : Pour faire une courge farcie, ces deux variétés assez courantes sont idéales.

Pain de légumes aux noisettes et au fromage

Si vous connaissez le pain de viande, ce plat vous rappellera des souvenirs du point de vue de la texture. Son délicieux goût de noisette plaît à tout le monde. Pour une allure festive, présentez le pain de légumes sur un plat garni de persil et de tomates cerise. Si vous voulez être sûr que tout le monde puisse se resservir, n'hésitez pas à préparer deux pains – les restes se réchauffent très bien.

Quantité : pour 4 personnes

Temps de préparation : 20 min

Temps de cuisson : 40 min

1 gros oignon

200 g de chapelure + plus pour la garniture

200 g de carottes râpées

90 g de cheddar râpé (ou des carottes râpées supplémentaire pour les végans)

125 g de noisettes hachées

le jus de 1 citron

6 blancs d'œufs (ou l'équivalent de 3 substituts d'œufs pour les végans)

2 cuil. à soupe d'huile d'olive

persil, rondelles de poivron rouge ou jaune et demi-tomates cerise pour la garniture

1. Préchauffez votre four à 200 °C (th. 7).
2. Dans une grande poêle, faites chauffer l'huile d'olive. À feu moyen, faites revenir l'oignon émincé finement dans l'huile jusqu'à ce qu'il soit translucide.
3. Ajoutez 125 ml d'eau et la chapelure et mélangez bien. Retirez du feu. Intégrez le fromage, les carottes, les noisettes, le jus de citron et les blancs d'œufs et mélangez soigneusement.
4. Versez la préparation dans un moule à cake huilé de 22 × 11 × 10 cm. Saupoudrez de quelques cuillerées de chapelure.
5. Enfournez pour 30 minutes jusqu'à ce que le pain soit doré.
6. Disposez sur un plat et garnissez de persil, de tomates cerise et de rondelles de poivron rouge ou jaune.

Variante ! Pour une touche encore plus festive, vous pouvez accompagner ce plat d'un coulis de tomates agrémenté de quelques gouttes de sauce piquante type Tabasco®. Autre option : une sauce aux champignons (dont vous trouverez la recette dans ce chapitre).

Risotto à la crème d'avocat

Comme chacun sait, le risotto est déjà un plat crémeux, mais ajoutez de l'avocat et le résultat sera d'une onctuosité folle. La belle couleur vert pâle de cette préparation n'est pas non plus pour déplaire.

Quantité : pour 6 personnes

Temps de préparation : 10 min

Temps de cuisson : 30 min

- 400 g de riz pour risotto
- 2 cubes de bouillon de légumes
- 4 gousses d'ail
- 1 oignon
- 80 g de parmesan râpé
- 5 cuil. à soupe d'huile d'olive

Pour la crème d'avocat :

- 4 avocats
- 3 oignons verts
- 1/2 cuil. à café de sucre
- le jus de 1 citron
- 3 cuil. à soupe de persil haché
- 1 cuil. à café de sauce soja
- 1/2 cuil. à café de piment doux en poudre
- 2 cuil. à soupe d'huile d'olive

1. Dans un bol, mélangez les 2 cubes de bouillon de légumes avec l'équivalent d'1 verre d'eau chaude et déliez.
2. Dans une grande poêle à frire, faites revenir l'ail et l'oignon émincés dans l'huile d'olive à feu moyen jusqu'à ce que les oignons soient translucides mais pas colorés.
3. Ajoutez le riz pour le « nacrer » : les grains doivent être enrobés d'huile. Faites revenir pendant 2 à 3 minutes avant de verser le bouillon de légumes. Continuez à faire cuire en mélangeant jusqu'à ce que le liquide soit absorbé, puis renouvelez l'opération, verre d'eau par verre d'eau, jusqu'à ce que le riz soit cuit. Il se peut que vous utilisiez près de 2 litres d'eau en tout. L'opération prend une vingtaine de minutes environ.

4. Pendant la cuisson du riz, préparez la crème d'avocat. Mixez les avocats, les oignons, le sucre, l'huile d'olive, le jus de citron, le persil, la sauce soja et le piment doux jusqu'à obtenir une crème onctueuse. Salez (sans excès, car le parmesan est déjà salé) et poivrez à votre convenance.

5. Lorsque le riz est cuit, incorporez le parmesan râpé en même temps qu'un filet d'huile d'olive et remuez énergiquement. Ôtez du feu et ajoutez la crème d'avocat.

6. Pour une présentation à l'italienne, répartissez le risotto dans des assiettes creuses préchauffées. Dégustez immédiatement.

Purée de pommes de terre onctueuse et sauce aux champignons

La purée de pommes de terre maison est toujours un délice apprécié de tous. Avec une sauce aux champignons, c'est tout simplement un avant-goût du paradis !

Quantité : pour 8 personnes

Temps de préparation : 15 min

Temps de cuisson : 40 min

Pour la purée :

- 2,5 kg de pommes de terre (à chair tendre, variété pour purée)
- 50 ml de margarine allégée
- 250 ml de lait de soja (ou de lait écrémé)
- 1/4 de cuil. à café de sel
- 1/4 de cuil. à café de poivre

Pour la sauce aux champignons :

- 500 g de champignons
- 1 oignon moyen
- 2 cuil. à soupe de farine
- 1 cube de bouillon de légumes
- 1/4 de cuil. à café de sel (uniquement si votre cube de bouillon est sans sel)
- 1/4 de cuil. à café de poivre
- 250 ml de lait de soja (ou de lait écrémé)
- 1 cuil. à soupe d'huile d'olive

1. Épluchez les pommes de terre et coupez-les en deux si elles sont petites ou en quatre si elles sont plus grosses. Placez les morceaux dans une grande casserole et remplissez d'eau froide. Couvrez et faites cuire à température moyenne jusqu'à ce que l'eau bouille. À ébullition, déplacez le couvercle pour permettre à la vapeur de s'échapper et baissez le thermostat. Laissez mijoter pendant 30 minutes jusqu'à ce que la chair des pommes de terre soit tendre.

2. Pendant que les pommes de terre cuisent, préparez la sauce aux champignons. Faites revenir l'huile d'olive dans une poêle. Ajoutez les champignons finement coupés et l'oignon émincé et faites cuire à feu moyen jusqu'à ce que l'oignon devienne translucide, soit au bout de 5 minutes environ.

3. Incorporez la farine et émiettez le bouillon de légumes dans la poêle. Ajoutez le sel (si besoin) et le poivre et mélangez. Versez le lait de soja. Continuez à faire cuire en remuant pendant 2 à 3 minutes jusqu'à ce que la sauce épaississe et que les ingrédients soient bien mélangés. Versez la sauce dans un récipient adapté et mettez de côté jusqu'à ce que les pommes de terre soient prêtes. Si vous ne servez pas la sauce immédiatement, elle demandera peut-être à être réchauffée.

4. Lorsque les pommes de terre sont cuites, égouttez-les. Dans un grand saladier, mélangez les pommes de terre, la margarine, le lait, le sel et le poivre. Écrasez les pommes de terre avec un presse-purée jusqu'à obtenir une texture lisse et homogène. Transférez la purée dans un joli plat de service et servez avec la sauce aux champignons.

Variante ! Si vous aimez les fines herbes, n'hésitez pas à ajouter 1 cuillerée à soupe de ciboulette hachée ou de persil ciselé au moment d'écraser les pommes de terre.

Légumes racines rôtis

Le rôtissage de ces légumes racines fait ressortir leur parfum. Épluchez les légumes avant de les couper. Les betteraves vont teinter les autres légumes d'un joli rouge-violet.

Quantité : pour 6 personnes

Temps de préparation : 20 min

Temps de cuisson : 1 h 05

2 carottes moyennes

1 navet

4 betteraves rouges

1 panais

1 oignon moyen

2 petits poireaux

1 pomme de terre

1 patate douce

1 bulbe de fenouil

4 gousses d'ail

romarin frais

1/2 cuil. à café de sel

1/2 cuil. à café de poivre noir

75 ml d'huile d'olive

5 cuil. à soupe de vinaigre balsamique

1. Épluchez tous les légumes. Coupez les carottes en morceaux de 2,5 cm, les navets en rondelles de 2,5 cm. Coupez les betteraves, l'oignon et le fenouil en quatre, les poireaux en morceaux, la pomme de terre et la patate douce en huit. Coupez le panais dans la longueur, puis en tranches. Préchauffez votre four à 180 °C (th. 6).

2. Dans un saladier, imprégnez les légumes d'huile d'olive. Ajoutez l'ail pelé, le romarin, le sel, le poivre et mélangez. Mettez de côté le fenouil et les poireaux et disposez tous les autres légumes sur une plaque légèrement huilée.

3. Faites rôtir les légumes pendant 15 minutes puis ajoutez le fenouil et les poireaux. Laissez rôtir tous les légumes pendant 50 minutes supplémentaires jusqu'à ce que leur chair soit tendre. Soyez particulièrement attentif à la cuisson des betteraves, celles-ci doivent être tendres.

4. Disposez les légumes dans un plat, ajoutez le vinaigre balsamique, mélangez et servez.

Tartelettes aux pignons de pin

Le goût riche et hivernal de ces tartelettes a quelque chose de chaleureux. Accompagnées d'une boule de glace à la vanille, elles feront un dessert craquant… dans tous les sens du terme.

Quantité : pour 6 personnes

Temps de préparation : 35 min

Temps de cuisson : 35 min

Pour la pâte :

- 160 g de farine de blé T80
- 1 cuil. à soupe de sucre de canne blond
- 4 cuil. à soupe d'huile végétale
- 1/4 de cuil. à café de sel

Pour la garniture :

- 125 g de pignons de pin
- 25 cl de crème de soja
- 1 œuf
- 4 cuil. à soupe de sucre de canne blond

1. Préchauffez votre four à 180 °C (th. 6). Faites dorer les pignons de pin à sec dans une poêle. Réservez.
2. Pour la pâte, mélangez la farine, le sucre, le sel et l'huile dans un saladier. Ajoutez un petit peu d'eau pour agglomérer la pâte. Sur un plan de travail légèrement fariné, étalez la pâte à l'aide d'un rouleau à pâtisserie, puis tapissez six moules à tartelettes légèrement huilés et farinés.
3. Dans un bol, mélangez avec soin la crème de soja, le sucre de canne et l'œuf.
4. Répartissez la préparation à base de crème de soja dans les fonds de tarte. Ajoutez enfin les pignons de pin.
5. Enfournez pour 20 minutes, puis saupoudrez les tartelettes de sucre de canne. Enfournez de nouveau pour 10 minutes afin de caraméliser le dessus des tartelettes.
6. Servez tiède accompagné d'une boule de glace à la vanille.

Variante ! Vous pouvez remplacer le sucre de canne de la garniture par du miel.

ASTUCE

Si vous voulez préparer ces tartelettes quelques heures à l'avance, faites-les cuire 20 à 25 minutes mais ne procédez à la caramélisation (10 minutes au four) qu'une demi-heure avant de servir.

Chapitre 19

Faire son propre pain

Dans ce chapitre :

- Profiter des bienfaits des céréales
- Préparer des viennoiseries maison

Recettes dans ce chapitre

- Pain à la farine de maïs
- Pain au fromage
- Pain à la courgette
- Pain à la banane et aux pépites de caroube
- Pain brioché aux raisins
- Mini-croissants

Dans tous les pays du monde, le pain est un aliment incontournable. Dans les pays occidentaux, faire son propre pain est rare, pourtant, quoi de plus accueillant qu'une maison remplie de l'odeur du pain qui vient de sortir du four ?

À table, que ce soit pour le petit déjeuner, le déjeuner, le goûter ou le dîner, il y a toujours de la place pour un morceau de pain. Dans le chapitre 9, vous avez découvert les différents types de céréales et leurs bienfaits pour la santé. Les recettes de ce chapitre, elles, constituent un aperçu des différents types de pain qui peuvent enrichir une alimentation végétarienne.

ATTENTION !

Si vous sortez dîner au restaurant, faites attention au pain que vous mangez et n'hésitez pas à vous renseigner sur sa composition : il peut arriver que certains pains contiennent des lardons ou des bouts de jambon.

À RETENIR

Il faut savoir – contrairement à ce que vous imaginez si vous n'avez jamais tenté l'expérience – que faire son propre pain n'a rien de compliqué. Par ailleurs, le pain complète idéalement la plupart des plats végétariens. Bref, aucune raison de ne pas s'en payer une bonne tranche !

Pains salés

Rien de meilleur qu'un bon morceau de pain pour accompagner un bol de soupe, une salade ou un peu de fromage ! Les recettes de cette section vous aideront à compléter bien des repas.

Pain à la farine de maïs

Ce pain à la farine de maïs est moelleux et savoureux. Servez-le chaud pour accompagner un chili sin carne (chapitre 16), une poêlée de légumes ou un bol de soupe.

Quantité : pour 4 personnes

Temps de préparation : 10 min

Temps de cuisson : 30 min

300 g de semoule de maïs

2 blancs d'œufs

375 ml de yaourt

1/2 cuil. à café de bicarbonate de sodium

1/2 cuil. à café de sel

3 cuil. à soupe d'oignons émincés

1/4 de cuil. à café de poivre noir

2 cuil. à soupe d'huile d'olive

1. Préchauffez votre four à 220 °C (th. 8) et huilez un moule.
2. Mélangez tous les ingrédients dans un saladier jusqu'à obtenir un mélange homogène.
3. Versez la pâte dans le moule huilé et enfournez pour 30 minutes. Prenez garde à ne pas trop cuire le pain.

Variante ! Pour une saveur ensoleillée, ajoutez des tomates séchées.

Pain au fromage

Ce pain est plein de saveurs et il sera pauvre en graisses saturées si vous utilisez du fromage végétal.

Quantité : pour 2 pains (environ 24 tranches)

Temps de préparation : 30 min

Temps de repos : 1 h 30 à 2 h

Temps de cuisson : 1 h

690 g de farine T45

1,5 cuil. à café de sel

1 cuil. à soupe de sucre en poudre

1 cuil. à soupe d'huile d'olive

1 sachet de levure sèche de boulanger (7 g)

150 g de cheddar râpé (ou substitut de fromage végan)

1 cuil. à soupe de poivre noir

farine - huile

1. Dans un saladier, mélangez la farine, le sel, le sucre et l'huile d'olive.
2. Dans un bol, délayer la levure avec 425 ml d'eau chaude. Versez la préparation à base de levure dans la farine et mélangez avec vos mains jusqu'à obtention d'une pâte.
3. Ôtez la pâte du saladier et pétrissez-la pendant 10 minutes sur un plan de travail fariné. La figure 19-1 montre comment bien pétrir une pâte à pain.
4. Lorsque la pâte est suffisamment pétrie, remettez-la dans le saladier et couvrez celui-ci d'une serviette ou de papier sulfurisé. Laissez reposer environ 1 heure dans un endroit chaud : la pâte doit doubler de volume.
5. Sur un plan de travail fariné, incorporez le fromage et le poivre à la pâte. Pétrissez pendant environ 7 minutes, jusqu'à ce que le fromage et le poivre soient parfaitement intégrés.
6. Divisez la pâte en deux, puis disposez les 2 boules de pâte obtenues dans deux moules à cake huilés de 22 × 13 × 7 cm. Couvrez les deux moules et laissez lever la pâte pendant 30 minutes à 1 heure : la pâte doit légèrement dépasser du haut des moules.
7. Préchauffez votre four à 180 °C (th. 6).

8. Enfournez les pains pour 1 heure : le dessus des pains doit être doré et sonner creux lorsque vous le tapez du bout des doigts.

9. Retirez du four, laissez refroidir et servez.

Variante ! Vous pouvez ajouter 2 cuillerées à café de ciboulette ou autres fines herbes au moment d'incorporer le fromage et le poivre.

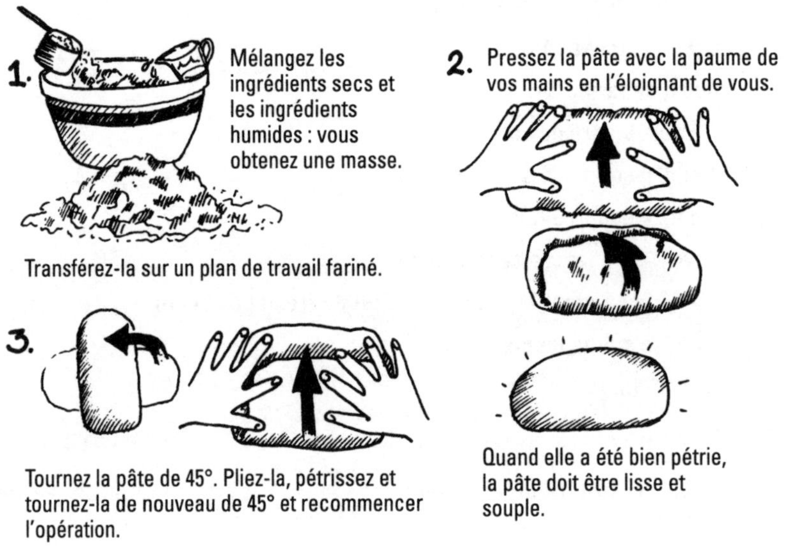

Figure 19-1 : Pétrir du pain.

Pains sucrés, brioches et viennoiseries

On les déguste au goûter ou au petit déjeuner, lorsque l'on a une grosse faim ou un petit creux, les recettes plaisir de cette section fleurent bon les dimanches, les vacances et les souvenirs d'enfance.

Pain à la courgette

En été, la saison des courgettes, ce pain constitue un délicieux petit déjeuner (ou goûter). Cette recette est valable pour deux pains : congelez-en un et savourez l'autre sur-le-champ.

La levure chimique et le bicarbonate de sodium permettent de réduire le temps de préparation.

Quantité : pour 2 pains (environ 24 tranches)

Temps de préparation : 30 min

Temps de cuisson : 1 h

500 g de sucre blond

250 ml d'huile végétale

6 blancs d'œufs (ou 4,5 cuil. à café de substitut d'œuf mélangées à 6 cuil. à soupe d'eau)

3 cuil. à café d'extrait naturel de vanille

3 courgettes râpées grossièrement (et non épluchées)

230 g de farine T45

1/4 de cuil. à café de levure chimique

2 cuil. à café de bicarbonate de sodium

1 cuil. à café de sel

110 g de noisettes hachées

huile pour les moules

1. Préchauffez votre four à 180 °C (th. 6).
2. Dans un saladier, mélangez l'huile, le sucre, les blancs d'œufs et la vanille. Ajoutez les courgettes râpées et mélangez de nouveau.
3. Dans un autre saladier, mélangez la farine, la levure chimique, le bicarbonate de sodium et le sel.
4. Ajoutez la préparation sèche à base de farine au mélange avec les courgettes. Mélangez avec soin, puis intégrez les noisettes.
5. Répartissez la pâte dans deux moules à cake bien huilés de 22 × 13 × 7 cm. Enfournez pour environ 1 heure, jusqu'à ce que le dessus des 2 pains soit doré.

Variante ! Pour une version plus légère, vous pouvez vous contenter de 175 ml d'huile végétale. Par ailleurs, si vous aimez la cannelle, vous pouvez en ajouter 3 cuillerées à café au moment de mélanger la farine, la levure chimique, le bicarbonate de sodium et le sel.

Pain à la banane et aux pépites de caroube

Le mariage de la banane et de la caroube – considérée comme un substitut naturel au chocolat – donne à ce pain une saveur douce et riche comme on les aime lors des brunchs dominicaux notamment. Si vous êtes un inconditionnel de chocolat, vous pouvez évidemment remplacer les éclats de caroube par des pépites de chocolat noir.

Comme pour la recette précédente, la levure chimique et le bicarbonate de sodium permettent de réduire le temps de préparation.

Quantité : pour 1 pain (environ 12 tranches)

Temps de préparation : 15 min

Temps de cuisson : 1 h à 1 h 10

250 ml d'huile végétale

225 g de sucre de canne blond

1 cuil. à soupe de substitut d'œuf en poudre

2 bananes bien mûres

230 g de farine de blé T45

1 cuil. à café de levure chimique

1/2 cuil. à café de bicarbonate de sodium

1/2 cuil. à café de sel

150 g de pépites de caroube (ou de chocolat noir)

60 g de noisettes hachées

1. Préchauffez votre four à 180 °C (th. 6).
2. Dans un saladier, mélangez l'huile, le sucre, le substitut d'œuf et 4 cuillerées à soupe d'eau. Ajoutez les bananes et mélangez avec un mixeur plongeant.
3. Dans un autre saladier, mélangez la farine, la levure chimique, le bicarbonate de sodium et le sel. Ajoutez petit à petit cette préparation à celle à base de bananes en mélangeant bien entre chaque ajout.
4. Intégrez les pépites de caroube et les noisettes.
5. Versez la pâte dans un moule à cake huilé de 22 × 13 × 7 cm. Enfournez pour 1 heure à 1 heure 10 jusqu'à ce que le pain soit doré.
6. À la sortie du four, laissez refroidir un peu avant de démouler le pain.

Le charme de la caroube

La caroube est tirée des gousses de caroubier, un arbre à feuilles persistantes de la région méditerranéenne. Si elle a la couleur et la saveur du cacao, la caroube ne contient pas de caféine et constitue donc une alternative non excitante et pauvre en graisses au chocolat. On peut remplacer le cacao par la caroube, gramme pour gramme, dans n'importe quelle recette.

Pain brioché aux raisins

Cette recette est simple, mais elle demande de s'y prendre la veille pour le lendemain. Une patience au final bien récompensée…

Quantité : pour 1 pain (environ 12 tranches)

Temps de préparation : 25 min

Temps de repos : 25 h

Temps de cuisson : 30 min

115 g de farine T80

3/4 de cuil. à café de levure de boulanger

1/2 cuil. à café de sel

60 g de sucre de canne blond

50 ml d'huile d'olive

125 g de raisins secs blonds

1. Dans un saladier, délayez la levure et le sel dans 50 ml d'eau chaude. Ajoutez le sucre et la farine et pétrissez pour obtenir une pâte homogène. Ajoutez l'huile d'olive et pétrissez de nouveau : la pâte doit être parfaitement lisse.
2. Mettez la boule de pâte dans un saladier fariné et recouvrez d'un linge humide. Placez le tout au réfrigérateur et laissez reposer pendant 24 heures.
3. Le même jour, mettez les raisins dans un petit bol et couvrez-les d'eau tiède.
4. Le lendemain, sortez la boule de pâte et aplatissez-la. Inutile d'avoir recours à un rouleau à pâtisserie : utilisez la paume de vos mains.

5. Disposez les raisins gonflés et égouttés au centre de la pâte et ramenez vers le milieu les bords opposés comme pour « cacher » les raisins. Le pain doit à présent avoir une forme ovale.

6. Déposez le pain sur une plaque couverte d'un papier sulfurisé et laissez lever pendant 1 heure.

7. Préchauffez votre four à 180 °C (th. 6) avant de faire cuire le pain pendant 30 minutes jusqu'à ce qu'il soit doré.

Mini-croissants

Ces petits croissants à la farine de blé complète peuvent se déguster au petit déjeuner, mais ils peuvent aussi accompagner une soupe ou une salade. Leur texture est tendre et légèrement élastique. Ces croissants se conservent très bien 2 à 3 jours et se congèlent parfaitement. L'ajout de farine de blé complète donne à ces croissants davantage de saveur… et de nutriments. Cela leur confère aussi une jolie couleur caractéristique.

Quantité : pour 32 mini-croissants

Temps de préparation : 20 min

Temps de repos : 2 h 30

Temps de cuisson : 20 min

185 g de farine de blé complète

230 g de farine T45

1 sachet de levure sèche de boulanger (7 g)

175 ml de lait chaud

2 cuil. à soupe de sucre

2 cuil. à soupe de miel

1 cuil. à café de sel

2 blancs d'œufs

50 ml d'huile végétale

huile d'olive

1. Dans un grand saladier, délayez la levure dans 50 ml d'eau chaude. Ajoutez le lait, le sucre, le miel, le sel, les blancs d'œufs, l'huile et la farine de blé complet. Mélangez jusqu'à ce que la pâte soit lisse et que tous les ingrédients soient bien incorporés.

2. Intégrez la farine T45 et mélangez jusqu'à former une boule de pâte. Si la pâte est trop collante, ajoutez autant de cuillerées à soupe de farine que nécessaire.

3. Sur un plan de travail fariné, pétrissez la pâte jusqu'à ce que celle-ci devienne souple. (Voir la figure 19-1 pour connaître la technique pour bien pétrir une pâte à pain.)

4. Huilez un saladier et déposez-y la boule de pâte en la retournant une fois pour qu'elle s'imprègne d'huile. Couvrez le saladier avec une serviette ou du papier sulfurisé et laissez la pâte lever dans un endroit chaud : au bout de 2 heures environ, la pâte doit avoir doublé de volume.

5. Aplatissez la boule de pâte avec votre poing puis divisez-la en deux. Placez 1 boule à la fois sur un plan de travail fariné. Avec un rouleau à pâtisserie, étalez chaque boule jusqu'à obtenir un cercle d'environ 5 cm de diamètre. Badigeonnez légèrement d'huile d'olive le centre de chaque cercle. À l'aide d'un couteau, coupez le cercle en deux, puis en quatre et ainsi de suite jusqu'à obtenir 16 morceaux (voir la figure 19-2, page suivante).

6. Préchauffez votre four à 180 °C (th. 6). En partant du côté le plus large, roulez chaque morceau de pâte en forme de croissant avant d'en presser la pointe. Disposez chaque croissant sur une plaque légèrement huilée et cornez-en un peu les extrémités pour obtenir une forme de croissant de lune.

7. Couvrez de papier sulfurisé et laissez les croissants lever pendant environ 30 minutes.

8. Enfournez pour 20 minutes jusqu'à ce que les croissants soient légèrement dorés. Prenez garde à ne pas les faire trop cuire.

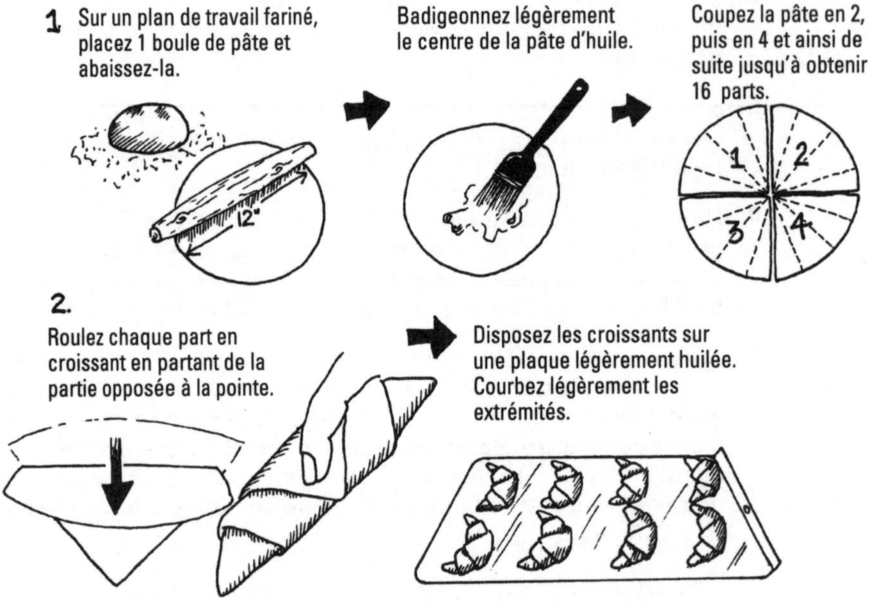

Figure 19-2 : Faire ses propres croissants.

Cinquième partie

Être végétarien tout au long de la vie

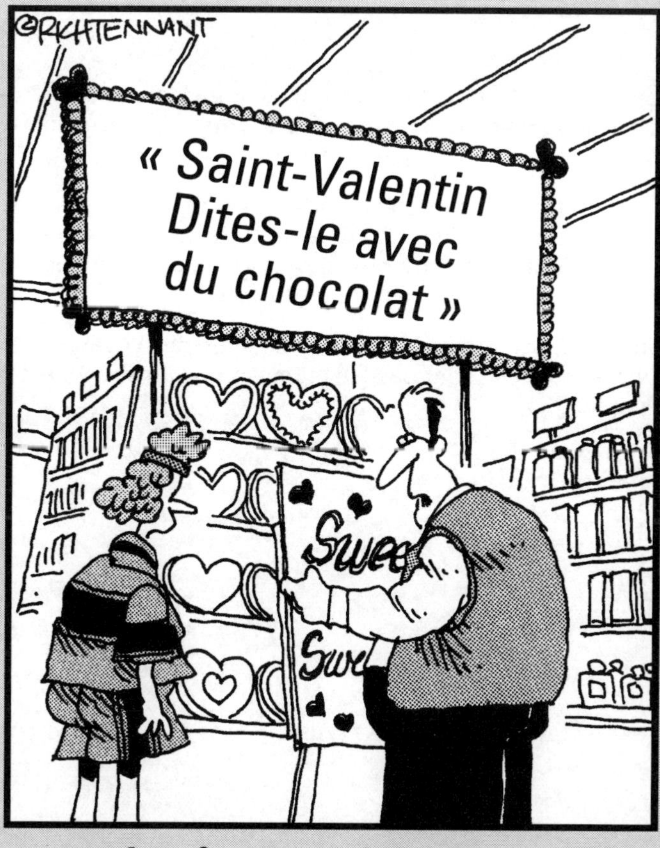
©RICHTENNANT
« Saint-Valentin Dites-le avec du chocolat »
Swee
Swe

Bien sûr que les fruits et légumes sont meilleurs pour la santé… mais « Dites-le avec des *tomates* », pour la Saint-Valentin, on ne le sentait pas.

Dans cette partie…

Vous découvrirez tout ce qu'il faut savoir lorsque les envies de fraises des bois pointent leur nez. Si votre bébé est déjà là, vous trouverez toutes les réponses à vos questions concernant son alimentation.

Donner une alimentation végétarienne à des enfants plus grands et à des adolescents relève d'autres enjeux. Au-delà des interrogations liées à leur croissance et à l'équilibre nutritionnel de leurs repas, réussir à les faire manger sainement, tant à la maison qu'à l'extérieur, peut constituer un défi.

Il sera aussi question, dans cette partie, des besoins des végétariens adultes selon le stade de leur vie. Ceux-ci ne sont pas les mêmes pour un sportif émérite que pour un senior par exemple.

Chapitre 20

Mener une grossesse végétarienne

Dans ce chapitre :

- Préparer sainement sa grossesse
- Veiller à ses besoins nutritionnels de femme enceinte
- Atténuer les nausées

Un régime végétarien sain et équilibré apporte à une femme et à son bébé tous les apports nutritionnels requis pour un début de vie en pleine santé.

Mais ne soyez pas surpris si votre famille et vos amis ne sont pas de cet avis dans un premier temps.

Annoncer une grossesse lorsqu'on est végétarienne peut déclencher chez les autres des réactions de défiance. Gardez en tête que votre famille et vos amis n'ont pas forcément votre expérience personnelle et votre connaissance du végétarisme. Leur réaction est l'expression d'une inquiétude, une inquiétude décuplée parce qu'un bébé en devenir est concerné.

Depuis des siècles, et dans le monde entier, des femmes végétariennes mettent au monde des enfants en parfaite santé. Dans nos contrées, pourtant, le choix de mener une grossesse végétarienne est associé à une forme de radicalisme.

Les choses changent petit à petit, bien sûr, mais d'ici à ce que le grand public ait une meilleure connaissance de ce régime, il vous faudra composer, tout au long de votre grossesse, avec des réflexions parfois malvenues et des intrusions souvent irritantes.

Réconfortez-vous en vous disant que cet intérêt des gens part d'une bonne intention (si, si…). Ce chapitre, en tout cas, va vous aider à dissiper les principales inquiétudes de votre entourage, et éventuellement les vôtres.

Avant bébé : partir du bon pied

Toutes les grossesses ne sont pas planifiées, mais si vous envisagez de porter un bébé prochainement, autant se préparer dès maintenant pour être en pleine forme pendant neuf mois. Plus tôt vous commencerez à bien manger avant votre grossesse, mieux ce sera pour vous et votre enfant.

Les conseils de pré-grossesse sont les mêmes pour les végétariennes et les non-végétariennes :

- Suivez les conseils de votre obstétricien : prenez régulièrement, avant votre grossesse, des suppléments en vitamines et en minéraux. Il est notamment important, avant même la grossesse, d'avoir un apport suffisant en acide folique.

Particulièrement important dans les quatre premières semaines de la grossesse, l'acide folique peut prévenir une malformation neurale – la spina bifida – qui touche la colonne vertébrale. Or près de la moitié des femmes en âge de concevoir seraient partiellement carencées en acide folique. Sachant que le capital d'acide folique met trois mois à devenir optimal, il est important de veiller à se supplémenter dès qu'il y a désir de grossesse.

- Modérez votre consommation de sucreries et évitez la malbouffe.
- Si vous buvez du café, ne dépassez pas deux tasses par jour. Et, bien sûr, faites une croix sur l'alcool et le tabac.
- Ayez une activité physique régulière et pensez à boire suffisamment d'eau.

Les végétariennes qui désirent avoir un enfant ont souvent un léger avantage par rapport aux non-végétariennes : statistiquement, elles ont plus de chances d'avoir un poids proche du poids de forme recommandé. Comme les végétariennes mangent déjà souvent des aliments riches en acide folique (on en trouve notamment dans les noix), le risque de malformation neurale est moindre.

Être attentive à votre forme et à votre alimentation est essentiel pour débuter une grossesse en pleine forme et mettre au monde un bébé en bonne santé. Boire beaucoup d'eau, se reposer suffisamment devraient aussi faire partie du mode de vie d'une femme qui souhaite tomber enceinte. Dans cette section, vous allez découvrir tout ce qu'il faut savoir sur les besoins nutritionnels et l'exercice physique lors de cette période particulière.

Optimiser son alimentation avant la grossesse

Plus tôt vous commencerez à manger sainement avant de tomber enceinte, mieux ce sera pour vous et votre bébé. Les personnes qui s'alimentent bien ont de meilleures défenses immunitaires et ont plus de chances d'échapper aux maladies courantes comme les rhumes et la grippe.

En limitant votre consommation de malbouffe et en faisant le plein de fruits et légumes frais et de céréales complètes, vous pouvez significativement augmenter votre apport en acide folique. Cela augmente les chances que votre enfant soit protégé contre une malformation neurale, puisque le risque de carence intervient en tout début de grossesse, alors même que la plupart des femmes ignorent encore être enceintes.

Booster vos réserves de fer avant de tomber enceinte est également important. Beaucoup de femmes se lancent dans une grossesse avec un taux de fer insuffisant, s'exposant ainsi, une fois enceinte, à une véritable carence. Le volume sanguin maternel double durant la grossesse et les femmes carencées en fer risquent l'anémie.

Si vous avez une alimentation végétarienne stricte ou végane, il vous faut absolument une bonne source de vitamine B12 avant, pendant et après votre grossesse.

Garder la forme

Débuter une grossesse n'est pas le meilleur moment pour se lancer dans un programme sportif ambitieux. Si vous étiez sportive avant votre grossesse, il est probable que vous puissiez continuer à faire de l'exercice physique. Le mieux est de prendre conseil auprès de votre obstétricien.

Rester active aide à maintenir une certaine tonicité musculaire. L'activité physique aide aussi à lutter contre la constipation et les hémorroïdes, deux maux auxquels sont particulièrement sujettes les femmes enceintes. L'alimentation végétarienne, riche en fibres, permet également de prévenir ce genre de désagréments.

Manger sainement, pour deux

Voilà, le test a viré au bleu, dans quelques mois vous serez maman. Et les questions se bousculent :

- Maintenant que vous mangez pour deux, votre consommation de protéines est-elle suffisante ?
- Votre alimentation est-elle assez riche en calcium, en fer ? Et *quid* des autres nutriments ?

Ces questions vous sont familières, n'est-ce pas ? Elles sont du même ordre que celles que vous vous posiez lorsque vous êtes devenue végétarienne. Comprendre comment la grossesse bouleverse vos besoins nutritionnels et comment ces besoins peuvent parfaitement être couverts par une alimentation végétarienne vous permettra de profiter de ces neufs mois avec sérénité.

La figure 20-1 ci-dessous montre certains des aliments végétariens particulièrement recommandés durant la grossesse.

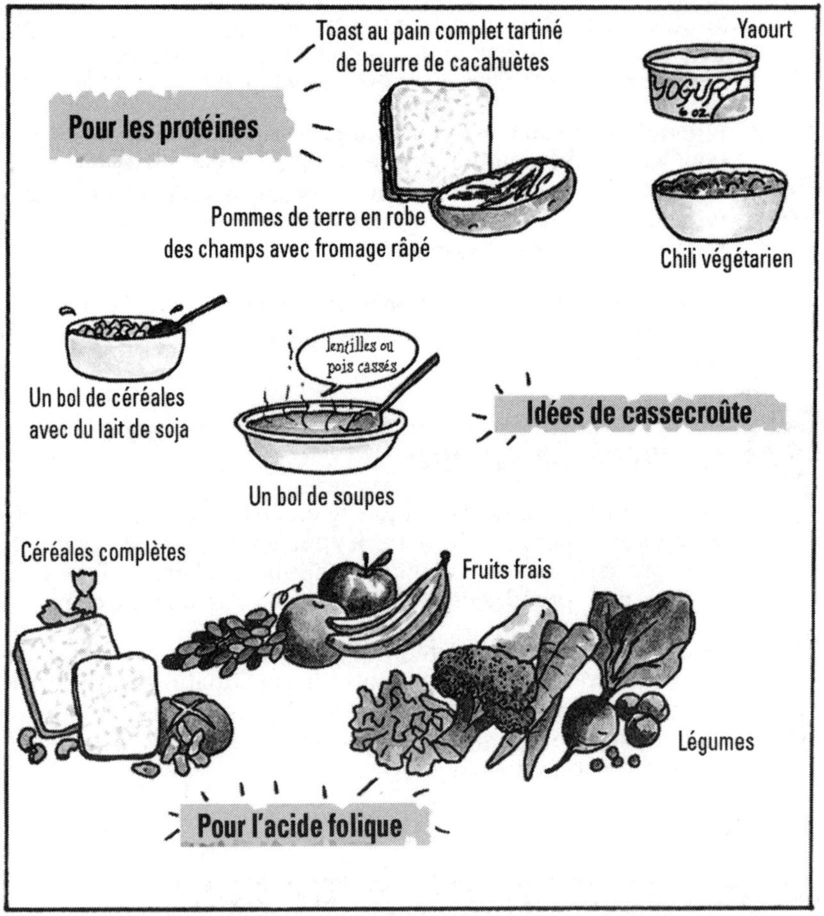
Toast au pain complet tartiné de beurre de cacahuètes
Yaourt
YOGURT
Pour les protéines
Pommes de terre en robe des champs avec fromage râpé
Chili végétarien
Un bol de céréales avec du lait de soja
lentilles ou pois cassés
Idées de cassecroûte
Un bol de soupes
Céréales complètes
Fruits frais
Légumes
Pour l'acide folique

Figure 20-1 : Les aliments végétariens à consommer durant la grossesse.

Dans cette section, vous découvrirez comment optimiser les apports nutritionnels de votre alimentation afin de vivre une grossesse en pleine forme.

Surveiller sa prise de poids

Les végétariennes sont plus enclines à débuter une grossesse avec un poids proche du poids idéal. Les femmes qui avoisinent le poids idéal prennent en général 10 à 15 kg. Si vous êtes en surpoids lorsque vous entamez votre grossesse, il est possible que vous preniez moins de poids – entre 7 et 10 kg. Si vous êtes mince initialement, il est normal et sain de prendre plus de poids – entre 12 et 18 kg – durant ces 9 mois. La prise de poids est variable selon les individus, mais il est néanmoins important de prendre conseil auprès de votre médecin, obstétricien ou sage-femme.

Durant les trois premiers mois de la grossesse, la prise de poids est assez modérée – quelques kilos tout au plus. La prise de poids s'accélère aux deuxième et troisième trimestres et il est alors courant de prendre un kilo de plus tous les quinze jours. Lorsque vous commencez à prendre du poids après votre troisième mois de grossesse, vous avez besoin de 300 calories supplémentaires par jour par rapport à l'époque où vous n'étiez pas encore enceinte. L'apport en calories nécessaire à chaque femme est différent selon que son poids de départ lui offre quelques réserves ou, qu'au contraire, elle puisse être fragilisée par les besoins quotidiens du bébé.

Si vous avez des difficultés à prendre du poids, consultez votre médecin pour obtenir des conseils personnalisés. Les astuces suivantes pourront aussi vous aider :

- Mangez des collations entre les repas. Les aliments légers et faciles à assimiler constituent de bonnes options. Voici quelques exemples d'en-cas : un bol de céréales complètes avec du lait de soja, une tartine de pain avec du beurre de cacahuètes, un yaourt et une biscotte au son, un bol de soupe de lentilles ou de pois cassés.
- Pensez aux féculents et aux aliments riches en calories. Au lieu de manger une salade de laitue et de tomates, optez, par exemple, pour une bonne soupe épaisse pleine de légumes et d'orge. Préférez les pommes de terre, les patates douces, les petits pois et le maïs aux trop peu caloriques haricots verts et concombres. (Mais n'allez pas jusqu'à abandonner complètement les légumes verts, riches en acide folique !).
- Buvez des calories. Les smoothies et les milk-shakes sont une façon simple d'absorber des calories supplémentaires. Vous pouvez ainsi mixer du lait froid ou du yaourt glacé avec des fruits frais. À la place des produits laitiers, les véganes peuvent utiliser du tofu, du lait de soja ou d'autres substituts de laitages.

Si vous avez débuté votre grossesse en surpoids et si votre problème est, au contraire, de modérer votre prise de poids, limitez les aliments gras et sucrés riches en calories mais pauvres en nutriments. Surveillez votre alimentation et prévoyez de faire de l'exercice une fois que votre enfant sera né.

Mettre les préoccupations nutritionnelles en perspective

La famille et les amis pensent bien faire, mais en brocardant régulièrement votre alimentation végétarienne même la végétarienne la plus sûre d'elle peut être prise de doutes quant à la compatibilité du végétarisme avec une grossesse. Si vous avez des questions précises, parlez-en à votre médecin.

Dans cette section, vous trouverez toutes les informations à même de rassurer votre entourage sur votre santé et celle de l'enfant que vous portez.

Durant votre grossesse, il est important de lever le pied sur la malbouffe afin d'être sûre que votre alimentation laisse suffisamment de place aux bons produits.

Les protéines

La question des protéines est celle qui revient le plus souvent de la part des non-végétariens, mais les végétariens ayant une alimentation équilibrée ne manquent absolument pas de protéines. Même enceinte, l'apport en protéines n'est en rien problématique.

L'apport recommandé en protéines pour une femme enceinte est de 60 grammes par jour. Cela représente 10 grammes de plus que les besoins d'une femme qui n'attend pas d'enfant. La plupart des femmes, y compris les végétariennes, dépassent cet apport en protéines avant d'être enceintes. Durant leur grossesse, cet apport en protéines augmente, car dans les 300 calories supplémentaires absorbées par jour figure une part de protéines.

Pensez, en tout cas, à diversifier vos sources de protéines en consommant à la fois des légumineuses (haricots rouges, pois chiches, lentilles…), des céréales (pain, pâtes, riz brun, orge, millet…), des noix (arachides, amandes…) et des graines (de sésame, de citrouille…).

Voici quelques exemples de plats ou collations riches en protéines :

- une pomme de terre en robe des champs avec du fromage râpé,
- un chili végétarien avec du pain complet,
- une salade de légumineuses aux pignons de pin,
- du *houmous* avec du pain pita.

Le calcium

Compter les milligrammes de calcium que vous apporte votre alimentation n'a rien d'une partie de plaisir et, heureusement, ce n'est pas nécessaire. Avoir un apport suffisant en calcium n'est pas un souci, même en étant végétarienne.

Généralement, les femmes enceintes ont les mêmes besoins en calcium qu'avant leur grossesse. Les recommandations actuelles sont de 1 000 milligrammes de calcium par jour durant la grossesse et l'allaitement. Parce qu'elles ne consomment pas de produits laitiers, les véganes peuvent avoir plus de mal que les non-végétariennes et les végétariennes à atteindre ce niveau recommandé.

Que l'on soit non végétarienne, végétarienne ou végane, le plus simple pour une femme enceinte pour atteindre cet objectif de 1 000 milligrammes, est de consommer, chaque jour, trois à quatre portions d'aliments riches en calcium (voir le chapitre 4 pour la liste des aliments riches en calcium).

Si vous cherchez à absorber suffisamment de calcium par le biais de votre alimentation, voici quelques idées :

- Pensez à consommer régulièrement des produits laitiers, du tofu (riche en sulfate de calcium), des graines de sésame, des amandes ou encore du chou cuit.
- Boire du calcium peut aussi être une bonne option. Il existe toutes sortes de boissons enrichies en calcium : jus de fruits, jus d'orange, lait de soja… Renseignez-vous et ouvrez l'œil.

La vitamine D

La vitamine D va de pair avec le calcium pour assurer le bon développement des os et des dents de votre futur bébé. Toutes les femmes enceintes, végétariennes ou non, ont besoin de vitamine D. Quelles sont les principales sources ? Notre corps fabrique naturellement de la vitamine D lorsque notre peau est exposée au soleil. Assez rare dans l'alimentation, la vitamine D est tout de même présente dans le jaune d'œuf, il existe aussi des aliments enrichis en vitamine D – comme le lait. Assurez-vous de ne pas manquer de cette vitamine pendant votre grossesse. Pour en savoir plus sur la vitamine D, voir chapitre 4.

Le fer

Si vous avez augmenté vos réserves de fer auparavant (voir pour plus de détails la section « Optimiser son alimentation avant la grossesse » au début de ce chapitre), il y a de bonnes chances pour que vous entamiez votre grossesse avec le stock de fer qui convient. C'est un point important, car débuter une grossesse avec un manque de fer peut conduire à une anémie ferriprive à un stade ultérieur.

À RETENIR

Toutes les femmes enceintes ont besoin de davantage de fer au cours des deuxième et troisième trimestres lorsque le volume sanguin maternel grimpe en flèche et que le taux de fer chute. À cette période, il n'est pas rare que les professionnels de santé recommandent une supplémentation de 30 milligrammes par jour. Demandez un avis médical avant de prendre un supplément.

ASTUCE

Le fer que l'on trouve dans les aliments d'origine végétale a tendance à être un peu moins bien absorbé par l'organisme que celui contenu dans les aliments d'origine animale. Pour augmenter l'assimilation du fer lorsque vous consommez des lentilles, des épinards ou des petits pois, évitez de boire du thé ou du café en même temps : cela gêne l'absorption du fer. En revanche, pensez à accompagner votre repas d'un jus de citron ou de légumes, comme les tomates ou les poivrons rouges, car la vitamine C, elle, optimise l'assimilation du fer.

La vitamine B12

ATTENTION !

Une végétarienne enceinte n'a pas plus de besoins en vitamine B12 que toute autre femme enceinte. Or, une alimentation lacto-ovo-végétarienne équilibrée permet de satisfaire les besoins en vitamine B12 pendant la grossesse. Si, par contre, vous êtes végane, il est essentiel de prendre des suppléments. On trouve, en effet, la vitamine B12 dans les œufs et les produits laitiers… que les véganes ne consomment pas. L'enfant à naître a besoin de cette vitamine pour se développer. Les véganes doivent donc absolument avoir un apport en vitamine B12 avant, pendant et après la grossesse (surtout si vous allaitez). Pour plus d'informations sur la vitamine B12, voir le chapitre 4.

L'acide docosahexaénoïque (DHA)

De la famille des oméga-3, cet acide gras joue un rôle essentiel pendant la grossesse : il participe du bon développement du cerveau et des yeux du fœtus. Des recherches indiquent que les végétariennes sont enclines à avoir un taux plus bas de DHA dans leur lait maternel que les non-végétariennes.

Les œufs sont une source directe de DHA, mais les végétariennes qui n'en consomment pas régulièrement peuvent veiller à avoir un apport régulier en acide alpha-linolénique, lequel se transforme en DHA dans l'organisme.

Cet acide alpha-linolénique peut se trouver dans :

- les huiles de colza, de graines de lin, de soja et de noix,
- les graines de lin moulues,
- le tofu,
- les noix,
- les suppléments végétariens de DHA faits à base de microalgues.

ATTENTION !

Les femmes végétariennes enceintes devraient limiter leur consommation d'aliments contenant de l'acide linolénique, un autre type d'acide gras que l'on trouve dans les huiles de tournesol, de maïs ou de carthame. Elles devraient aussi éviter les acides gras trans, très présents dans les en-cas industriels et les plats préparés ou surgelés.

Café et thé pendant la grossesse : en boire ou pas ?

Que l'on soit végétarienne ou non, il est recommandé de limiter ou d'éliminer sa consommation de caféine lorsque l'on est enceinte. La caféine stimule le système nerveux de la femme et de l'enfant. Des études ont montré qu'à partir de cinq cafés par jour pendant la grossesse, des problèmes pouvaient survenir : une consommation excessive de caféine augmente, en effet, les risques de fausse couche et de naissance prématurée. Par précaution, mieux vaut faire une croix sur la caféine lorsque l'on attend un enfant. Une autre option est de limiter à deux tasses par jour sa consommation de boissons riches en caféine telles que le café, bien sûr, mais aussi le thé, les colas et autres.

Repas : simplifiez-vous la vie

Comment faciliter la vie de la plupart des femmes enceintes ? En mettant à leur disposition quelqu'un pour leur faire à manger matin, midi et soir, pardi ! Si ce cas de figure n'est pas prêt de se présenter pas dans les neufs mois à venir, ne vous en faites pas. Le plan B ? Il consiste à vous faire gagner du temps en cuisine. Voilà comment…

ASTUCE

- **Optez pour des plats pratiques**. Des galettes végétariennes aux sandwichs, les options veggie se multiplient dans les supermarchés. Pourquoi ne pas en profiter de temps en temps ?
- **Faites-vous livrer en cas de fatigue**. Un sauté de légumes à la chinoise avec du riz vapeur, un sandwich falafel avec un taboulé libanais, une pizza végétarienne peuvent vous dépanner en cas de coup de pompe ou de grosse flemme.
- **Pensez aux conserves**. Une boîte de pois chiches, de haricots verts ou de maïs… voilà d'excellentes bases pour improviser une bonne salade. La boîte de haricots rouges sera, elle, vite transformée en chili végétarien.
- **Devenez une cuisinière du dimanche**. Un jour où vous avez du temps, faites en grande quantité des lasagnes, par exemple, et congelez-en une partie. Vous pourrez les décongeler un jour où vous n'aurez pas envie de cuisiner. Vous pouvez aussi, dans la même idée, vous faire une grande salade de fruits frais que vous mangerez les trois jours suivants.

Gérer les nausées et les envies de fraises

La grossesse génère des dégoûts alimentaires bizarres… et des envies tout aussi étranges. Tout cela est généralement inoffensif et se dissipe au-delà des trois premiers mois de grossesse. C'est la même chose pour les nausées.

Ces aspects de la grossesse sont partagés aussi bien par les non-végétariennes que par les végétariennes. Dans cette section, vous trouverez des conseils pour gérer tous ces bouleversements.

Faire avec les nausées matinales

Les nausées – qu'elles soient matinales ou pas – sont l'un des symptômes les moins agréables de la grossesse, que l'on soit végétarienne ou non. Pour la plupart des femmes, surmonter les nausées revient à attendre qu'elles passent. Voici, par ailleurs, ce que vous pouvez faire, pour en minimiser les effets :

ASTUCE

- Mangez régulièrement. Ne laissez pas la faim s'installer entre les repas, car elle accentue parfois l'état nauséeux. Ayez toujours un en-cas sous la main pour éviter d'être prise au dépourvu.
- Mangez des aliments faciles à digérer comme les fruits, les céréales, le pain. Tous ces aliments ont la particularité d'être riches en hydrates de carbone, ce qui les rend faciles à digérer. *A contrario*, les aliments gras comme les chips, les pâtisseries ou les fromages prennent plus de temps à digérer et sont donc plus à même de vous causer des problèmes.
- Si les nausées et les vomissements vous empêchent de manger ou de boire plus d'une fois par jour, consultez un professionnel de santé. Il est important de veiller à ce que vous ne soyez pas déshydratée.
- Si les suppléments en vitamines et en minéraux vous rendent nauséeuse, essayez de varier le moment de la prise ou prenez-les en même temps qu'un repas consistant.

Se débrouiller avec les envies plus incongrues

Si vous avez des envies – de cornichons ou de gâteau au chocolat, par exemple, voire, pourquoi pas, des deux à la fois –, la meilleure chose à faire est de… craquer ! Cette phase ne durera pas éternellement et, disons-le clairement, la grossesse est une période de bouleversement hormonal pendant laquelle on est un peu sens dessus dessous par moments. Il n'y a pas grand-chose à faire, il n'est pas nécessaire de contrôler ces envies qui ne vous feront certainement aucun mal. Tant que vous ne vous mettez pas à grignoter la moquette du salon ou à siroter la peinture de la chambre de bébé, tout devrait bien se passer.

ASTUCE

Que faire si vous êtes prise d'une envie irrépressible de manger de la viande, de la charcuterie ou tout autre aliment que vous avez banni de votre alimentation ? Inutile d'en faire toute une histoire, c'est votre envie et y céder ne doit pas vous faire culpabiliser pendant des jours. Cependant, si vous vous prenez à rêver de bacon régulièrement et que vous tenez à rester végétarienne, essayez des produits simili-carnés qui imitent la texture et le goût de la viande ou du poisson mais qui sont bien 100 % végétal.

Chapitre 21

Avoir un bébé végétarien

Dans ce chapitre :

- Débuter par l'allaitement ou le biberon
- Sélectionner des aliments pour la première année de votre bébé
- Veiller aux besoins nutritionnels de votre tout-petit

Bienvenue dans un monde où les petites personnes étalent la purée de pommes de terre dans leurs cheveux et jettent plus de nourriture par terre qu'ils n'en mettent dans leur bouche. Souvenez-vous de la dernière fois où vous aviez de la purée de carottes jusqu'aux oreilles : vous deviez être haut comme trois pommes – comme nous tous, en fait.

C'est le scénario qui vous attend que votre enfant soit végétarien ou non. Dans ce chapitre, vous découvrirez comment passer du sein ou du biberon à la nourriture pour bébé et au-delà.

À RETENIR

Beaucoup de soignants ne sont ni très familiers, ni très à l'aise avec l'idée que des enfants soient végétariens. Soyez rassuré(e) : l'alimentation végétarienne est sans risques et parfaitement adéquate pour les enfants. Elle présente même de nombreux avantages par rapport à l'alimentation traditionnelle. Bien que les mentalités évoluent, l'alimentation végétarienne reste très minoritaire dans les pays occidentaux et c'est la raison principale de la réticence de certains professionnels de santé. Une méfiance que l'on retrouve dans beaucoup d'ouvrages sur la petite enfance. Mais tout le corps médical n'est pas hostile au végétarisme : les médecins qui se sont sérieusement penchés sur la question considèrent qu'il n'y a aucun problème à donner une alimentation végétarienne à un enfant. En cherchant un peu, vous devriez en trouver un près de chez vous. Si vous ressentez le besoin d'être rassuré, vous pouvez aussi prendre contact avec l'Association végétarienne de France.

ATTENTION !

A contrario de l'alimentation végétarienne classique (qui inclut notamment lait et œufs), l'alimentation végétarienne stricte, végane (qui exclut tout produit d'origine animale), est plus controversée pour les enfants et nécessite un suivi rigoureux afin de ne pas provoquer de carences particulièrement néfastes à cet âge.

Le végétarisme à pas de bébé

On commence tous notre vie en étant végétarien. Vous avez déjà vu un nourrisson manger du poulet ou un steak ? Notre premier aliment est le lait. Les humains fabriquent du lait pour les bébés humains. L'alternative, ce sont les laits infantiles fabriqués en laboratoire, dont la formule se veut la plus proche possible du lait humain. Les nourrissons doivent être nourris au sein ou au biberon durant, au moins, les quatre à six premiers mois de leur vie. Aucun autre aliment n'est nécessaire durant cette période.

Si vous introduisez trop tôt des aliments solides dans l'alimentation de votre bébé, il risque d'être en surpoids ou de développer des allergies. Il est important de résister à la tentation de donner du solide à votre nourrisson durant les premiers mois.

Le premier aliment : le lait, au sein ou au biberon

Le lait maternel est le premier aliment idéal pour les bébés : il a été conçu pour eux. À aucun autre moment de notre vie, nous n'avons une alimentation aussi adaptée à nos besoins. De la naissance jusqu'aux six premiers mois, voire davantage, allaiter son enfant est la meilleure option qui soit, pour plusieurs raisons :

- La composition du lait maternel en fait une nourriture parfaite pour les bébés humains. Même si les laits infantiles sont de qualité, ils soutiennent difficilement la comparaison. Il est d'ailleurs possible que certaines substances bénéfiques présentes dans le lait maternel ne soient pas encore identifiées. Notre connaissance de la richesse nutritive du lait maternel reste parcellaire et elle fait toujours l'objet de recherches.
- Le lait maternel contient des substances protectrices qui aident votre bébé à s'immuniser contre certaines maladies. Les nourrissons alimentés au sein sont par ailleurs moins enclins à développer un terrain allergique plus tard dans la vie.
- Les bébés nourris au sein ont davantage tendance à garder un poids idéal tout au long de la vie.
- Le lait maternel est pratique et stérile.
- L'allaitement est bénéfique pour les jeunes mamans, car il aide l'utérus à reprendre sa forme initiale plus rapidement. L'allaitement favoriserait également la perte de poids post-partum.

En matière d'allaitement, les bébés de femmes végétariennes ont un avantage sur les bébés de non-végétariennes : le lait des végétariennes contient moins de contaminants environnementaux. Si l'on peut y détecter une fraction de résidus de pesticides, on n'y trouve pas les autres contaminants que les femmes non végétariennes consomment à leur insu. La viande et la graisse animale concentrent en effet des contaminants que l'on retrouve ensuite dans le corps des personnes qui en mangent et jusque dans le lait maternel des femmes qui allaitent.

ASTUCE

Allaitement ou biberon, et pourquoi pas l'un puis l'autre ? Si vous souhaitez allaiter, mais que vous ne vous sentez pas en mesure de le faire plusieurs mois de suite, rien ne vous empêche de nourrir votre enfant au sein quelques semaines avant de passer au biberon de lait infantile.

Couvrir ses besoins en calories et en nutriments

Vous serez sans doute surpris d'apprendre qu'une femme qui allaite a encore plus besoin de calories – 200 de plus ! – qu'une femme enceinte. Et, en moyenne, les femmes qui allaitent ont besoin de 500 calories supplémentaires par rapport à la période précédant leur grossesse. Dans ces conditions, qui s'étonnera que beaucoup de femmes qui allaitent constatent qu'elles ont tendance à perdre rapidement les kilos pris pendant la grossesse ?

Vous avez aussi besoin d'un peu plus de nutriments lorsque vous allaitez. Par exemple, vous devez consommer 5 grammes de protéines supplémentaires. Couvrir ses besoins en nutriments et en calories supplémentaires n'est pas très difficile. Pensez aussi à vous hydrater et rappelez-vous que boire de l'eau reste la meilleure option. Quant aux mamans véganes, elles doivent impérativement veiller à un apport adéquat en vitamine B12 (voir le chapitre 4 pour plus d'informations).

À RETENIR

Les femmes qui allaitent sont souvent couvertes de louanges, mais celles qui n'allaitent pas ne devraient pas être critiquées. Certaines femmes ne peuvent pas ou ne souhaitent pas allaiter leur enfant pour diverses raisons qui leur appartiennent. Il n'y a pas d'impératif à allaiter son bébé et l'on peut parfaitement alimenter un nourrisson au biberon avec du lait infantile. Tout comme les bébés nourris au sein, les bébés alimentés au biberon avec un substitut de lait maternel doivent être nourris ainsi – et uniquement ainsi – pendant au moins les quatre à six premiers mois de leur vie.

Il existe un choix grandissant de laits infantiles et la maternité vous recommandera certainement l'un ou l'autre. Bio, à base de lait de brebis ou de lait de chèvre, il existe toutes sortes de lait de croissance. La plupart sont cependant à base de lait de vache modifié pour faciliter la digestion et ressembler le plus possible au lait humain.

Les végans peuvent opter, après en avoir discuté avec un professionnel de santé, pour les laits infantiles végétaux.

ATTENTION !

De même que l'on ne nourrit pas un bébé avec du lait de vache basique, on ne l'alimente pas avec du lait d'amande, de riz ou de soja ordinaire. Jusqu'à au moins six mois, un nourrisson doit être exclusivement nourri avec du lait spécifiquement formulé pour lui. Veillez à ce que l'appellation « lait de croissance » ou « lait infantile » figure sur l'emballage. Alimenter un nourrisson avec tout autre breuvage pourrait avoir des conséquences dramatiques pour son développement.

Si vous nourrissez votre bébé au biberon, ne versez aucun autre breuvage dans la bouteille que du lait maternel, du lait infantile ou de l'eau (en complément des biberons de lait) durant les six premiers mois. Les boissons sucrées, les breuvages aux céréales, les jus de fruits, les tisanes ou les thés froids ne conviennent pas aux nourrissons. Rien n'est plus nutritif et bénéfique pour votre bébé durant ses six premiers mois que du lait maternel ou infantile.

Deuxième étape : les solides

Lorsque votre bébé a environ six mois, vous pouvez commencer à introduire du solide dans son alimentation si l'un des cas de figure suivants se présente :

- Votre bébé pèse six kilos ou a doublé son poids de naissance.
- Votre bébé réclame la tétée huit fois ou plus en vingt-quatre heures.
- Votre bébé se comporte comme s'il avait encore faim quand vous le nourrissez avec les quantités recommandées de lait infantile.

Il n'y a pas de règles à suivre pour introduire des aliments solides dans l'alimentation des bébés, juste quelques grands principes à respecter. Il va ainsi de soi qu'il faut commencer par des aliments faciles à digérer et peu susceptibles de causer des réactions allergiques par exemple. Ainsi, les céréales infantiles cuites, les purées de légumes et les compotes de fruits sont-elles particulièrement recommandées.

À partir de 8 mois, le riz est une nourriture solide de choix pour les bébés, car il n'est pas allergène et est bien toléré par la plupart des enfants.

Au lieu d'arrêter brutalement l'allaitement ou le biberon, supplémentez plutôt graduellement l'alimentation de votre bébé de petites quantités d'aliments solides. Vous pouvez commencer en mixant un petit morceau de banane avec du lait infantile et lui en proposer une cuillerée à différents moments de la journée. Introduisez les nouveaux aliments un par un, petit à petit, et votre bébé augmentera de lui-même les quantités à son propre rythme. Introduire un aliment à la fois peut aussi être utile pour déceler la sensibilité éventuelle de votre enfant à tel ou tel aliment.

Les nourritures grasses et riches en protéines ne sont pas idéales dans un premier temps. Une fois que votre enfant sera habitué aux céréales cuites, aux purées de légumes et aux compotes de fruits, vous pourrez l'initier à d'autres aliments.

Ne donnez pas de lait de vache standard (c'est-à-dire non infantile) aux enfants de moins de 1 an. Le lait de vache peut entraîner des saignements gastro-intestinaux et engendrer une anémie. Des études ont aussi établi un lien entre le lait de vache donné aux enfants et un risque accru de diabète insulino-dépendant.

Diversifier l'alimentation au fil de la première année

Le tableau 21-1 récapitule les aliments à introduire dans l'alimentation de votre enfant entre 4 et 12 mois. À vous d'adapter ces suggestions au rythme de votre bébé et suivant les conseils de la puéricultrice qui le suit.

Tableau 21-1 : La diversification alimentaire du bébé végétarien de 4 à 12 mois

	4-7 mois	*6-8 mois*	*7-10 mois*	*10-12 mois*
Lait	Lait maternel ou lait infantile végétal ou animal	Lait maternel ou lait infantile végétal ou animal	Lait maternel ou lait infantile végétal ou animal	Lait maternel ou lait infantile végétal ou animal
Pain et céréales	Céréales infantiles enrichies en fer mixées avec du lait maternel ou infantile	Poursuivre avec les céréales infantiles et commencer les autres céréales et le pain	Poursuivre avec les céréales infantiles, les autres céréales et le pain	Continuer les céréales infantiles jusqu'à 18 mois, 4 portions par jour (1 portion = 1/4 de tranche de pain ou 2 à 4 cuillerées à soupe de céréales)
Fruits et légumes	Aucun	Commencer les jus de fruits (sans agrumes) de pommes, de raisin, de poires, les purées de légumes et les compotes de fruits	Continuer en introduisant des morceaux tendres ou cuits de fruits et légumes	4 portions de fruits et légumes par jour peuvent être proposées (1 portion = 2 à 4 cuillerées à soupe de fruits et légumes)
Légumineuses, œufs, yaourts, fromage, tofu	Aucun	Aucun	Introduire progressivement les œufs, le tofu, les légumineuses en purée, les fromages pauvres en matière grasse, les yaourts (végétaux ou au lait de vache)	2 portions par jour peuvent être servies. Le beurre d'amandes peut être introduit à partir de 1 an, mais ne pas commencer le beurre de cacahuètes avant 2 ans

Vitamines B12, D et fer : supplémenter ou pas ?

Il y a d'autres choses à savoir sur les besoins nutritionnels de votre enfant durant ses 12 premiers mois :

- Gardez bien en tête que si vous êtes une maman végane et que vous allaitez, il est crucial que vous preniez un supplément en vitamine B12 pour que votre enfant ait, lui aussi, une source de vitamine B12.
- Les bébés de plus de 3 mois qui sont peu exposés à la lumière du jour peuvent avoir besoin d'une petite supplémentation en vitamine D. Si vous craignez que votre enfant n'ait pas assez de « soleil » pour fabriquer de la vitamine D, n'hésitez pas à consulter un professionnel de santé pour vous aider à déterminer si une supplémentation s'impose ou non.
- Au-delà des 4 à 6 premiers mois, les mères qui allaitent commencent généralement à donner un supplément de fer à leur bébé, qu'ils soient végétariens ou non. À partir du moment où l'alimentation de l'enfant est diversifiée, des aliments comme les céréales infantiles enrichies en fer vont apporter du fer additionnel à votre bébé. Suffisamment ? Un professionnel de santé pourra vous donner des conseils personnalisés sur la nécessité ou non de donner un supplément en fer à votre enfant en fonction de son alimentation.

Enfants en bas âge : la marche à suivre

L'alimentation végétarienne est associée à une multitude d'avantages pour la santé. Ainsi les enfants végétariens ont-ils plus de chances de prendre de bonnes habitudes alimentaires que les autres, habitudes qu'ils garderont sans doute à l'âge adulte. Néanmoins, pour les enfants en bas âge, de 1 à 3 ans, il convient, au moment de la diversification alimentaire, d'être attentif sur plusieurs points.

Planifier les repas

Il n'y a pas d'astuce particulière pour préparer une alimentation végétarienne saine et équilibrée pour un enfant. La clé est, cependant, de lui offrir une certaine diversité pour l'encourager à explorer de nouveaux goûts. Le tableau 21-2 présente un guide nutritionnel de ce que peuvent manger chaque jour les enfants de 1 à 3 ans.

ASTUCE

Si vous éprouvez le besoin d'adapter ce guide nutritionnel aux besoins spécifiques de votre enfant ou si vous voulez plus de conseils, prenez contact avec un diététicien familier de l'alimentation végétarienne et habitué à suivre des jeunes enfants.

Tableau 21-2 : Guide de préparation des repas pour des enfants végétariens de 1 à 3 ans

Type d'aliments	*Nombre de portions*	*Exemple pour 1 portion*
Céréales	6 ou plus	1/2 à 1 tranche de pain, ou 50 à 100 g de riz ou de pâtes
Légumineuses, noix et graines	2 ou plus	50 à 100 g de flageolets, de tofu ou de tempeh, 1 à 2 cuillerées à soupe de noix, de graines, de beurre d'amandes ou de cacahuètes
Lait de soja enrichi ou autre	3	250 ml de lait de soja, de lait infantile, de lait maternel ou de lait de vache écrémé
Légumes	2 ou plus	80 à 120 g de légumes cuits ou 120 g de légumes crus
Fruits	3 ou plus	quelques fruits en conserve ou 125 ml de jus ou un fruit moyen
Lipides	3 portions par jour	1/2 cuillerée à café d'huile de lin ou 2 cuillerées à café d'huile de colza chaque jour pour un bon apport en oméga-3.

Composer avec les fixations alimentaires

Les jeunes enfants sont connus pour faire des fixations alimentaires : une semaine, ils ne voudront rien manger d'autre que de la purée de pommes de terre et la semaine suivante, ils ne voudront pas en entendre parler. Cette obsession pour certains aliments et cette aversion pour d'autres sont caractéristiques de cet âge. Cela peut durer des semaines, parfois des mois.

Ces petites préférences alimentaires sont passagères et elles n'ont pas un impact significatif sur l'équilibre alimentaire de votre enfant. La meilleure stratégie consiste à ne pas surréagir. Vous trouverez dans le chapitre 22 quelques astuces pour encourager les enfants à manger des légumes et des aliments sains.

Fournir suffisamment de calories

L'alimentation végétarienne peut donner rapidement une sensation de satiété. Beaucoup de légumes sont riches en fibres mais relativement pauvres en calories. Comme les jeunes enfants ont un petit estomac, ils peuvent être rassasiés avant d'avoir absorbé suffisamment de calories pour couvrir leurs besoins. C'est pour cette raison qu'il est essentiel que l'alimentation des jeunes enfants soit riche en nourritures caloriques.

Certains adultes réduisent leur consommation de gras à un minimum afin de ne pas prendre de poids, mais ce qui n'est pas néfaste pour les adultes peut être dangereux pour des enfants. Si les apports en lipides des jeunes enfants sont trop restreints, ces enfants sont susceptibles de voir leurs besoins caloriques non couverts.

Recourir aux lipides d'origine végétale peut aider les enfants à absorber les calories supplémentaires indispensables à leur croissance et à leur développement. Par exemple, ajouter une tranche d'avocat ou du beurre de cacahuètes à un sandwich peut augmenter la quantité de lipides ingérés.

Servir des en-cas nourrissants et équilibrés

Une autre façon de vous assurer que votre enfant consomme suffisamment de calories est de lui proposer des en-cas entre les repas.

Veillez à ne pas donner à un enfant en bas âge de la nourriture avec laquelle il risquerait de s'étouffer. Par exemple, les grains de raisin sont une très mauvaise idée, car ils peuvent rester coincés dans l'œsophage. Si vous voulez faire goûter ce genre d'aliments à un jeune enfant, coupez-le d'abord en morceaux. Attention également aux chips, aux noix et à tous ces petits en-cas qui peuvent se loger dans la gorge d'un enfant. Veillez à toujours garder un œil sur un enfant qui mange.

Voici quelques idées de snacks végétariens :

- un biscuit avec du beurre de cacahuètes ou d'amandes,
- des petits morceaux de fruits,
- un yaourt au lait de vache ou au soja,
- du riz au lait de vache ou de soja,
- un smoothie avec du tofu mixé.

Donner une alimentation végane à votre enfant ? Une décision à ne pas prendre à la légère

Au moment de la diversification alimentaire de votre enfant, vous serez confronté à un choix : jusqu'à quel point souhaitez-vous exclure les produits d'origine animale de son alimentation ? Autrement dit : voulez-vous lui donner une alimentation végétarienne ou végane ?

Si l'alimentation végétarienne est sans danger pour un enfant et demande plus de bon sens que de vigilance particulière, le choix d'une alimentation végane n'est pas une décision à prendre seul ou à la légère. Il est important d'en parler au préalable avec un professionnel de santé familier du végétalisme.

Nourrir un jeune enfant de manière végane requiert, en effet, davantage de vigilance. Les besoins en protéines des enfants végans sont plus importants, car les protéines d'origine animale sont mieux assimilées par l'organisme que les protéines d'origine végétale.

Plusieurs points nécessitent une attention particulière quant à l'alimentation végane d'un enfant en bas âge. Il faut veiller à ce que son apport en vitamine B12 soit suffisant. C'est aussi le cas pour la vitamine D dont il peut manquer faute d'exposition suffisante au soleil. Pensez à évoquer ces sujets avec un professionnel de santé.

Chapitre 22

L'alimentation végétarienne de l'enfant et de l'adolescent

Dans ce chapitre :

- Dissiper les préoccupations concernant la croissance des enfants
- Connaître les besoins nutritionnels des plus jeunes
- Faire participer les enfants à la préparation des repas
- Gérer les inquiétudes liées au poids
- Comprendre les allergies alimentaires

En France, beaucoup croient que le végétarisme est réservé aux seuls adultes. Pourtant, il n'y a pas d'âge pour avoir des dégoûts alimentaires… et des convictions. Et c'est bien souvent à l'adolescence que se déclare le rejet de la consommation de viande.

À la maison, il arrive que ces jeunes végétariens soient les seuls de la famille. Ces adolescents ont alors beau défendre leur choix avec passion, ils peuvent se heurter à l'incompréhension de leurs parents non végétariens. Pour quelqu'un qui mange de la viande, avoir un enfant qui n'en consomme pas génère de l'inquiétude : le végétarisme est-il compatible avec les besoins nutritionnels d'un ado en pleine croissance ? Comment gérer les repas en famille avec cette nouvelle donne ? Même dans les familles où le végétarisme est la norme, les interrogations concernant l'alimentation végétarienne des enfants et des adolescents sont nombreuses.

À RETENIR

Nourrir un enfant – qu'il soit végétarien ou non – requiert du temps, de la patience et de l'attention. Une alimentation au petit bonheur, riche en chips et en sodas, pauvre en fruits et légumes a peu de chance de couvrir les besoins nutritionnels d'un enfant en pleine croissance. *A contrario*, une alimentation végétarienne équilibrée et bien planifiée offre des bénéfices pour la santé et aide à installer des habitudes saines susceptibles de durer toute une vie.

Dans ce chapitre, nous allons examiner tous les sujets relatifs à l'alimentation végétarienne des enfants et des adolescents.

Regarder son enfant grandir

La croissance des enfants qui ne mangent pas de viande est souvent un sujet d'inquiétude. Dans le passé, des études ont pu relever des courbes de croissance en deçà de la moyenne chez des enfants végétariens. Il convient de regarder ces données de près pour les remettre en perspective.

D'après ces études scientifiques, en effet, des problèmes de croissance ont été constatés chez des enfants végétariens dans les cas suivants :

- lorsque les enfants vivaient en deçà du seuil de pauvreté (d'un pays développé) et n'avaient pas suffisamment à manger ;
- lorsque les enfants vivaient dans un contexte socio-économique normal, mais que leur alimentation était inadéquate : trop restrictive en calories et pas assez variée.

Conclusion : c'est la malnutrition, et non le végétarisme, qui a un effet négatif sur la croissance des enfants. Tout enfant, végétarien ou non, qui ne mange pas assez déclare des carences susceptibles de l'empêcher de grandir correctement.

L'alimentation végétarienne des enfants doit assurer un apport calorique suffisant et offrir une certaine diversité. Une alimentation végétarienne équilibrée couvre les besoins nutritionnels des enfants et des adolescents et est même bénéfique pour leur santé.

S'inspirer de la sagesse des pédiatres et des diététiciens… nord-américains

Même si les médecins veggie-friendly sont de plus en plus audibles dans les médias français, les milieux de la santé restent majoritairement assez hostiles au végétarisme, et encore plus lorsqu'il concerne les enfants. Pourtant, dans d'autres pays tout aussi développés, comme les États-Unis, le Canada ou encore Israël, l'approche concernant le végétarisme des enfants est totalement décomplexée et les sites institutionnels regorgent de conseils pour les parents d'enfants végétariens.

L'AFSSA a écrit noir sur blanc, dans un rapport paru il y a quelques années, qu'un régime végétarien incluant produits laitiers et œufs couvrait, en quantité et en qualité, les besoins nutritionnels de tout un chacun, c'est-à-dire ceux des plus jeunes aussi.

Malgré tout, aucune association française de pédiatres ou de diététiciens n'a encore pris position sur l'alimentation végétarienne à destination des enfants. Pour pallier cette frilosité regrettable, il faut tourner son regard et son attention vers les États-Unis. Là-bas, dès les années 1990, l'Académie de pédiatrie – qui revendique pas moins de 60 000 professionnels – a établi qu'un régime végétarien équilibré était adéquat pour l'alimentation et la croissance des enfants. L'Association américaine de diététique et l'Association des diététistes du Canada ont été plus loin en 2003, en déclarant d'un commun accord et se fondant sur plus de 200 études médicales : « L'alimentation végétarienne chez les jeunes enfants et les adolescents peut aider à mettre en place de bons comportements alimentaires pour toute la vie et peut offrir d'importants avantages nutritionnels. » Et les deux associations de relever que les enfants végétariens avaient tendance à avoir une alimentation plus riche en fruits et légumes et en fibres, à être plus sveltes et à avoir des taux de cholestérol moins élevés.

Ainsi, en Amérique du Nord, tous les pédiatres et les diététiciens disposent d'informations claires et documentées sur le végétarisme et peuvent pleinement jouer leur rôle de conseil auprès de parents d'enfants ou d'adolescents végétariens. Espérons que cela soit un jour le cas en France… D'ici là, la quête des quelques perles rares éclairées est de mise.

Mon ado est végétarien… mais pas moi

On devient souvent végétarien à un épisode charnière de sa vie et l'adolescence est clairement un de ces moments. Sans être vous-même végétarien, vous avez peut-être eu la surprise de voir un jour votre ado refuser de manger de la viande par dégoût pour cet aliment ou par sensibilité pour la condition animale. Lorsque l'on connaît mal le végétarisme, la tentation peut être grande de tenter de s'opposer à ce choix en le balayant, par exemple, d'un « quand tu auras 18 ans… ». Cette approche est contre-productive : si votre ado a décidé de devenir végétarien, il y a peu de chance qu'il soit sensible à ce genre d'arguments. Si vous vous souciez vraiment de sa santé, il n'est pas judicieux de lui opposer une désapprobation stérile. En effet, tout à ses considérations éthiques, votre enfant risque de négliger complètement la dimension nutritionnelle de l'alimentation végétarienne. À moins d'être dans une famille végétarienne, il est rare à cet âge de se sentir concerné par les questions de santé et il pourrait être tenté, par méconnaissance ou par facilité, de se nourrir exclusivement de junk food veggie. Vous avez un rôle de sensibilisation à jouer, avec – pourquoi pas – l'aide d'un diététicien.

Croissance : remettre les choses en perspective

Parler de courbes de croissance pour les enfants végétariens soulève une question : qu'est-ce qu'une courbe de croissance « normale » pour un enfant ?

Tous les pédiatres disposent de courbes de croissance pour situer, à intervalles réguliers, la taille et le poids d'un enfant par rapport à la norme. Peut-être surveillez-vous d'ailleurs vous-même cela, carnet de santé à l'appui. De la naissance à 2 ans, il est conseillé de peser et de mesurer un enfant tous les mois. Le suivi peut ensuite s'espacer à une fois tous les six mois jusqu'à 6 ans, puis une fois par an jusqu'à la puberté.

Si vous avez déjà lu une courbe de croissance, vous savez que le couloir rose correspond à la zone normale dans laquelle se situent la plupart des enfants français. Lorsqu'un enfant se situe en deçà de la limite supérieure et au-delà de la limite inférieure c'est qu'il se développe bien. Pour autant, peut-on dire qu'un enfant flirtant avec le haut du couloir est en meilleure santé qu'un enfant évoluant dans le bas de la zone ? Pas nécessairement.

Dans une population donnée, il est normal d'observer des variations dans les courbes de croissance. En fait, à partir du moment où un enfant se situe dans la zone normale, c'est surtout l'évolution de sa propre courbe qu'il convient de surveiller attentivement.

Quel que soit le poids d'un enfant par rapport aux courbes, il n'est pas normal que son poids stagne, ou pire, qu'il diminue. Si c'est le cas, il convient d'aller voir un médecin pour effectuer un bilan et explorer les causes de cette anomalie. Beaucoup de parents espèrent avoir un enfant grand et fort à même de jouer des coudes s'il le faut dans la cour de récréation. Bonne nouvelle : la croissance des enfants lacto-ovo-végétariens est la même que celle des enfants non végétariens. Pour les enfants végans, en revanche, les données manquent, mais il semblerait, d'après une étude chinoise menée dans les années 1980, qu'avec ce régime alimentaire, les enfants grandissent plus lentement que la moyenne et atteignent une stature normale plus tardivement que les autres. La fin de leur croissance se situerait ainsi plus vers 21 ans que 18, sans que l'on sache si cela a un effet positif, négatif ou neutre sur leur santé.

La chose la plus importante à garder en tête si vous avez un enfant végétarien, c'est que sa courbe de croissance doit être en augmentation. Si cette courbe commence à piquer du nez à un moment ou à un autre, il faut absolument comprendre pourquoi et réagir en prenant conseil auprès d'un médecin. À l'inverse, tant que la courbe de croissance de votre enfant monte et reste dans les limites de la zone rose, vous n'avez pas à vous inquiéter.

Revoir ses fondamentaux alimentaires

Les bénéfices pour la santé que l'on prête à l'alimentation végétarienne sont parfois présentés comme universels. Pourtant, si certaines caractéristiques du régime végétarien sont positives pour un adulte, elles peuvent constituer des pièges pour les enfants si vous n'y êtes pas attentif et que vous ne prenez pas vos précautions. La première question est celle de la sensation de satiété qu'apporte l'alimentation végétarienne et le fait que certains enfants peuvent avoir l'impression d'avoir mangé suffisamment avant d'avoir consommé suffisamment de calories.

Dans cette section, vous trouverez les solutions à ce problème ainsi qu'à quelques autres.

S'assurer que les enfants consomment suffisamment de calories

Il est important de prendre conscience de la sensation de satiété que peut donner une alimentation végétarienne et de donner à votre enfant plein d'aliments riches en calories. Un enfant dont l'alimentation est trop peu calorique et composée surtout, par exemple, de grandes salades de laitue ou de crudités, encourt le risque d'avoir un apport en calories trop faible. Bien sûr, inclure ce genre de nourritures dans l'alimentation de votre enfant n'est pas un problème, mais il ne faudrait pas qu'elles viennent à remplacer les nourritures hautement caloriques.

N'hésitez pas à introduire, dans l'alimentation de votre enfant, des sources végétales de lipides, comme les beurres d'amandes ou de cacahuètes, l'huile d'olive ou des tranches d'avocat. Ces aliments gras offrent un concentré de calories. Et si certains adultes tendent à avoir la main légère sur ce genre d'aliments pour garder la ligne, des enfants en pleine croissance ont besoin de ces calories supplémentaires pour bien grandir.

ASTUCE

Si vous et votre famille êtes récemment passés à une alimentation végane et que votre enfant perd du poids ou n'a plus l'air de grandir aussi rapidement, introduisez davantage de sources concentrées en calories. Consommez davantage d'aliments riches en calories comme du pain, des céréales, des petits pois, du maïs et de l'huile végétale et moins de nourritures pauvres en calories comme de la salade et des crudités.

Réviser l'ABCD de la nutrition pour les enfants

Lorsque l'alimentation végétarienne concerne les enfants et les adolescents, quelques nutriments clés méritent une attention particulière – les protéines, le calcium, le fer, ainsi que les vitamines B12 et D.

Cette liste de nutriments bénéfiques pour la croissance et le bon développement d'un enfant pourrait bien sûr être allongée. Mais l'essentiel se résume comme suit : suffisamment de calories, suffisamment de variété, une bonne source de vitamine B12 pour les enfants végans ou quasi-végans et un apport adéquat en vitamine D. Les enfants devraient, par ailleurs, limiter leur consommation de junk food afin que burgers et pizzas ne prennent pas la place de nourritures plus riches en nutriments.

Quelques exemples d'en-cas

N'hésitez pas à donner à vos enfants des en-cas nutritifs. Dans le chapitre 21, vous trouverez une liste de snacks pour les enfants en bas âge. Pour les enfants plus grands et les adolescents, vous pouvez aussi inclure :

- un bagel,
- un bol de céréales avec du lait de vache, de soja ou d'amandes,
- une poignée de fruits secs,
- une salade de fruits frais,
- des bâtonnets de carottes ou de concombre à tremper dans du houmous ou autre dip,
- une gaufre ou une crêpe à la confiture,
- un petit sandwich,
- un smoothie à base de lait végétal et de fruits frais,
- quelques biscuits, salés ou sucrés, aux céréales complètes,
- un toast avec de la confiture ou du beurre d'amandes ou de cacahuètes.

Le pouvoir des protéines

Le manque de protéines et celui de calories vont de pair. Lorsque l'alimentation d'un enfant est trop faible en calories, son organisme brûlera des protéines pour produire de l'énergie. Par contre, lorsque l'alimentation apporte suffisamment de calories, l'organisme peut utiliser les protéines pour constituer de nouveaux tissus.

La quantité exacte de protéines dont a besoin votre enfant chaque jour dépend de plusieurs facteurs, tels que sa taille, son niveau d'activité et la quantité de calories nécessaire. Il est convenu de dire que, pour les enfants et les adolescents de 4 à 18 ans, 5 à 20 % de l'apport calorique total devrait provenir des protéines.

La manière la plus simple de vous assurer que votre enfant consomme suffisamment de protéines est donc, en premier lieu, de faire en sorte que son apport calorique soit suffisant grâce à des nourritures variées incluant des légumes, des céréales, des noix, des légumineuses (les fruits ne contiennent pas de protéines). Voici quelques exemples de nourritures riches en protéines :

- le *houmous*,
- les yaourts au lait de vache ou de soja,
- une poignée de noisettes ou d'amandes,
- le fromage, végétal ou non,
- le beurre de cacahuètes, à consommer avec des morceaux de pomme par exemple,
- les lasagnes végétariennes à la ricotta, végétale ou non,
- les veggie burgers.

ASTUCE

Des expériences suggèrent que l'organisme des enfants végans utilise mieux les protéines lorsque les prises de nourriture sont rapprochées. Ainsi, manger des snacks entre les repas pourrait être utile.

Maintenir un bon niveau de calcium

Comme les enfants et les adolescents grandissent rapidement, ils ont besoin de plein de calcium pour accompagner le développement de leurs dents et de leurs os. Pour les enfants de 9 à 18 ans, un apport quotidien de 1 300 milligrammes est recommandé.

Encourager les enfants et les adolescents à consommer chaque jour trois portions d'aliments riches en calcium est une excellente idée. Tenir le compte en portions de calcium plutot qu'en milligrammes est une façon pratique de s'assurer que leurs besoins sont couverts. Une portion équivaut à peu près à 250 ml.

Quels sont les aliments les plus riches en calcium ? Les légumes vert foncé à feuilles (comme le chou frisé ou le chou vert), le brocoli, les légumineuses, les amandes, les graines de sésame, les laits végétaux enrichis en calcium et les produits laitiers comme le lait et les yaourts.

Le fer aussi

Beaucoup d'aliments riches en calcium sont également riches en fer. Ainsi, avec ce genre de nourritures, le bénéfice est double. Les bonnes sources végétales de fer incluent les légumes vert foncé à feuilles, les légumineuses et la mélasse noire.

Les filles et les garçons de 9 à 13 ans devraient avoir un apport en fer quotidien de 8 milligrammes. Pour les garçons de 14 à 18 ans, cet apport monte à 11 milligrammes, tandis que pour les filles de cet âge, l'apport recommandé est de 15 milligrammes.

À RETENIR

N'oubliez pas qu'il est important pour les végétariens de consommer un aliment riche en vitamine C au cours des repas pour faciliter l'assimilation du fer par l'organisme. Ainsi, en donnant à votre enfant plein de fruits et légumes, vous l'aidez à assurer ses besoins nutritionnels en calcium, en fer et en vitamine C.

La vitamine B12

Tout le monde, enfants et adolescents compris, a besoin d'une bonne source de vitamine B12. Les filles et les garçons de 9 à 13 ans devraient avoir un apport de 1,8 microgramme de vitamine B12 chaque jour dans leur alimentation. De 14 à 18 ans, pour les filles comme pour les garçons, les besoins quotidiens montent à 2,4 microgrammes.

ATTENTION !

Si votre enfant a une alimentation végane ou quasi végane, il est important qu'il consomme régulièrement des aliments riches en vitamine B12 ou qu'il prenne un supplément alimentaire à cet effet. Si vous avez le moindre doute sur la teneur en vitamine B12 de son alimentation, mieux vaut lui faire prendre un supplément alimentaire que de faire le pari inverse.

Les enfants qui consomment régulièrement des produits d'origine animale dans leur alimentation – des œufs, du lait, du fromage et des yaourts par exemple – ne devraient pas avoir de problèmes particuliers pour couvrir leurs besoins journaliers en vitamines B12. Si vous avez des doutes, n'hésitez pas à consulter un professionnel de santé ou un diététicien.

La vitamine D

La vitamine D, de concert avec le calcium, est une vitamine essentielle pour les enfants et le bon développement de leurs os et de leurs dents. Notre première source de vitamine D n'est pas alimentaire – notre organisme produit de la vitamine D lorsque notre peau est exposée au soleil. Mais on trouve aussi de la vitamine D dans le lait de vache et les laits végétaux (de soja, de riz ou d'amande) enrichis en vitamine D.

En l'absence d'exposition suffisante au soleil, l'apport recommandé en vitamine D pour les filles et les garçons de 9 à 18 ans est de 5 microgrammes de cholécalciférol, une forme de vitamine D.

ASTUCE

Si vous n'êtes pas sûr que l'apport en vitamine D de votre enfant soit suffisant, consultez un professionnel de santé. Il fera une évaluation et vous conseillera le cas échéant.

Préparer des repas sains et équilibrés

Le tableau 22-1 peut vous servir de guide dans la préparation de repas pour un enfant d'âge scolaire jusqu'à 13 ans.

Tableau 22-1 : Guide de préparation des repas pour des enfants végétariens de 4 à 13 ans

Type d'aliments	Nombre de portions pour les 4-8 ans	Nombre de portions pour les 9-13 ans	Exemple pour 1 portion
Céréales	8 ou plus	10 ou plus	1 tranche de pain, ou 100 g de riz ou de pâtes
Protéines	5 ou plus	6 ou plus	80 g de flageolets, de tofu* ou de tempeh, 250 ml de lait de soja fortifié, 1 poignée de noix ou de graines*, 2 cuillerées à soupe de beurre d'amandes ou de cacahuètes*
Légumes	4 ou plus	4 ou plus	125 g de légumes cuits ou crus*
Fruits	2 ou plus	2 ou plus	125 g de fruits en conserve ou 250 ml de jus, ou 1 fruit moyen
Lipides	2 ou plus	2 ou plus	1 cuillerée à café d'huile végétale
Oméga-3	1 portion par jour	1 portion par jour	1 cuillerée à café de graines de lin ; 1 cuillerée à soupe d'huile de colza ou de soja, 1 cuillerée à soupe rase de graines de lin broyées ou 1 poignée de noisettes.

* : ces aliments peuvent être portés à 6 portions ou plus pour les 4-8 ans, 10 ou plus pour les 9-13 ans.

N. B. : Vous pouvez augmenter l'apport calorique en ajoutant des portions de beurres de noix, de fruits secs, de produits à base de soja et autres nourritures riches en calories. Pour une bonne source de vitamine B12, pensez aux céréales enrichies ou à un supplément. Pour promouvoir la synthèse de la vitamine D, une exposition au soleil de 20 à 30 minutes du visage et des mains est recommandée tous les deux à trois jours durant la période estivale (en dehors des heures les plus chaudes). Si l'exposition solaire est limitée, optez pour un complément en vitamine D.

Quid des compagnons à quatre pattes de la famille ?

Les chiens sont naturellement omnivores et peuvent donc très bien s'agrémenter d'une alimentation sans viande. Les chats, en revanche, sont des carnivores qui ont besoin des nutriments contenus dans la viande. Plus précisément, les chats ont besoins de consommer de la taurine, un acide aminé qui n'existe pas dans le monde végétal. Si, malgré tout, vous ne voulez pas donner de viande à votre chat, vous devez le supplémenter en taurine. Une personne avertie en vaut deux : sachez que votre vétérinaire risque fort de ne pas être réceptif à votre idée de donner une alimentation végétarienne à votre chien ou à votre chat.

Transmettre à votre enfant le goût des bonnes choses

Rappelez-vous : lorsque vous étiez enfant, que faisiez-vous avec les légumes que vous ne vouliez pas manger ? Comme tout le monde, vous avez sûrement essayé de refiler vos choux de Bruxelles à votre petite sœur ou fait des files indiennes avec vos petits pois pour mieux les cacher sous la lame de votre couteau. Comme vous l'avez probablement appris depuis, tenter de forcer les gens à faire des choses contre leur volonté est bien souvent une bataille perdue d'avance. Une règle à laquelle les enfants ne font pas exception.

Il existe néanmoins des stratégies pour que les enfants apprécient davantage de manger des légumes. Plus important encore, il y a des astuces – que vous allez retrouver dans cette section – pour que votre enfant grandisse en ayant le goût et l'envie de se nourrir sainement, et ce jusqu'à l'âge adulte.

Façonner des choix sains

Adoptez vous-même le comportement que vous souhaiteriez voir chez votre enfant. Si vous voulez que votre fille ou votre fils mange des brocolis et des patates douces, par exemple, prenez plaisir à en consommer vous-même. Inutile, par contre, de faire semblant d'apprécier quelque chose que vous n'aimez pas : les enfants sentent ce genre de choses. Si certains aliments ne vous inspirent pas, ne les bannissez pas pour autant de la table familiale : préparez-en pour la maisonnée… sans vous attardez sur le fait que vous n'en mangez pas vous-même.

Présentez les plats de manière positive avec l'air de celui ou celle qui s'attend à ce que toute la tablée trouve cela excellent. Si votre enfant manifeste un dégoût pour un aliment précis, n'en faites pas une fixation : il y viendra peut-être une autre fois. Si ce n'est pas le cas, il n'y a pas de quoi s'affoler pour autant, compte tenu de toutes les options qui s'offrent encore à vous. Il existe des centaines de fruits et légumes et de céréales, et si votre enfant rejette l'un ou l'autre, une multitude d'alternatives pourront le remplacer.

Donner aux enfants la liberté de choisir

Comme tout un chacun, les enfants préfèrent avoir une certaine liberté. Si un enfant boude tel aliment, proposez-lui une ou deux alternatives. Par exemple, si votre fils refuse de manger des carottes cuites, présentez-lui à la place des bâtonnets de carotte crue à tremper dans un dip. S'il refuse encore, laissez couler : le prochain repas apportera son lot de nouvelles options et ne manger aucun légume lors d'un repas ne menace pas la santé d'un enfant.

Bien sûr, il est possible que votre enfant manifeste des envies particulières. Il n'y a pas de raison de ne pas les satisfaire de temps en temps, dans la limite du raisonnable. Dans la prochaine section, vous allez découvrir les avantages qu'il y a à impliquer votre enfant dans l'élaboration des repas.

Impliquer les enfants dans la préparation des repas

Les enfants sont plus enclins à manger des plats pour lesquels ils ont mis la main à la pâte. Donnez régulièrement à votre enfant l'occasion de s'impliquer dans la confection des repas.

Cela peut commencer par l'emmener faire les courses avec vous. Si vous achetez des pommes ou des poires, laissez-le en choisir une ou deux. Les plus grands peuvent se voir confier plus de responsabilités : vous pouvez ainsi envoyer votre adolescent au rayon fruits et légumes pour qu'il choisisse seul un chou-fleur ou des melons. Il ne fera peut-être pas le meilleur choix, mais quelle importance ? L'essentiel est que votre enfant se sente impliqué.

Pour ce qui est de la cuisine proprement dite, une surveillance des plus jeunes est nécessaire, mais ils peuvent vous donner un coup de main en allant chercher une boîte de conserve dans la remise ou en versant telle ou telle préparation dans un récipient. Les plus grands pourront, eux, laver et peler les fruits et légumes ou remuer le contenu des casseroles.

ASTUCE

Si vous avez la chance d'avoir un potager, vous pouvez montrer à votre enfant comment poussent les fruits et légumes afin de stimuler son intérêt et son goût pour les produits frais. Vous manquez de temps ou d'espace ? Quelques pots de fines herbes ou un plant de tomates sur un balcon ou dans une arrière-cour peuvent déjà être une belle entrée en matière.

Relever les défis propres à cet âge

Les enfants et les adolescents végétariens rencontrent les mêmes problèmes que tous les non-végétariens de leur âge. Dans cette section, vous trouverez quelques clés pour résoudre au mieux ces questions dans le cadre d'une approche végétarienne.

Composer avec les repas scolaires

Si votre enfant fréquente une école qui propose des menus végétariens à la cantine ne serait-ce qu'une fois par semaine, vous avez tiré le gros lot. Très médiatisées, de telles initiatives restent rares en France. À Paris, par exemple, il a fallu toute la force de persuasion du maire écologiste du 2e arrondissement pour instaurer un repas végétarien chaque jeudi dans les cantines de ce quartier. À Lyon, c'est moins par considération environnementale ou éthique que pour apaiser les esprits des différentes communautés religieuses qu'un repas sans viande (à base d'œufs, de fromage… ou de poisson) est proposé à côté d'un repas avec viande : parce que des centaines d'enfants désertaient les cantines de la municipalité (à cause notamment de la viande de porc qui y était parfois servie), les représentants des différentes religions se sont entendus sur l'option « végétarienne ».

Ces exceptions confirment la règle : les établissements scolaires français ne sont pas vraiment des endroits veggie-friendly. Il y a quelques années, inspirée par la journée sans viande plébiscitée par Paul McCartney, Brigitte Bardot a interpellé le président de la République de l'époque pour demander l'instauration d'un jour végétarien par semaine dans les écoles françaises afin de sensibiliser les enfants à la problématique du réchauffement climatique. Cet appel de BB n'a pas été entendu par les pouvoirs publics.

Pire, un décret paru au *Journal officiel* le 30 septembre 2011 a provoqué l'ire des associations végétariennes. Portant sur la qualité nutritionnelle des repas servis dans le cadre de la restauration scolaire, ce décret stipule qu'au moins huit repas scolaires sur vingt doivent présenter un plat à base de viande ou de poisson, sans aucune autre alternative. Ainsi, un enfant végétarien serait légalement obligé de manger un plat à base de viande presque un jour sur deux à la cantine. Une requête en annulation du décret a bien été déposée par plusieurs associations végétariennes scandalisées par cette atteinte à la liberté de chacun, mais les autorités n'ont pas fait machine arrière.

Dans ces conditions difficiles, quelles sont les options qui s'offrent à vous en tant que parent d'un enfant végétarien ? Ne lâchez pas l'affaire, n'hésitez pas à prendre rendez-vous avec la direction de l'établissement ou avec le service de restauration : le climat est différent selon les écoles et, dans certains établissements, le personnel sera peut-être prêt à discuter de solutions pragmatiques, acceptables à la fois pour l'école et pour votre enfant. Procurez-vous également, et à l'avance, les menus prévus dans la semaine. Vous pourrez ainsi convenir avec votre enfant des meilleures options diététiques et éventuellement trouver une solution alternative pour les jours avec viande « obligatoire ».

ASTUCE

Pour les plus grands, l'option lunchbox à l'anglo-saxonne peut être séduisante, aux beaux jours surtout : sandwich veggie, crudités, houmous, compote, jus de fruits… voilà qui pourrait faire des envieux jusque chez les camarades non végétariens.

Les pouvoirs publics français rechignent à prendre en compte les végétariens dans les offres de restauration collective proposées dans les établissements publics (c'est aussi vrai dans les maisons de retraite…). Les Français sont-ils aussi réfractaires ? Pas sûr. En 2013, dans un rapport sur les difficultés d'accès à la restauration scolaire, le Défenseur des droits a fait état d'une enquête réalisée sur Internet. Sur les 400 réclamations complétées, 28 % plaidaient pour des repas végétariens à la cantine. À bon entendeur…

Garder la ligne

L'obésité des enfants et des adolescents est un défi de santé majeur dans les pays occidentaux. On a longtemps cru que le phénomène était avant tout américain, mais une enquête menée par l'institut Ipsos en 2012 a établi que près d'un jeune Français sur cinq âgé de 15 à 25 ans était en surpoids ou obèse. Des chiffres inquiétants qui font craindre le pire pour ces jeunes : les professionnels de santé pensent qu'à cause de ce surpoids, ils devront faire face à des problèmes de santé bien plus tôt dans leur vie que leurs parents ou leurs grands-parents. Le problème n'est pas compliqué : les jeunes ont une alimentation trop calorique et une activité physique trop modérée.

La bonne nouvelle, c'est que les enfants végétariens ont plus de chances d'avoir un indice de masse corporelle (IMC) proche de l'idéal. Leur alimentation est également plus riche en fibres et moins riche en graisses saturées et en cholestérol que celle des enfants consommant de la viande.

Si votre enfant végétarien est en surpoids, vérifiez avec lui qu'il ne consomme pas trop de junk food (voir la section suivante). Si ce n'est cette dérive, le problème est certainement lié, en partie au moins, à un manque d'exercice.

Aidez votre enfant à décrocher d'Internet et de ses jeux vidéo et poussez-le à bouger. Pour les adolescents, les cours d'aérobic, les sports collectifs et les séances de musculation constituent d'excellentes manières de brûler des calories et d'améliorer leur endurance, leur santé cardio-vasculaire et leur forme générale. Encouragez votre fille ou votre fils à faire du vélo, de la randonnée ou, pourquoi pas, du canoë. Proposez-lui de changer d'activité au gré des saisons : du ski en hiver, de la natation en été. Varier les plaisirs est un bon moyen de ne pas se lasser.

Il arrive que certains adolescents soient extrêmement soucieux de leur physique. À l'adolescence, les garçons, *a contrario* des filles, rêvent d'être costauds et ont souvent la hantise d'être maigrichons. La nature suivra son cours et il y a fort à parier que les fils de fer de l'adolescence seront les quarantenaires sveltes et athlétiques de demain.

Si votre ado cherche à prendre du poids, le plus simple est de manger davantage de bonnes choses. Augmentez les portions de nourriture lors des repas et introduisez des en-cas sains entre les repas. Les smoothies, par exemple, apportent facilement des calories supplémentaires. Vous pouvez aussi lui conseiller des séances de musculation, dans la limite du raisonnable, pour stimuler la croissance du tissu musculaire.

ATTENTION !

Mieux vaut que votre ado garde ses distances avec les poudres et les barres hyper protéinées, d'ailleurs souvent assez onéreuses et à la composition parfois floue. Abreuver son organisme de protéines supplémentaires ne le rendra pas musclé pour autant. Cela pourrait même nuire à sa santé. Ce genre de produits doit être filtré par l'organisme, ce qui entraîne une surcharge de travail pour les reins. Les muscles naissent en faisant de l'exercice et en s'alimentant sainement.

À RETENIR

Les troubles alimentaires sont monnaie courante à l'adolescence – et particulièrement chez les filles. Il n'y a aucun lien de cause à effet entre une alimentation végétarienne et certains troubles alimentaires comme l'anorexie (qui consiste à se priver de nourriture) ou la boulimie (qui se manifeste par des pulsions alimentaires suivies de vomissements provoqués délibérément). Toutefois, des études suggèrent que certaines adolescentes utilisent le végétarisme pour masquer leurs troubles alimentaires. Les effets de l'anorexie peuvent aussi conduire à un dégoût de la viande amenant les jeunes filles anorexiques à arrêter d'en consommer. Les troubles alimentaires ont des origines psychologiques et les personnes qui en souffrent doivent être suivies sur le plan psychiatrique et psychologique.

Limiter la junk food

Les enfants les plus grands et les adolescents disposent de plus de liberté pour faire leurs propres choix alimentaires. Trop souvent, ils se tournent vers les chips, les sodas, les barres chocolatées, le fast-food… bref, la junk food si riche en calories et si pauvre en nutriments bons pour la santé.

Encouragez votre enfant à assainir son alimentation. Ayez toujours des fruits frais à portée de main à la maison et servez des portions généreuses de légumes, de céréales complètes et de légumineuses. Glissez une grosse pomme et une poignée d'amandes dans le sac à dos de votre enfant avant qu'il parte à l'école. Mais le plus important est de montrer l'exemple vous-même en limitant la junk food au maximum.

ASTUCE

Avoir à disposition des alternatives attrayantes – même imparfaites sur le plan nutritionnel – peut être pratique. De l'eau pétillante citronnée, par exemple, sera toujours préférable à un soda ultra-calorique ou à un jus concentré bourré de sucre. Toutes les boissons caloriques, jus de fruits compris, participent à l'augmentation significative des apports caloriques des enfants, des adolescents et des adultes, ce qui peut conduire à l'obésité. Un bol de soupe, une salade improvisée avec une boîte de maïs ou une simple tartine de pain avec un peu de fromage peuvent combler les envies de salé plus sainement que ne le feraient des préparations industrielles bourrées de sodium.

Gérer les allergies alimentaires

Les allergies alimentaires sont une réponse extrême du système immunitaire de l'organisme à certaines protéines contenues dans la nourriture. Les symptômes classiques incluent la crise d'urticaire, l'éruption cutanée, les nausées, la diarrhée, le gonflement des muqueuses de la bouche et de la gorge. Les réactions les plus sévères peuvent entraîner des chocs et même la mort.

Plus d'une centaine d'aliments sont à ce jour recensés comme allergisants, et la liste s'allonge d'année en année. Certains produits de base de l'alimentation végétarienne font partie des nourritures les plus allergènes, comme les œufs, le lait, le soja, le blé, les fruits à coque, les noix…

Les allergies alimentaires ont beaucoup progressé ces dernières décennies. Actuellement, on estime que 3 à 4 % des adultes et 7 à 8 % des enfants sont concernés. Il ne faut pas confondre les allergies alimentaires avec les intolérances alimentaires qui causent rarement des symptômes aussi sévères. L'intolérance au lactose – qui se traduit par une incapacité à digérer le sucre de lait – est, par exemple, l'une des intolérances alimentaires les plus courantes.

Depuis 2005, une directive européenne impose aux industriels de mentionner sur l'emballage de leurs produits la présence et même les éventuelles traces des 12 aliments considérés comme les plus allergènes.

Le diagnostic des allergies alimentaires est parfois difficile à poser et la consultation d'un médecin allergologue est nécessaire pour déterminer le ou les aliments en cause. Pour ce qui est du traitement, la seule solution consiste bien souvent à supprimer le ou les aliments responsables, et ce jusqu'à la fin de sa vie.

Si vous avez besoin d'aide sur les allergies alimentaires, vous pouvez vous tourner vers :

- **L'Association française pour la prévention des allergies.** L'AFPRAL, qui a vu le jour en 1991, est la plus ancienne association française de patients allergiques. www.allergies.afpral.fr
- **La Société française de nutrition.** La SFN a pour objectif de contribuer au progrès des connaissances sur la nutrition, par la recherche notamment. www.sf-nutrition.org
- **Allergie France.** Créé en 2001, ce site internet regorge d'informations pratiques. Il est né de la collaboration entre des médecins allergologues et des patients allergiques. www.allergique.org
- **La Fédération européenne des associations d'allergiques.** L'EFA regroupe une quarantaine d'associations qui défendent les droits des patients. www.efanet.org

Chapitre 23

Être végétarien et sportif

Dans ce chapitre :

- Adapter son alimentation à sa pratique sportive
- Connaître et s'inspirer des athlètes végétariens
- Savoir quoi manger avant, pendant et après une compétition

Toutes les campagnes de santé publique le rappellent : une pratique sportive régulière participe d'un mode de vie sain, et ce à tout âge de la vie. Bien sûr, cette règle est aussi valable pour les végétariens.

Beaucoup de gens croient à tort que le végétarisme est incompatible avec une activité sportive, *a fortiori* de haut niveau. Il s'agit là, en fait, d'une idée reçue de plus sur l'alimentation végétarienne. Nous verrons d'ailleurs que plusieurs athlètes végétariens ont brillé dans leur discipline à un niveau international.

Que vous soyez un joggeur de quartier ou un marathonien émérite, vous vous demandez forcément quelle alimentation adopter pour être dans une condition physique optimale.

Dans ce chapitre, vous allez découvrir ce qu'il faut manger pour optimiser vos performances, lors de votre activité sportive habituelle ou à l'occasion de compétitions de haut niveau.

Distinguer le sportif du dimanche de l'athlète

Pour la majorité des gens, le sport est considéré comme un loisir. Cette notion de plaisir va de pair avec une kyrielle de bénéfices pour la santé. Lorsque vous faites du sport régulièrement, par exemple, vous brûlez plus de calories… et optimisez ainsi vos chances de conserver un poids idéal.

Sportifs de haut niveau et végétariens : ces exemples inspirants

En France, aux yeux du grand public, végétarisme et sport de haut niveau ne font pas bon ménage : comment un individu se nourrissant exclusivement de légumes, de tofu et de céréales pourrait-il avoir l'énergie suffisante pour accomplir des exploits ? A-t-on même seulement l'esprit de compétition lorsqu'on ne mange pas de viande ? Pour beaucoup, être végétarien va forcément de pair avec un physique de haricot vert et une endurance de petit pois. Les gens ont la mémoire courte, ou sélective : de nombreux végétariens ont brillé dans le sport de haut niveau, et particulièrement dans les sports d'endurance (une trop grande consommation de produits d'origine animale peut être problématique pour la performance cardio-vasculaire). Aux États-Unis, d'ailleurs, le fait qu'un sportif de haut niveau soit végétarien ou même végan n'étonne plus grand monde. Les choses pourraient bouger aussi en France : une équipe sportive végétarienne française a vu le jour en 2001. Elle rassemble des sportifs amateurs de toutes disciplines qui entendent faire savoir qu'être végétarien n'empêche pas de faire du sport, bien au contraire.

Voici une liste, non exhaustive, de champions végétariens qui ont marqué leur discipline :

Murray Rose. Ce nageur australien a décroché plusieurs médailles olympiques dans les années 1960. Il était végétarien depuis son enfance. Ce choix alimentaire lui a valu le surnom iodé de « Sillage d'algue » (*Seaweed streak*).

Carl Lewis. L'athlète aime répéter qu'il était végétarien depuis un an lorsqu'il a décroché ses deux médailles d'or aux JO de Barcelone en 1992.

Surya Bonaly. La patineuse artistique française a été neuf fois championne de France en solo.

Djamel Bouras. Le judoka français a été champion olympique en 1996.

Alain Mimoun. Ce grand marathonien français était végétarien.

Ivan Lendl. Cette légende du tennis a remporté huit tournois du Grand Chelem.

Martina Navratilova. La championne de tennis qui a longtemps régné sur Wimbledon n'a jamais été avare sur les mérites de l'alimentation végétarienne.

Elizabeth Armitstead. Déjà couverte de titres, la relève du cyclisme britannique féminin est végétarienne depuis l'âge de 10 ans.

Et aussi, entre autres : Ruth Heidrich, triathlète et marathonienne américaine ; Pat Reeves, haltérophile britannique ; Scott Jurek, ultramarathonien américain…

Autre avantage du sport : vous pouvez manger davantage ! Cela est même recommandé, car en mangeant plus, vous absorberez en plus grande quantité les nutriments dont vous avez besoin. Faire du sport régulièrement entretient également les os et les muscles, surtout si vous faites de la musculation.

Le degré de pratique sportive varie considérablement d'un individu à un autre : il y a les sportifs occasionnels (« les sportifs du dimanche » comme on les appelle), les sportifs réguliers et les athlètes ou sportifs de haut niveau. Il faut savoir dans quelle catégorie on se place, car les incidences sur l'alimentation ne sont pas les mêmes pour chacun.

Dans ce chapitre, les termes « athlète » et « sportif de haut niveau » sont employés pour désigner quelqu'un qui pratique une activité physique quasiment tous les jours de la semaine tout au long de l'année. Les nageurs, les joggeurs ou les triathlètes qui s'entraînent intensivement peuvent être qualifiés d'athlètes.

Parmi les gens considérés comme actifs, les athlètes sont, vous l'aurez compris, minoritaires.

Si vous allez à la salle de sports trois fois par semaine pour courir et soulever des poids, c'est formidable… mais cela ne fait pas de vous un athlète pour autant. Cela ne constitue pas non plus un surcroît d'activité sportive suffisant pour occasionner un changement significatif de vos besoins nutritionnels. *Idem* pour les golfeurs et les sportifs du dimanche.

À moins que votre niveau d'activité n'atteigne celui d'un sportif de haut niveau ou d'un athlète, il est peu probable que vous ayez besoin d'adopter une alimentation spécifique : votre bon sens (et aussi un peu de féculents avant l'effort) devrait suffire.

Identifier ses besoins nutritionnels

Comme tout un chacun, l'alimentation d'un sportif de haut niveau devrait essentiellement se composer de glucides et des quantités adéquates de protéines et de lipides. Dans quelles proportions ? C'est ce que nous allons voir dans cette section.

Calories et protéines : la juste mesure

Les avis divergent quant à la quantité de protéines dont ont besoin les athlètes. Certains experts questionnent même carrément l'impact de l'effort physique sur les besoins du corps en protéines. D'autres estiment qu'un surcroît d'activité physique ne nécessite pas forcément un apport supplémentaire en protéines, selon le type d'activité. Les protéines supplémentaires, en tout cas, ne servent pas à développer la masse musculaire comme beaucoup le croient. Elles servent, au contraire, à compenser la perte des protéines que les athlètes brûlent en les utilisant comme carburant.

Certains athlètes ont besoin d'une quantité astronomique de protéines pour satisfaire leurs besoins énergétiques : s'il ne peut pas puiser suffisamment d'énergie dans les glucides et les lipides, leur organisme se rabat sur les protéines. Lorsque cela arrive, ces athlètes ont besoin de davantage de protéines dans leur alimentation, suffisamment pour construire et réparer les tissus.

Si vous êtes un athlète pratiquant un sport d'endurance, consommer la quantité de calories nécessaire pour satisfaire vos besoins nutritionnels tout en ayant une alimentation variée et en quantité raisonnable est probablement suffisant en soi pour couvrir vos besoins en protéines.

C'est particulièrement vrai pour les nageurs, les cyclistes, les joggeurs et les triathlètes. Pour les sports axés sur la force physique, en revanche, comme le foot ou l'haltérophilie, il est nécessaire d'être plus attentif à consommer des aliments riches en protéines, et c'est encore plus vrai si votre apport calorique est faible.

Tout athlète restreignant son apport calorique en vue de perdre du poids et continuant à s'entraîner doit aussi veiller à absorber des protéines en quantité suffisante. Plus votre apport calorique sera faible, plus il vous sera difficile de couvrir vos besoins nutritionnels… autant dire qu'il n'y a pas de place, dans un tel schéma, pour la junk food.

ATTENTION !

Un peu de protéines est une bonne chose mais trop, non. On a tous entendu ces histoires de coachs sportifs servant d'office, il y a quelques décennies, des steaks saignants à leurs joueurs avant un match de foot. Les pièces de viande étaient évidemment accompagnées de pommes de terre au beurre et à la crème fraîche, le tout servi avec une petite salade arrosée d'une vinaigrette bien grasse. Les temps ont changé et la connaissance nutritionnelle s'est améliorée : on sait, désormais, que les repas trop riches en protéines et en lipides rendent les joueurs léthargiques et n'ont rien de bon pour la santé. Plutôt qu'un steak, les athlètes, même non végétariens, devraient se faire un bon plat de pâtes à la sauce tomate, des légumes sautés avec du tofu ou encore des haricots rouges avec du riz et des légumes.

Croquer les glucides

Une alimentation essentiellement composée de glucides complexes et simples de qualité – des légumes, des pâtes, du riz et autres produits à base de céréales, des fruits et des légumineuses – promeut l'endurance d'un athlète et conduit à de meilleures performances. Les athlètes qui restreignent leur apport en glucides sont moins performants. Cela n'a rien d'étonnant, dès lors, que l'alimentation végétarienne soit avantageuse pour les athlètes : le régime végétarien est composé avant tout d'aliments riches en glucides complexes et en glucides simples de qualité.

Les athlètes avaient l'habitude autrefois de se charger en glucides avant une performance. Pendant des jours, ils limitaient leur apport en glucides et faisaient le plein de lipides et de protéines avant de se gaver de glucides les jours précédant une compétition. La théorie voulait que cette méthode optimise le stockage d'énergie dans les muscles et aboutisse à de meilleures performances. On sait maintenant qu'il vaut mieux consommer des glucides tout le temps. La plupart des végétariens ont, de fait, un apport en glucides très satisfaisant.

Lorsque vous avez une alimentation riche en glucides, votre organisme en stocke une partie dans vos muscles et dans votre foie sous forme de glycogène. Ainsi, lors d'une activité sportive soutenue, votre corps peut ouvrir les robinets et puiser dans ces stocks de glycogène. Qu'il s'agisse d'une activité d'endurance comme la natation ou d'une activité physique intense comme une course de sprint, les réserves de glycogène de vos muscles et de votre foie constituent une source d'énergie essentielle et un déterminant critique de votre capacité à être performant.

Avoir une alimentation suffisamment riche en calories et en glucides contribue à rendre les protéines ingérées disponibles pour construire et réparer les tissus au lieu qu'elles soient sacrifiées pour apporter de l'énergie. Mais tous les glucides ne font pas l'affaire.

C'est vrai, les sodas, les bonbons, les barres chocolatées et autres junk food sont riches en glucides. Mais ces nourritures n'apportent que des calories dites vides, c'est-à-dire n'ayant aucune valeur nutritive. Autrement dit, il ne faut pas compter sur ce genre d'aliments pour faire le plein des nutriments dont votre organisme a besoin. L'illusion peut fonctionner à court terme, puisque dans un premier temps votre corps dispose du carburant dont il a besoin. À long terme, en revanche, si vous abusez de la junk food, vous risquez de manquer des nutriments les plus essentiels au bon fonctionnement de votre corps. Il faut toujours mieux voir le tableau dans son ensemble.

Voilà quelques exemples d'aliments riches en bons glucides :

- tous les fruits,
- tous les légumes,
- les flageolets et les haricots rouges,
- le pain,
- les céréales,
- les lentilles,
- les pâtes,
- les pommes de terre,
- le riz,
- le lait de soja.

Certains athlètes ont des besoins très importants en calories, et beaucoup d'aliments riches en glucides sont rassasiants. Ils peuvent donner une telle impression de satiété que certains athlètes peuvent penser avoir mangé suffisamment alors qu'ils n'ont pas ingéré suffisamment de calories. Si c'est votre cas, tant pis : incluez dans votre alimentation quelques produits raffinés pauvres en fibres, même si la majorité des gens manquent de fibres. Optez par exemple pour un petit déjeuner à base de céréales raffinées ou de pain blanc au lieu de produits à base de céréales complètes.

Absorber les vitamines et les minéraux

En général, une alimentation végétarienne équilibrée qui met l'accent sur les calories, la variété et qui limite la junk food apporte aux athlètes tous les nutriments dont ils ont besoin. Dans certaines circonstances, toutefois, il faut porter une attention particulière à certaines vitamines et minéraux :

TECHNIQUE

- **Le calcium.** Les athlètes ont les mêmes besoins en calcium que le reste de la population. Toutefois, certaines athlètes féminines s'entraînant de manière intensive risquent de déclarer une aménorrhée, une disparition des règles.

  Cet arrêt des cycles menstruels n'est en rien lié à l'alimentation végétarienne : n'importe quelle femme s'entraînant trop intensément peut développer une aménorrhée. À l'instar des femmes en post-ménopause, les femmes souffrant d'aménorrhée ont des taux réduits d'œstrogènes, ce qui peut accentuer les pertes en calcium.

  La santé des os résulte de nombreux facteurs, et la quantité de calcium ingérée et retenue par l'organisme en fait partie. Si vous êtes une athlète et que vous n'avez plus vos règles ou que vos cycles menstruels sont intermittents, il est recommandé d'augmenter votre apport en calcium. Vous pouvez consommer davantage d'aliments riches en calcium, tels que les produits laitiers, les noix, les légumes verts et faire moins de place à la junk food.

- **Le fer.** Tous les athlètes – végétariens ou non – sont susceptibles de développer une carence à cause des pertes de fer de l'organisme lors d'une activité physique intense et prolongée. Les femmes sont davantage exposées, de même que les athlètes dont les réserves en fer sont basses. Inutile néanmoins de prendre un supplément sauf si vos analyses de sang indiquent le contraire. Les hommes devraient tout particulièrement veiller à ne pas se supplémenter inutilement en fer : il existe, en effet, un lien entre un apport en fer excessif et un risque accru de maladies coronariennes.

À RETENIR

- **Les autres vitamines et minéraux.** Les végans doivent particulièrement être attentifs à avoir dans leur alimentation une bonne source de vitamine B12. Certaines études montrent également que la pratique sportive augmente les besoins de l'organisme en riboflavine (ou vitamine B2) et en zinc. La meilleure recommandation pour n'importe quel athlète reste cependant d'avoir une alimentation saine et équilibrée à même de couvrir ses besoins en vitamines et minéraux.

Optimiser son alimentation en vue d'une performance

Tous les champions le savent : ce que vous mangez peut faire la différence lors d'une performance sportive. Dans cette section, vous trouverez toutes les informations sur l'alimentation spécifique à adopter lors de votre période de préparation, mais aussi immédiatement avant, pendant et juste après votre événement sportif.

Pendant la période de préparation

À RETENIR

Que ce soit pour un marathon, un tournoi de tennis ou une compétition de natation, la période de préparation est décisive. Sans un entraînement régulier et bien pensé plusieurs semaines au préalable, inutile d'espérer faire des miracles le jour J. C'est la même chose pour l'alimentation : en optant pour les bonnes habitudes alimentaires en amont, vous optimisez la préparation de votre organisme.

Voici quelques conseils pour les athlètes végétariens qui veulent tirer parti de cette période :

- Si vos besoins en calories sont élevés, consommez des en-cas entre les repas. Des fruits secs, des fruits frais, un demi-sandwich, un bol de céréales avec du lait végétal, un bol de soupe et un toast, un yaourt ou un smoothie constituent de bonnes options.
- Si vous avez du mal à consommer suffisamment de calories avec vos repas et vos en-cas, réduisez votre consommation de nourritures rassasiantes mais peu caloriques comme certains légumes, et mangez davantage de féculents comme des pommes de terre, des patates douces, des petits pois, des flageolets et des lentilles. Les milk-shakes et les smoothies peuvent aussi être particulièrement efficaces pour augmenter votre apport en calories. Préparez vous-même vos mélanges en mixant germe de blé, yaourt, lait végétal et fruits frais ou surgelés. Gardez aussi en tête qu'un peu de graisse végétale (noisettes, huile…) peut être utile pour les athlètes qui cherchent à ingurgiter des calories supplémentaires.
- Emportez toujours avec vous un en-cas dans votre sac de sport et consommez-le immédiatement après votre entraînement pour remplacer les glucides et les protéines utilisés durant l'effort et pour faire le plein de calories. Un fruit frais, une barre de céréales, quelques biscuits et une bouteille de jus de fruits sont des bons choix.
- Gardez toujours une boisson à portée de main lorsque vous vous entraînez – jus de fruits et eau sont ce qu'il y a de mieux.
- Ne vous entraînez pas si vous avez faim. Votre séance en pâtirait. Faites d'abord une pause et mangez un petit quelque chose avant de vous y mettre.

Avant une performance

Si vous avez déjà une alimentation végétarienne riche en glucides, vous êtes bien parti. Lorsque l'échéance sportive est imminente, toutefois, il est temps de sortir quelques tours supplémentaires de son chapeau… ou de son sac de sport.

Dans les heures précédant une performance, on a tendance à préférer les aliments faciles à digérer mais qui maintiennent l'énergie au top. Les nourritures riches en glucides sont de bonnes options, en revanche, il vaut mieux réduire vos apports en lipides et en protéines. Les lipides, en particulier, sont plus longs à digérer que les autres nutriments. Or, il vaut mieux que votre estomac se vide le plus rapidement possible pour laisser le temps à la nourriture d'aller jusqu'à vos intestins où elle peut être absorbée avant que vous n'entriez en action. Voilà pourquoi ne pas mangez gras est important à ce stade. Éviter les aliments à haute teneur en protéines immédiatement avant une performance est aussi judicieux, car les protéines sont plus lentes à digérer que les glucides. Ainsi, les fruits, les légumes et les céréales constituent les meilleures options dans les heures précédant un événement.

Les aliments riches en sel ou en sodium sont également à proscrire : ce genre de nourritures est susceptible de retenir les fluides, ce qui peut avoir un impact sur votre performance et votre bien-être. Quant aux aliments particulièrement riches en fibres, mieux vaut les garder pour après la compétition : il s'agit d'avoir les intestins le plus vide possible lors de la performance. Conjugués au stress, les aliments riches en fibres peuvent aussi provoquer des diarrhées ou, au contraire, constiper.

À RETENIR

Si vous avez tendance à avoir le trac avant un événement, mangez seulement des aliments faciles à digérer et pauvres en fibres. Certains athlètes sont trop nerveux avant une compétition pour avaler quelque aliment solide que ce soit. Dans ce cas, boire un smoothie ou manger un yaourt au lait de vache à faible teneur en matière grasse ou un yaourt au soja peut être un bon compromis.

ASTUCE

La règle d'or est de vous donner une heure avant une performance pour chaque portion de 200 calories de nourriture consommée. Vous pouvez monter jusqu'à 800 calories. Par exemple, si vous faites un repas de 400 calories, mieux vaut le prendre deux heures avant la compétition.

Voici quelques idées de repas légers et d'en-cas pour les heures précédant une compétition :

- une tranche de pain avec de la confiture,
- une banane et quelques biscuits,
- un bol de céréales avec du lait végétal,
- un bol de riz cuit à la vapeur accompagné de légumes cuits,

- une crêpe au citron et au miel,
- des pâtes à la sauce tomate ou aux légumes cuits,
- un smoothie aux fruits à base de lait végétal,
- un toast et un demi-yaourt au soja,
- un sandwich à la tomate et un verre de jus de fruits.

Pendant une performance

Avez-vous déjà joué au tennis sous le soleil brûlant d'un jour d'été caniculaire, ou fait du kayak plusieurs heures d'affilée en plein mois d'août ? Si c'est le cas, vous avez sûrement bu l'équivalent de deux verres d'eau tous les quarts d'heure pour remplacer les fluides perdus par votre organisme dans ces conditions d'exercice intense et de chaleur extrême. De nombreux athlètes ne pensent pas suffisamment à compenser les pertes d'eau occasionnées par l'effort. Il s'agit pourtant là d'un enjeu majeur tant pour la santé que pour optimiser sa performance.

Lorsque vous vous entraînez et, si possible, lorsque vous êtes en compétition, essayez de boire l'équivalent d'un demi à un verre d'eau toutes les 20 à 30 minutes. Quelques gorgées suffisent pour ingérer une quantité équivalente à un verre d'eau. Selon le sport que vous pratiquez, conservez toujours une bouteille d'eau à disposition près de votre banc, dans le cockpit de votre bateau ou sur votre vélo.

Pour les performances de moins de 90 minutes, l'eau est la meilleure option. Au-delà, il est profitable d'intégrer également un apport en glucides pour alimenter votre organisme en sucre et permettre à vos muscles de ne pas se fatiguer trop vite. Boire ou manger ces glucides plus tôt peut s'avérer pertinent pour les activités physiques les plus intensives.

Dans ce genre de situation, il faut viser un apport d'environ 30 à 80 grammes de glucides par heure. Les boissons destinées aux sportifs conviennent très bien et peuvent être plus pratiques à consommer que de la nourriture solide. La plupart des marques qui commercialisent ces boissons de l'effort, conseillent de boire à un rythme d'un demi à un verre tous les quarts d'heure, ou le double toutes les demi-heures. Mais, à la place de ces boissons commerciales, vous préférerez peut-être boire du jus de fruits dilué dans de l'eau. Vous pouvez, par exemple, mélanger deux verres de jus de pommes avec deux verres d'eau et boire le tout sur une période d'une heure.

Un fruit est aussi une bonne option pour un coup de fouet glucidique. Une banane contient au moins 30 grammes de glucides, à l'instar de deux petites oranges.

Après une performance

Après une compétition ou une séance intensive, les protéines peuvent faire leur retour dans votre assiette pour réparer les muscles qui ont souffert. Votre organisme a aussi besoin de remplir à nouveau ses stocks en glycogène, acides aminés et fluides. C'est pour cela que les apports en calories, protéines, glucides et fluides sont tous très importants immédiatement après une performance sportive. Plus vite ces nutriments seront remplacés, mieux votre corps récupérera. Des études ont ainsi montré que l'organisme engrange bien plus rapidement du glycogène dans les minutes et les heures qui suivent une performance que plusieurs heures après.

Chapitre 24

Végétariens adultes : bien vieillir, en accord avec son mode de vie

Dans ce chapitre :

- Comprendre comment l'âge modifie les besoins nutritionnels
- Manger sainement en étant actif
- Rester en bonne santé en vieillissant

Même si les problèmes de santé ont tendance à se multiplier lorsque l'on vieillit, beaucoup de gens parviennent à rester actifs et en bonne santé jusqu'à un âge avancé. En étudiant le processus du vieillissement, les gérontologues ont découvert que certains aspects du vieillissement jusque-là considérés comme inéluctables ne l'étaient pas forcément.

Chacun a déjà fait l'expérience de changements liés à l'âge, mais le processus de vieillissement ne suit pas le même rythme chez chaque individu. Certaines personnes ne déclarent aucune maladie même à un âge avancé. Pourquoi ? L'explication est, bien sûr, en partie génétique, mais le mode de vie est aussi un facteur d'explication.

Toutes les études s'accordent à le dire : l'alimentation a un impact indéniable non seulement sur la santé mais aussi sur la façon dont les gens vieillissent. L'activité physique fait aussi une sacrée différence. Avoir une alimentation nutritive tout en pratiquant régulièrement tout au long de la vie, et de préférence quotidiennement, une activité physique n'arrêtera pas le temps, mais cela peut contribuer à retarder les effets du vieillissement.

Certains maux comme la constipation, les hémorroïdes ou la prise de poids sont parfois vus comme des conséquences normales du processus de vieillissement, de même le diabète et l'hypertension artérielle peuvent sembler inévitables à partir d'un certain âge.

Ce n'est pas l'expérience de la plupart des végétariens.

Les végétariens sont moins sujets aux maladies chroniques. Ils vivent aussi généralement plus longtemps que les non-végétariens. Ces différences observées dans le domaine de la santé et de la longévité peuvent en partie s'expliquer par certaines caractéristiques propres au mode de vie végétarien telles qu'une activité physique plus assidue, le fait de ne pas fumer et une alimentation bénéfique pour la santé.

Dans ce chapitre, vous découvrirez comment un mode de vie végétarien peut retarder ou prévenir certains changements de santé liés à l'âge.

Être à l'écoute de l'évolution de ses besoins nutritionnels

Les besoins nutritionnels des seniors – c'est-à-dire des adultes de 50 ans et plus – n'ont longtemps pas beaucoup intéressé les chercheurs. On ignore encore beaucoup de choses concernant l'impact du vieillissement sur la capacité de l'organisme à digérer, absorber et stocker certains nutriments.

Aujourd'hui encore, la plupart des recommandations pour les adultes d'âge mûr ne sont que des extrapolations des recommandations destinées aux jeunes adultes. Les scientifiques ont, toutefois, une petite idée de la façon dont le métabolisme et les besoins de l'organisme changent avec l'âge. Poursuivez votre lecture pour découvrir la meilleure façon de faire le plein des nutriments qu'il vous faut lorsque vous prenez de l'âge.

Manger moins pour avoir plus

Eh oui, ce dont on vous a toujours rebattu les oreilles est vrai : le métabolisme décline avec l'âge. Quelle injustice, n'est-ce pas ? C'est pourtant la triste réalité : en vieillissant, vous avez besoin de moins de calories, et encore, si l'on part du principe que votre niveau d'activité physique reste identique. Car si vous êtes moins actif qu'avant, alors vos besoins caloriques sont encore moins importants. Ah, l'outrage des ans !

Mais le plus compliqué est à venir. Si vous consommez moins de calories, votre apport en protéines, vitamines, minéraux et autres nutriments essentiels va diminuer lui aussi. Or, malheureusement, d'après ce que l'on sait à ce stade, vos besoins nutritionnels, eux, ne diminuent pas. Au contraire, concernant certains nutriments, vos besoins pourraient même augmenter.

ATTENTION !

Tout cela implique une vigilance accrue quant à votre alimentation : avec l'âge, manger sainement est plus important que jamais. L'équation est la suivante : vous devez absorber la même quantité de nutriments que lorsque vous étiez plus jeune (et que vous ingurgitiez davantage de calories) mais en consommant moins de nourriture. Impossible, pensez-vous. Et pourtant, en mangeant moins de sucreries, de chips, de fritures, de gâteaux, de bonbons, de sodas et d'alcool – bref, en consommant moins de junk food –, le défi est réalisable. L'âge venant, consommer ce genre de produits pauvres en nutriments et riches en calories ne pardonne pas.

Être attentif à certains nutriments

Il faudrait davantage d'études sur l'évolution des besoins nutritionnels des personnes de plus de 50 ans, mais les scientifiques sont déjà certains que ces besoins changent. Cela s'explique sans doute, en partie, par le fait qu'avec le temps, la capacité du corps à absorber certains nutriments se dégrade.

Les seniors produisent, par exemple, moins d'acides gastriques. Or, ceux-ci participent à la bonne absorption par l'organisme de la vitamine B12. Les scientifiques estiment que 10 à 30 % des adultes de plus de 50 ans ont des difficultés à couvrir leurs besoins en vitamine B12 par leur alimentation.

Voilà pourquoi les seniors devraient consommer des aliments enrichis en vitamine B12 ou prendre un complément alimentaire. Ce conseil vaut tout particulièrement pour les végans qui doivent encore plus, avec l'âge, veiller à avoir une bonne source de vitamine B12 dans leur alimentation.

Pour les végétariens comme pour les non-végétariens, avec l'âge, les besoins en calcium, en vitamine D et en vitamine B6 sont plus importants. Si vous êtes un végétarien âgé de 50 ans ou plus, ne buvant pas de lait, ne consommant pas de produits laitiers et s'exposant peu au soleil, il est judicieux de consommer des produits enrichis en vitamine D ou de prendre un complément alimentaire.

Au bout du compte, ce qu'il faut retenir, c'est qu'au-delà de 50 ans, il convient d'avoir une alimentation plus frugale en calories, mais plus riches en nutriments. Adieu sucreries et junk food !

Savourer les avantages d'être végétarien

Au-delà des signes extérieurs évidents de vieillissement – les rides, les cheveux blancs, les taches brunes –, les personnes qui vieillissent ont d'autres raisons de se plaindre. La plupart de ces tracas ont, d'une façon ou d'une autre, un lien avec le tube digestif. Les gens commencent à être constipés ou ils souffrent davantage de problèmes de brûlures d'estomac ou d'indigestion. Certains de ces problèmes résultent d'une diminution de la production de sécrétions gastriques facilitant la digestion, mais cela peut être aussi tout simplement les effets d'un organisme qui ne fonctionne plus aussi bien qu'auparavant.

Mais nombre de ces problèmes sont aussi la conséquence de toute une vie : une mauvaise alimentation, un manque d'activité physique régulière et des mauvaises habitudes, comme la consommation de tabac ou d'alcool. En revanche, si vous avez eu une activité sportive, fait le plein de fibres et bu suffisamment d'eau ces vingt dernières années, vous risquez moins que d'autres d'avoir des hémorroïdes ou des varices.

Les recommandations diététiques générales pour les adultes de plus de 50 ans sont les mêmes que pour les jeunes adultes : avoir un apport calorique en adéquation avec vos besoins énergétiques, maintenir un poids de forme et manger une nourriture variée composée d'aliments complets, de fruits, de légumes, de légumineuses et d'un peu de noix et de graines. Il convient aussi de boire suffisamment et de limiter sa consommation de sucreries et de junk food.

Une alimentation végétarienne peut prévenir ou retarder les problèmes les plus courants liés au vieillissement. Et si les problèmes sont déjà là, manger végétarien peut contribuer à les alléger.

Voilà qui est réjouissant et il convient d'en tirer parti, n'est-ce pas ? Dans cette section, vous allez découvrir comment.

Faire le plein de fibres et éradiquer la constipation

La constipation a presque toujours un lien avec l'alimentation. À tout âge, il est important de faire le plein de fibres en consommant des fruits, des céréales complètes, des légumes et des légumineuses. Boire suffisamment et avoir une activité physique régulière comptent aussi.

Les adultes de 50 ans et plus ont souvent des problèmes de constipation lorsque leur apport en fibres est trop faible. Lorsque vous mangez moins, vous absorbez moins de fibres. Et si vous mangez trop de desserts et de junk food, vous risquez de consommer encore moins de fibres. Les seniors sont notoirement connus pour ne pas être très actifs physiquement. Ces facteurs – faible apport en fibres et activité physique réduite – favorisent la constipation.

La constipation peut empirer si vous prenez certains médicaments comme des antiacides qui contiennent du calcium ou de l'aluminium.

Si vous avez des problèmes de constipation, suivez ces étapes pour améliorer votre condition :

- **Augmentez votre consommation de fibres.** Mangez plein de fruits frais, de légumes, de pain complet et de légumineuses.

- **Buvez fréquemment.** Il n'y a rien de mieux que l'eau. Inutile de tenir le compte des huit verres quotidiens recommandés. Gardez plutôt sur votre bureau une carafe d'eau et conservez toujours à portée de main une bouteille d'eau dans votre voiture, cela vous engagera à boire régulièrement. Boire un verre d'eau chaque fois que vous passez devant une fontaine à eau est également une excellente idée.
- **Mangez des pruneaux et du jus de pruneaux.** Les pruneaux ont un effet naturel laxatif chez la plupart des gens.
- **Modérez votre consommation de produits gras et de junk food.** Pauvres en fibres, ces aliments vous empêchent de faire de la place dans votre estomac pour des nourritures riches en fibres.
- **Diminuez votre apport en graisses.** Ainsi, si vous prenez des antiacides, vous n'en aurez plus besoin d'autant. Les graisses se digèrent plus lentement que les autres nutriments, elles restent donc plus longtemps dans l'estomac, favorisant l'indigestion et les brûlures d'estomac.
- **Pratiquez une activité physique régulière.** Cela maintient la tonicité des muscles (y compris ceux de l'abdomen) et aide à prévenir la constipation.

L'alimentation végétarienne a tendance être plus pauvre en graisses et plus riche en fibres que l'alimentation non végétarienne. Sans surprise, donc, les seniors végétariens ont moins tendance à souffrir de problèmes de constipation que les autres.

Couper court aux brûlures d'estomac

Comme l'alimentation végétarienne a tendance à être moins grasse que l'alimentation comprenant de la viande, cela réduit les problèmes de brûlures d'estomac. Si vous êtes végétarien et que vous souffrez, malgré tout, de brûlures d'estomac, analysez votre alimentation. Vous mangez peut-être trop de produits laitiers gras ou de junk food comme des chips, des frites ou des beignets.

ASTUCE

En plus de limiter votre consommation de graisses, vous pouvez prévenir les brûlures d'estomac en évitant de vous allonger immédiatement après un repas. Si vous vous couchez pour faire une sieste juste après avoir mangé, pensez à mettre quelques coussins sous votre dos pour vous surélever d'au moins une trentaine de degrés. Évitez aussi de faire de gros repas : mieux vaut manger moins et plus régulièrement.

Éliminer les flatulences

Les gaz intestinaux que sont les flatulences peuvent être dus à toutes sortes de choses, y compris la haute teneur en fibres de l'alimentation végétarienne.

Au-delà du désagrément social, les gaz provoquent une sensation d'inconfort dans l'abdomen et peuvent provoquer des rots ou causer une sensation de ballonnements dans l'estomac. Avant d'incriminer les flageolets ou les choux, toutefois, sachez que d'autres facteurs peuvent accentuer les flatulences, comme la consommation de boissons gazeuses, l'ingestion de trop grandes quantités d'air lorsque vous mangez ou la prise de certains médicaments.

ASTUCE

Si vous êtes persuadé que le problème vient de votre alimentation, plusieurs options s'offrent à vous :

- **Identifiez les coupables.** Flageolets ? Oignons ? Éliminez un aliment suspect à la fois jusqu'à réduire vos gaz intestinaux à un niveau acceptable pour vous. Un aliment qui engendre des flatulences chez un individu n'en provoquera pas forcément chez un autre. Malheureusement, les aliments les plus susceptibles de causer des gaz sont aussi les plus riches en nutriments.
- **Bougez.** Les personnes qui ont une activité physique régulière sont moins sujettes aux flatulences.
- **Donnez le temps au temps**. Si l'alimentation végétarienne est une nouveauté pour vous, votre organisme a besoin de plusieurs semaines pour s'habituer à cet apport supplémentaire de fibres. Votre problème de flatulences devrait se dissiper rapidement.
- **Évitez les boissons gazeuses**. Préférez l'eau plate à température ambiante tout simplement.
- **Mangez lentement.** Mastiquez bien votre nourriture pour minimiser la quantité d'air absorbé avec chaque bouchée.

Le végétarisme est bon pour ce que vous avez

Vous êtes diabétique et suivez un régime particulier ? Vous avez de l'hypertension artérielle ou des problèmes cardiaques et devez surveiller votre alimentation ? Peu importe. L'alimentation végétarienne est compatible avec les restrictions de la plupart des régimes prescrits pour des raisons de santé. Mieux, l'alimentation végétarienne est idéale pour la plupart des gens qui ont des problèmes de santé.

Si vous êtes diabétique, par exemple, il vous sera peut-être possible de réduire votre prise de médicaments ou votre dose d'insuline si vous passez à une alimentation végétarienne. La richesse en fibres de l'alimentation végétarienne aide, en effet, à contrôler le niveau de sucre dans le sang.

Une alimentation riche en fibres contribue également à faire baisser le taux de cholestérol dans le sang.

N'apportez aucun changement à votre traitement sans en avoir parlé au préalable avec votre médecin.

ATTENTION !

Les végétariens ont généralement un poids assez proche du poids de forme recommandé. Garder son poids sous contrôle est un aspect important dans la gestion de maladies comme le diabète, les maladies cardiaques, l'hypertension artérielle ou l'arthrose.

À RETENIR

Quel que soit le problème de santé dont vous souffrez, il n'y a normalement pas de contre-indication à une alimentation végétarienne. Si vous avez des besoins spécifiques, n'hésitez pas à prendre contact avec un diététicien ou un nutritionniste qui a une bonne connaissance de l'alimentation végétarienne pour en discuter.

Sixième partie

La partie des Dix

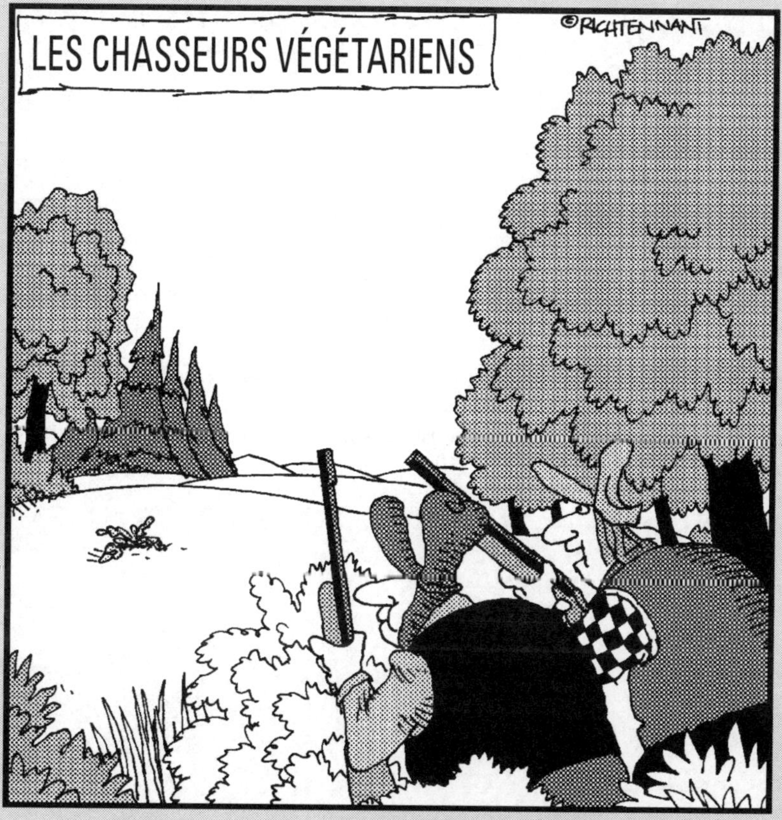

— Regarde, au milieu de la clairière, une laitue sauvage !
— Tu crois qu'elle nous a repérés ?

Dans cette partie...

Comme tous les ouvrages de la collection « Pour les Nuls », ce guide se termine par des séries d'informations synthétiques. Présentées sous forme de listes, elles peuvent être picorées comme bon vous semble.

Ces derniers chapitres visent à vous ouvrir de nouveaux horizons... histoire d'appréhender le végétarisme différemment. Certains films, certaines lectures peuvent, en effet, nourrir votre culture et vos réflexions, mais aussi vous distraire tout simplement. Et puis il y a ces sites internet à connaître si vous voulez vous simplifier la vie.

Chapitre 25

Dix films à voir

Dans ce chapitre :

- Regarder des films qui donnent à réfléchir
- Être bousculé par des documentaires coup de poing
- Se détendre devant des séries télé ou des films d'animation

De la fiction au documentaire, du film d'animation à la série télé, voici dix films de divers horizons qui piqueront à coup sûr votre curiosité si vous êtes végétarien.

Le Dictateur (1940)

Peut-on recommander un film à cause d'une simple bonne réplique ? Oui, si le film est signé Charlie Chaplin.

Dans *Le Dictateur*, film satirique sur Adolf Hitler, il y a cet échange savoureux entre le soldat Schultz et le barbier juif incarné par Chaplin :

« C'est étrange, je pensais que vous étiez aryen.

— Non, je suis végétarien. »

La référence au végétarisme vise clairement à tourner en dérision Adolf Hitler dont on saura, par ailleurs, qu'il a été épisodiquement végétarien pour des raisons de santé.

Si l'allusion au mode de vie végétarien n'est pas franchement positive, elle mérite d'être connue. Le film est un classique. Et puis, il y a le magnifique discours final : « Notre savoir nous a fait devenir cyniques. Nous sommes inhumains à force d'intelligence, nous ne ressentons pas assez et nous pensons beaucoup trop. Nous sommes trop mécanisés et nous manquons d'humanité. » Après tout, chacun est libre de lire entre ces lignes ce qu'il veut, y compris un discours veggie friendly, par exemple.

Soleil vert (1973)

Ce film d'anticipation signé Richard Fleischer avec Charlton Heston a marqué toute une génération.

Inspiré d'un roman d'Harry Harrison, *Soleil vert* projette le spectateur dans un futur sombre et effrayant : sur la Terre, désormais surpeuplée, il règne une chaleur étouffante à cause du réchauffement climatique. La faune et la flore ayant disparu, les aliments naturels sont limités et hors de prix – les rares légumes poussent dans des fermes protégées par l'armée. Entassés, démunis, affamés et assoiffés, les êtres humains n'ont d'autre choix que de se nourrir d'un aliment de synthèse à la composition mystérieuse produite par un géant de l'agroalimentaire. Le héros du film finira par découvrir que ce « soleil vert » censé être à base de planctons est, en fait, fabriqué avec de la chair humaine – celle des cadavres de vieillards euthanasiés. Implacable et pessimiste, cette fable écologique nous montre jusqu'où l'humanité pourrait sombrer si elle ne se ressaisit pas.

Le film qui dépeint une civilisation réduite au cannibalisme pour survivre semble appeler en creux à une consommation raisonnée de viande – le bœuf est un animal en voie de disparition dans le film –, mais il ne s'agit pas d'un film végétarien à proprement parler. Dans une des scènes les plus célèbres du film, un vieux monsieur qui a connu l'époque où l'on s'alimentait normalement fait goûter de la salade et une pomme à Charlton Heston. Pour ce dernier, c'est la première fois… et peut-être la dernière.

Le Rayon vert (1986)

La scène culte de ce beau film d'Éric Rohmer (Lion d'or au festival de Venise en 1986) rappellera forcément des souvenirs à tous les végétariens.

L'héroïne, Delphine (Marie Rivière), une jeune femme solitaire, indécise et romantique, tente d'occuper ses vacances lorsqu'elle se retrouve dans une maison de campagne chez de vagues connaissances. Le décalage entre la jeune femme et les couples qui l'entourent est déjà perceptible lorsqu'elle leur annonce qu'elle est végétarienne. S'ensuit alors tout un échange au cours duquel Delphine défend ce choix et cette philosophie de vie tout en faisant face aux remarques et aux interrogations mi-condescendantes, mi-consternées des « bons vivants » autour de la table. En plus d'être criante de vérité, cette longue scène très fluide, et en partie improvisée, est un pur moment de cinéma.

Plutôt conservateur et réfractaire à toute forme d'engagement politique, Éric Rohmer avait une réelle fibre écologique : c'était la seule révolution à laquelle il croyait. En 2002, le cinéaste a d'ailleurs soutenu la candidature du paysan philosophe Pierre Rabhi à la présidentielle.

Les Simpson (depuis 1989)

Tous les fans de la série culte créée par Matt Groening le savent : Lisa Simpson est végétarienne depuis la saison 7 (diffusée aux États-Unis en 1995). À l'époque, il y avait très peu de personnages végétariens à la télévision.

Du coup, l'épisode « Lisa, la végétarienne » est presque devenu mythique. Émue par un agneau, Lisa décide d'arrêter de manger de la viande. Vexée par les railleries de son entourage, elle entreprend de saboter le barbecue de son père avant d'être prise de remords. Pleine de doutes, elle finit par croquer dans un hot-dog… dont la saucisse est végétale. C'est la révélation : cette fois, c'est sûr elle sera végétarienne pour de bon. C'était la condition posée par Paul McCartney pour jouer les guest-stars dans l'épisode : que Lisa ne change pas d'avis deux épisodes plus tard.

Si les épisodes de la série sur le végétarisme sonnent aussi juste, c'est parce qu'ils sont directement inspirés de l'expérience de l'un des producteurs de la série devenu végétarien à cette époque. En 2004, la PETA a ajouté Lisa à sa liste des « personnages de télévision les plus favorables aux animaux de tous les temps ». Une série à (re-)voir donc… en alternance avec l'autre grande série des années 1990 mettant en scène une végétarienne : *Friends*, bien sûr, avec l'inénarrable Phoebe.

Babe (1995)

Réalisé par Chris Noonan, ce film oscarisé aux airs de conte animalier est à voir en famille. On y suit les péripéties d'un cochon appelé Babe qui cherche à échapper au sort qui lui est réservé : finir en charcuterie. Dans la ferme des Hoggett, le porcelet va tout faire pour se rendre indispensable et ainsi éviter de passer à la casserole. C'est ainsi qu'il décide de devenir, aussi improbable que cela puisse paraître, « cochon de berger ».

Anecdote amusante : James Cromwell, l'acteur américain qui interprète le fermier en question, est devenu végan lors du tournage du film. Il intervient d'ailleurs régulièrement au nom de la PETA pour dénoncer la condition des porcs dans l'industrie agroalimentaire.

Dans la même veine, le film d'animation britannique *Chicken Run* sorti en 2000 raconte l'évasion de poules enfermées dans un poulailler aux allures de camp de prisonniers. Citons aussi *Le Monde de Nemo*, sorti en 2003 des studios Pixar, qui dénonce la pêche à outrance et les méfaits de l'aquariophilie. Plus récent et réalisé par des Français, *Loulou, l'incroyable secret* (César 2014 du meilleur film d'animation) est un récit initiatique : celui d'un jeune loup végétarien en quête de ses origines. Doux comme un agneau et élevé par des lapins, il va se retrouver au « Festival de Carnes », tout un programme !

La Belle Verte (1996)

Lorsqu'il est sorti au milieu des années 1990, ce film de Coline Serreau – la réalisatrice de *Trois hommes et un couffin* – n'a pas rencontré son public. Trop avant-gardiste ? Trop naïf ? Sans doute un peu des deux… Ce film idéaliste qui dénonce les excès de notre société de consommation gagne pourtant à être (re-)vu. L'histoire ? C'est celle d'une extraterrestre, Mila, qui vit sur « la belle verte », une planète lointaine. Dans sa civilisation, tous les êtres sont égaux et chacun vit en harmonie avec la nature. Envoyée en mission sur Terre, la voilà qui débarque en plein Paris. La déconvenue est totale : la pollution de la ville et l'agressivité des humains la heurtent.

Avec son regard candide, l'extraterrestre écolo pointe nos travers et bouscule, parfois de manière comique, nos choix de vie. Elle qui est végétarienne tombe des nues, par exemple, en découvrant l'étal d'une boucherie. À quoi peuvent donc bien servir ces bouts de cadavre ? Lorsqu'elle apprend de la bouche d'une cliente qui sort du magasin que cette dernière compte manger ce morceau de viande, elle est stupéfaite. Si le trait est parfois un peu exagéré, en nous tendant un miroir peu flatteur, Coline Serreau nous fait réfléchir. Sa sincérité est indiscutable. C'est elle, d'ailleurs, qui incarne Mila.

Quelques années après ce film, Coline Serreau réalise un documentaire dans cette même veine écologique : *Solutions locales pour un désordre global*. Misant sur l'optimisme plutôt que sur le catastrophisme, la réalisatrice y met en avant les réponses d'hommes et de femmes du monde entier aux désordres environnementaux. Le philosophe Pierre Rabhi, théoricien de « la sobriété heureuse », y fait une apparition.

Earthlings (2005)

Earthlings, en anglais, désigne les habitants de la Terre, tous les habitants de la Terre. Et dans ce documentaire signé Shaun Monson, il n'est question que de la barbarie des Terriens humains vis-à-vis des Terriens animaux. *Earthlings* revendique une approche antispéciste. La fameuse citation du prix Nobel de littérature Isaac Bashevis Singer – « Dans leur comportement envers les créatures, tous les hommes sont des nazis » – est citée dès le début de ce film à déconseiller aux âmes sensibles. C'est typiquement le genre de film susceptible de provoquer une prise de conscience : à vous retourner un non-végétarien et à vous rendre végan si vous êtes déjà végétarien.

Ce documentaire a demandé des années d'investigation et de tournage en caméra cachée. On y découvre les dessous de l'exploitation des animaux dans tous les secteurs : l'alimentation, l'habillement, les divertissements, les expériences scientifiques. Même la question des animaux de compagnie est soulevée. La bande originale est signée Moby et la narration Joaquin Phoenix, deux végans assumés. Le tout donne un ton assez lyrique.

Earthlings s'inscrit dans la lignée de *Meet Your Meat*, le court documentaire réalisé en 2002 par la PETA (association Pour une éthique dans le traitement des animaux) sur l'industrie de la viande et en accès libre sur Internet.

Notre pain quotidien (2005)

Ce film documentaire autrichien de Nikolaus Geyrhalter emmène le spectateur dans les champs, les usines, les abattoirs, pour comprendre comment est produite la nourriture – la viande mais aussi les fruits et légumes – dans l'industrie agroalimentaire européenne. Brut, sans aucun commentaire, ni aucune musique, le film enchaîne les longs plans-séquences. C'est au spectateur de se faire sa propre opinion et de tirer ses propres conclusions. Pour ne rien vous cacher, elles sont inquiétantes.

Nos amis les Terriens (2007)

Vous souvenez-vous de Bernard Werber, l'auteur du best-seller *Les Fourmis* ? Voilà qu'il réalise des films. Vous n'avez pas entendu parler de *Nos amis les Terriens* ? Ce n'est pas étonnant : ce long-métrage, son tout premier, produit par Claude Lelouch, a été un flop retentissant à sa sortie en salles. Trop singulier et alternatif peut-être. Trop dérangeant aussi. Il est pourtant intéressant. Présenté comme un documentaire tourné par des extraterrestres, le film est une sorte d'étude des comportements humains. Pour mener à bien leur expérience, les aliens capturent une femme et un homme (petit a et petit b) qu'ils enferment dans une cage pour les observer. Le fait que les humains mangent la chair d'autres espèces intrigue les extraterrestres. D'autres cobayes humains sont bientôt capturés et enfermés avec eux, toujours dans le but d'étudier les réactions des uns et des autres. Très troublant, ce film amène forcément à s'interroger sur la façon dont nous traitons les animaux. Une forme d'antispécisme à l'envers qui n'est pas sans évoquer *La Planète des singes*. Si l'antispécisme vous intéresse, vous pouvez aussi regarder *Speciesism*, le documentaire de Mark Devries sorti en 2013.

We Feed the World – Le Marché de la faim (2007)

Inspiré du livre *L'Empire de la honte* de l'altermondialiste suisse Jean Ziegler, ce documentaire autrichien d'Erwin Wagenhofer a été tourné un peu partout dans le monde (en France, en Espagne, en Roumanie, au Brésil...). En mode coup de poing, il montre les ravages provoqués par les grands groupes agroalimentaires occidentaux dans les pays émergents. Le documentaire attire aussi l'attention du spectateur sur son rôle en tant que consommateur : acheter au supermarché un poulet élevé en batterie, par exemple, peut contribuer au défrichement de l'Amazonie à des centaines de milliers de kilomètres de là. Comment est-ce possible ? Le soja utilisé pour nourrir les volailles vient souvent du Brésil... un pays qui déforeste à tout-va pour cultiver ledit soja.

Chapitre 26

Dix livres à lire

Dans ce chapitre :

- Connaître les essais de référence sur le végétarisme, la condition animale, l'agro-écologie
- Se distraire avec un roman dont l'héroïne est végétarienne
- S'inspirer du livre de recettes végétariennes d'un grand chef

Les livres sur le végétarisme et les dérives de l'industrie de la viande ont envahi les tables des librairies ces dernières années. Au point qu'il peut être difficile de se décider à choisir quoi lire. Ce chapitre vous propose une sélection de ces ouvrages en élargissant le champ : vous trouverez ainsi aussi bien un texte de référence d'un philosophe de l'Antiquité qu'un livre de recettes raffinées ou encore un rapport de référence sur la nutrition.

Manger la chair – Traité sur les animaux (IIe siècle)

Les préoccupations concernant le fait de manger de la viande ne datent pas d'hier. Au IIe siècle déjà, Plutarque, comme d'autres grands penseurs de l'Antiquité avant lui (voir chapitre 1 : « Un peu d'histoire »), s'interrogeait. Vingt siècles plus tard, la modernité de ses textes, vénérés par Montaigne et Rousseau, en soufflera plus d'un. Bien sûr, il n'est pas question ici de végétarisme au sens strict – le terme et le concept ne sont apparus qu'au XIXe siècle.

Tout tourne ici autour d'une interrogation morale : comment l'homme peut-il jouir de consommer la chair des animaux ? Pour Plutarque, en effet, manger de la chair est non seulement contre-nature mais encore cela « épaissit les âmes ».

La juriste et chercheuse Marcela Iacub, auteur de *Confessions d'une mangeuse de viande*, dit que c'est en lisant ce traité de Plutarque qu'elle est devenue végétarienne.

Manger la chair, Plutarque, Payot & Rivages, 2002.

La Nuit des temps (1968)

Eléa, la perfection faite femme, est l'héroïne (végétarienne) de ce roman de science-fiction à succès signé Barjavel. Cette belle au bois dormant de l'Antarctique, amoureuse passionnée, est tirée de son sommeil par des scientifiques français. Son monde à elle est perdu, disparu il y a des centaines de milliers d'années.

Dans sa civilisation, bien plus avancée que la nôtre, on crée la nourriture à partir du néant grâce à une machine. C'est donc horrifiée qu'elle découvre que les hommes modernes consomment de la viande. Dans le monde d'où elle vient, seuls « les silencieux », des parias, consomment de la chair animale.

En fait, Elea, plus qu'une végétarienne ou une végane, est aussi sensible à la condition des animaux qu'à celles des végétaux… qu'elle ne consomme pas non plus. Un personnage idéaliste, passionné et révolté donc, mais définitivement d'un autre monde.

La Nuit des temps, Barjavel, Pocket, 2012.

La Libération animale (1975)

Attention : ouvrage de référence. Ce livre a marqué un tournant dans les mouvements de défense des animaux (voir chapitre 1 : « Un peu d'histoire »). Il est même considéré comme une « bible » pour les personnes végétariennes par éthique envers les animaux.

Le titre choisi par Peter Singer annonce d'emblée la couleur : l'intellectuel australien présente le combat pour la cause animale comme la suite logique des grandes luttes d'émancipation de l'histoire de l'humanité (l'abolition de l'esclavage, l'émancipation des femmes…). Calqué sur le terme « racisme », le « spécisme » qu'il dénonce désigne le fait d'opérer des discriminations en raison d'une différence d'espèce.

Sans aller jusqu'à revendiquer des droits pour les animaux, il estime que leur seule capacité à ressentir la souffrance pose comme un impératif éthique de les traiter dignement. Il appelle ainsi à la fin de l'inhumanité de l'homme envers les animaux. Un appel qu'il n'a cessé de réitéré depuis la fin des années 1970 en réfutant une quelconque amélioration, depuis 1975 et la sortie de son livre, du traitement des animaux dans « les usines à viande ».

La Libération animale, Peter Singer, Payot & Rivages, 2012.

Le Silence des bêtes (1998)

De l'Antiquité à nos jours, l'énigme de l'animalité a suscité l'intérêt des plus grands philosophes occidentaux (de Platon à Lévi Strauss, d'Aristote à Rousseau sans oublier Kant ou Schopenhauer). C'est l'évolution de cette pensée que la philosophe Élisabeth de Fontenay, bien connue pour son intérêt pour la condition des animaux, retrace dans ce livre dense.

Évidemment, il en ressort que les interrogations sur l'animalité renvoient toujours, en miroir, à un autre questionnement : qu'est-ce que l'humanité ? Jacques Derrida, qui a beaucoup influencé Élisabeth de Fontenay, a naturellement sa place dans l'ouvrage. Le philosophe avait lui-même beaucoup travaillé sur la question de l'animalité et l'assujettissement de l'animal par l'homme. *L'animal que donc je suis*, paru après sa mort, rend compte de toutes les conférences qu'il a données sur le sujet. Exigeant mais passionnant.

Le Silence des bêtes, la philosophie à l'épreuve de l'animalité, Élisabeth de Fontenay, Points, 2013.

L'Enquête Campbell (2008)

C'est un gros pavé de près de 500 pages où il n'est question que de santé et de nutrition. Bref, une mine d'or pour tous ceux que cela intéresse. L'auteur, Colin Campbell, un universitaire américain spécialiste de biochimie nutritionnelle, y examine le lien entre ce que nous mangeons et la recrudescence de maladies comme le cancer, le diabète, les maladies coronariennes, l'ostéoporose, la sclérose en plaques, etc. Les études sur lesquelles il s'appuie ont porté sur des centaines de millions de personnes pendant des dizaines d'années, en Chine notamment.

À la surprise même de l'auteur, semble-t-il, les résultats vont tous dans le même sens : une alimentation trop riche en protéines animales et en produits laitiers augmente le risque de souffrir de nombreuses maladies. Les recommandations de Mister Campbell ? Éviter la viande et le lait et privilégier les aliments complets d'origine végétale. Est-ce que ce mode d'alimentation ne vous dit pas quelque chose ?

Évidemment, l'enquête regorge d'autres conseils encourageants. Si, néanmoins, cet ouvrage volumineux vous fait peur, vous pouvez toujours commencer par regarder le documentaire *La Santé dans l'assiette* sorti en 2011. Colin Campbell y est longuement interviewé.

L'Enquête Campbell, T. Colin Campbell, Thomas M. Campbell, Les Arènes, 2013.

Un Éternel Treblinka (2008)

C'est un livre que certains trouveront « scandaleux ». Son auteur, Charles Patterson, écrit d'ailleurs dans la préface avoir craint de ne pas trouver d'éditeur « assez courageux » pour le publier. Le propos ? L'auteur établit un parallèle entre le sort que les nazis ont fait subir à leurs semblables pendant la Shoah et la cruauté infligée aux animaux d'élevage. Treblinka, c'est, en effet, le nom de l'un des camps d'extermination nazis situés en Pologne.

Charles Patterson n'est pas le premier à dénoncer notre manière « nazie » de traiter les animaux. Avant lui, le prix Nobel de littérature Isaac Bashevis Singer avait osé cette comparaison. C'est d'ailleurs à cet auteur yiddish auquel le livre est dédié que le titre de cet essai a été emprunté. Dans *The Letter Writer*, une nouvelle parue en 1968, le personnage principal, Herman, un réfugié juif dont toute la famille a été exterminée par les nazis, se laisse ainsi aller à ce parallèle :

« En pensée, Herman fit l'oraison funèbre de la souris qui avait partagé une partie de sa vie avec lui et qui, à cause de lui, avait quitté cette terre. Tous ces érudits, tous ces philosophes, les dirigeants de la planète, que savent-ils de quelqu'un comme toi ? Ils se sont persuadés que l'homme, espèce pécheresse entre toutes, domine la création. Toutes les autres créatures n'auraient été créées que pour lui procurer de la nourriture, des fourrures, pour être martyrisées, exterminées. Pour ces créatures, tous les humains sont des nazis ; pour les animaux, c'est un éternel Treblinka. »

Charles Patterson ne cache pas son admiration pour Isaac Bashevis Singer, lui qui aimait répéter qu'il était végétarien « pour des raisons de santé… celle des poulets ». Patterson ne vous en tiendra donc sans doute pas rigueur si, plutôt que de vous atteler à son essai âpre et difficile, vous préférez vous plonger dans un des « contes » de Singer comme *Ennemies, une histoire d'amour.* Vous y retrouverez Herman, le juif végétarien de la citation, toujours aussi sensible à la condition des animaux.

Un Éternel Treblinka, Charles Patterson, Calmann-Lévy, 2008.

Bidoche (2009)

« Derrière une côte de bœuf, j'ai fini par voir un bœuf. Derrière un gigot, un agneau. Derrière un jambon, un cochon… », écrit Fabrice Nicolino.

Son livre n'est toutefois pas un témoignage mais une enquête sur l'industrie de la viande : la menace pour la santé humaine qu'elle représente (les hormones, les antibiotiques…) et les ravages écologiques qu'elle engendre à l'échelle planétaire. Évidemment la plupart des végétariens sont sensibilisés à ces thématiques. La vraie valeur ajoutée du livre est, chiffres à l'appui, de renvoyer chacun devant ses responsabilités. On apprend ainsi qu'un Français mange, en moyenne, 92 kilos de viande chaque année (issue à plus de 99 % de systèmes industriels) ! Pour satisfaire la demande globale de viande d'un pays comme la France, il faut cultiver 659 mètres carrés de soja par Français. Or, ces cultures, souvent transgéniques, se trouvent généralement en Amérique latine où elles ne cessent de gagner du terrain au détriment de la forêt tropicale. Tristes tropiques.

Bidoche, l'industrie de la viande menace le monde, Fabrice Nicolino, Actes Sud, 2010.

Faut-il manger les animaux ? (2009)

Qui n'a pas entendu parler de ce brillant plaidoyer végétarien du jeune écrivain américain Jonathan Safran Foer ? Phénomène mondial à sa sortie, cet essai romancé « choc » a convaincu plus d'un non-végétarien de renoncer à la viande.

Le récit qui mêle enquête, témoignages, anecdotes personnelles et simples définitions tend vers un seul but : dénoncer l'abomination de l'industrie de la viande. La position de Jonathan Safran Foer n'est en rien radicale : il n'est pas antispéciste et ne considère pas les animaux comme les égaux de l'homme. Il estime simplement que les êtres humains leur doivent le respect et que les conditions de reproduction, d'élevage et d'abattage en vigueur dans les sociétés occidentales sont indignes. C'est sans doute cette réflexion mesurée qui a fait le succès du livre. Et puis, comment ne pas se reconnaître dans le propre cheminement de l'auteur qui, lui aussi, a été un consommateur de viande dans le passé ? Avant de « savoir ».

Alors, faut-il manger les animaux ? Depuis le départ, la réponse est dans le titre, n'est-ce pas ?

Faut-il manger les animaux ?, Jonathan Safran Foer, Éditions de l'Olivier, 2009.

Vers la sobriété heureuse (2010)

Il a eu raison avant tout le monde. Pierre Rabhi a 20 ans lorsqu'au début des années 1960, à contre-courant de la surconsommation ambiante et de l'exode rural massif, il décide avec sa femme, Michèle, de quitter Paris pour aller vivre en Ardèche. D'abord ouvrier agricole, il est choqué par la logique productiviste qu'il découvre. Initié à l'agriculture biologique et écologique, il décide de l'appliquer à sa petite ferme. On le traite de fou, il fera vite mentir les oiseaux de mauvais augure.

Quelques années plus tard, voilà qu'on l'appelle aux quatre coins de la France et jusqu'en Afrique pour transmettre son expérience agro-écologique. Un peu poète, un peu philosophe, Pierre Rabhi est aujourd'hui considéré comme un pionnier et un visionnaire. Dans cet ouvrage au titre plein de sagesse, il défend la modération de nos besoins et de nos désirs, le seul choix possible à ses yeux pour se libérer des aliénations de la vie moderne (l'argent, l'avoir...). Posant la joie d'exister comme un bien suprême, inaccessible par quelque matière que ce soit, il offre une autre définition de la richesse.

Sans prôner le végétarisme en tant que tel, Pierre Rabhi déplore le manque de sensibilité des sociétés modernes envers les animaux. Pour lui, la production industrielle de viande, la virtualisation de la chair animale, l'impact de la consommation de viande sur l'environnement et sur la sous-alimentation humaine à l'échelle du monde sont des aberrations. Et cette logique n'est même pas rentable, pointe-t-il en relevant qu'utiliser une dizaine de protéines végétales pour produire une protéine animale, n'a rien d'efficace. Éclairant et inspirant.

Vers la sobriété heureuse, Pierre Rabhi, Actes Sud, 2010.

Grande cuisine végétarienne (2013)

Il a été l'un des premiers chefs français à décliner, dès les années 1970, la grande cuisine à la sauce « bio » et « végétarienne » (voir chapitre 3). Avec ce livre de 240 recettes plus colorées et plus savoureuses les unes que les autres, Jean Montagard vous guide pour réaliser vous aussi, dans votre cuisine, des plats végétariens raffinés. Classées par légume et par saison, certaines recettes sont même végétaliennes et sans gluten.

Si vous cherchez un livre pour la cuisine du quotidien, passez votre chemin : ce bel ouvrage volumineux propose surtout des recettes élaborées... de celles dont les non-végétariens n'imaginent même pas l'existence (« Fenouil farci en croûte de brioche », « Croustillant de poivrons et tomates aux olives »...). Idéal, donc, pour recevoir et en mettre plein la vue à vos invités ou pour offrir à un proche végétarien ou veggie friendly.

Grande cuisine végétarienne, Jean Montagard, Jean-François Rivière, Éditions de la Martinière, 2013.

Chapitre 27

Dix sites internet utiles

Dans ce chapitre :

- Découvrir un blog de cuisine végétarienne
- Faire ses courses véganes en ligne
- Trouver un restaurant végétarien en quelques clics

Lorsque l'on est végétarien, ou que l'on souhaite le devenir, Internet est une mine d'or : on peut y trouver tout ce que l'on cherche… à condition de bien tomber et de ne pas se perdre en route. Pour se repérer dans cette jungle numérique, voici une sélection de sites fiables et utiles. À vos souris !

www.vegetarisme.fr

S'il y a un site incontournable, c'est bien celui de l'Association végétarienne de France (AVF). Bien fichu, il regorge d'informations pratiques et de bonnes adresses. Sur le forum, vous pourrez échanger avec d'autres végétariens sur toutes les questions que vous vous posez. Évidemment, en quelques clics sur le site de l'AVF, il est possible d'adhérer à l'association ou de faire un don.

www.restovege.fr

Y a-t-il un resto végétarien près de chez moi ? Si vous ne le savez pas encore, ce site vous aidera à connaître la réponse puisqu'il répertorie, ville par ville, les restaurants strictement végétariens en France. Inutile de préciser qu'ils ne sont pas légion : certaines grandes villes n'en comptent pas un seul tandis que dans d'autres une seule et unique adresse est mentionnée. Heureusement, il y a l'exception parisienne qui – on y croit ! – va finir par donner des idées en province.

www.unmondevegan.com

Lorsque l'on est végétarien en France, faire ses courses reste gérable. Pour les végétaliens et les végans, en revanche, les choses se corsent dans les rayons des supermarchés. Heureusement pour eux, grâce à ce site, ils vont pouvoir acheter en ligne toutes sortes de fromages végétaux, substituts d'œufs et autres simili-carnés. Le créateur du site, Jean-Luc Zieger, est également le cofondateur de l'association Droits des animaux, il a lancé Un monde végan en 2009 pour rendre accessible au plus grand nombre des produits en accord avec leurs convictions. Vous ne trouverez pas sur le site que des produits alimentaires : des livres, des produits cosmétiques végans, des chaussures sans cuir sont également en vente.

Si vous êtes végan, les sites `www.societevegane.fr` et `www.vegan-france.fr` peuvent également vous intéresser.

www.100-vegetal.com

Voilà un nom de site un peu austère et pas facile à retenir mais y faire un tour, c'est y revenir. L'auteur culinaire Marie Laforêt y livre, au gré de son humeur et des saisons, quelques-unes de ses recettes véganes. Le très classique (houmous, pizza, tomates farcies…) y côtoie le plus original (paupiettes de seitan aux noisettes et airelles, nuggets de tofu aux légumes…). Le résultat est toujours gourmand et à la hauteur des magnifiques photos qui illustrent les recettes sur le site.

www.parisveganday.fr

Paris Vegan Days, c'est d'abord un salon qui, en quelques éditions seulement, s'est imposé comme le principal salon européen consacré au véganisme. Le site est dédié au programme de l'événement, (rencontre avec des auteurs, conférences, démonstrations culinaires, « éco-défilé »…). Utile, pour connaître la date de la prochaine édition à Paris.

www.happycow.net

Même sans bien maîtriser l'anglais, ce « guide du manger sain » pourrait bien vous sauver la mise lors de vos voyages à l'étranger, notamment. Nourrie par les évaluations des internautes du monde entier, la « vache joyeuse » est devenue un site de référence pour les voyageurs végétariens. Végan, végétarien, veggie friendly… tous les endroits où manger VG sont répertoriés. Le nombre plus qu'honorable d'adresses recensées pour un pays comme la France augure de belles découvertes à l'étranger. Meuh… rci !

vg-zone.net

Ce site qui se présente comme « le guide de la survie végétalienne à Paris » tient toutes ses promesses. Il faut dire qu'il est tenu par deux passionnés : Laura VeganPower et Sébastien Kardinal, deux végétaliens résolument épicuriens. Aucune nouvelle adresse à Paris ne leur échappe. Les critiques visent toujours juste et lorsqu'un resto est adoubé par Vg-zone, on peut en pousser la porte les yeux fermés. De nombreux produits végétaliens sont également passés au crible… sans concession. Enfin, la rubrique « recettes », assez riche, comblera les végétaliens en mal d'inspiration.

www.one-voice.fr

Née en 1995, cette association dont le scientifique et explorateur Théodore Monod fut le président d'honneur milite pour le droit absolu au respect des animaux. Le site permet de s'informer sur les sujets touchant à l'éthique animale et d'agir (en signant une pétition par exemple). On y trouve aussi toute une liste de produits courants (alimentaires, cosmétiques…) labellisés One Voice, c'est-à-dire non testés sur les animaux et végans. Un outil pacifique bien pratique pour tous ceux qui aspirent à une société non violente pour tous les êtres vivants et la planète.

www.latableverte.fr

Coralie s'est mise à la cuisine végétarienne il y a presque dix ans lorsqu'elle a commencé à partager sa vie avec un végétarien. La découverte de la cuisine végétarienne s'est transformée en passion (communicative !). Son blog est plein de couleurs à l'image de ses recettes très cosmopolites. Inde, Italie, Éthiopie, Mexique, Laos, Corée… préparez-vous à faire voyager vos papilles. Si vous avez une destination culinaire en tête, vous n'avez qu'à parcourir l'index de recettes par pays. Sinon, il y a aussi l'option cuisine fusion. La plupart des recettes sont végétariennes, mais vous trouverez aussi quelques idées de plats végétaliens.

www.petafrance.com

Faut-il encore présenter la PETA – l'association Pour une éthique dans le traitement des animaux ? Avec ses campagnes choc (ou sexy) contre le port de la fourrure et la consommation de viande et ses ambassadrices glamour (Pamela Anderson, Natalie Imbruglia ou… Ève Angeli), l'association de défense des animaux s'est imposée dans le paysage médiatique. Fondée aux États-Unis en 1980, la PETA revendique plus de deux millions d'adhérents dans le monde. Moins riche que sa version anglophone, le site français intéressera néanmoins les sympathisants de la cause animale.

Index

A

B

C

F

G

H

N

O

P

Q

R

W

Y

Z

Mes astuces, recettes et bonnes adresses végétariennes

Mes astuces, recettes et bonnes adresses végétariennes

Mes astuces, recettes et bonnes adresses végétariennes

Mes astuces, recettes et bonnes adresses végétariennes

Mes astuces, recettes et bonnes adresses végétariennes